GLAS DER MODERNE

S | M
P | K

Glas der Moderne
1880–1930

Susanne Netzer

Glas der Moderne
1880–1930

Staatliche Museen zu Berlin Preußischer Kulturbesitz
Kunstgewerbemuseum

Ars Nicolai

Abbildungen auf dem Umschlag:
Vorderseite: Kat. Nr. 19
Rückseite: Kat. Nr. 70, 74, 75

Katalog und Ausstellung: Susanne Netzer
Photos: Saturia Linke
Lektorat: Katrin Wiethege
Umschlagentwurf: Dorén + Köster
Buchlayout: Jürgen Quint
Satz: Offizin Götz Gorissen, Berlin
Lithos: O.R.T., Berlin
Gesamtherstellung: H. Heenemann, Berlin

ISBN 3-89479-051-2

Printed in Germany

Inhalt

Vorwort

Das Berliner Kunstgewerbemuseum verdankt seine reiche und große Sammlung an »Glas der Moderne« ganz unterschiedlichen Schüben der Sammeltätigkeit. Der interessante Grundstock ist mit dem Erwerb von Werken zeitgenössischer Glaskünstler von 1890 an gelegt worden. Damals suchte man zum Beispiel sorgfaltig einzelne, hervorragende Glasgefäße bei Ernest Leveillé und Emile Gallé aus oder kaufte bei Siegfried Bing in Paris oder Hermann Hirschwald in Berlin Lampen und Glasgefäße von Tiffany.

Der weitaus größere Teil des heutigen Bestandes aber stammt aus der Nachkriegszeit. In der DDR trugen Georg Brühl und Alfred Daugs früh ihre Sammlungen zusammen, die später ins Museum gelangten, und beflügelten damit Günter Schade und sein Wissenschaftlerteam, sich ebenfalls für den Jugendstil zu engagieren. Schon als Student, später dann (bis 1991) als wissenschaftlicher Mitarbeiter wurde Wolfgang Hennig schließlich die treibende Kraft beim Ausbau der Abteilungen Jugendstil und Art Déco des Kunstgewerbemuseums in Köpenick. Seinem unermüdlichen Enthusiasmus für diese Epochen und seinem Sammeleifer ist es letztlich zu verdanken, daß das Museum heute einen weit über tausend Inventarnummern zählenden Bestand an »Glas der Moderne« besitzt. Bescheiden nimmt sich dagegen aus, was im West-Berliner Kunstgewerbemuseum an Gläsern von Gallé, Lötz und anderen zu dem alten Grundstock hinzukam; hier vor allem von Wolfgang Scheffler zwischen 1960 und 1967 zusammengetragen.

Auf die nunmehr zusammengewachsene Sammlung aufmerksam zu machen und an bestimmten, hervorragenden Beispielen ihren Rang zu verdeutlichen, ist das Bestreben dieses Katalogbuches, das zugleich eine Wanderausstellung begleitet. Saturia Linke hat die Gläser dafür wirkungsvoll neu photographiert, und der Verlag Ars Nicolai betreute seine Drucklegung mit dankenswerter Umsicht. Susanne Netzer, längst durch ihre Publikationen zu älterem Glas als Kennerin der Materie ausgewiesen und durch ihr Engagement für die Glaskunst der Gegenwart hervorgetreten, hat mit der vorliegenden Arbeit ein weiteres Gebiet erschlossen. Ihren Studien kam der Umstand zugute, daß nach der Öffnung des Eisernen Vorhangs nun erste Archivbesuche und offene Kollegengespräche in traditionsreichen östlichen »Glasländern« begonnen werden konnten, die jahrzehntelang für Besucher aus dem Westen schwierig waren.

Allen Sammlern und Betreuern, denen der Bestand an »Glas der Moderne« in unserem Museum seine Existenz schuldet, gilt mein Dank, besonders aber Susanne Netzer, die ihn unter die Lupe genommen und ans Licht der Öffentlichkeit geholt hat.

Barbara Mundt

*»Es steht zu hoffen, daß die
dunklen Zeitläufte nunmehr beinahe
vorüber sind und die Welt zu
einem weit wahrhaftigeren, weisen
und aufgeklärten oder* ***Glaszeitalter***
*gelangt, das nach abwägenden
Überlegungen notwendig ein besonders
friedfertiges Jahrhundert sein muß,
zumal Krieg in jeglichem Lande,
das mit Wintergärten, Glashäusern,
Kristallpalästen und Geschäften
angefüllt ist…, höchst
bedauerlich wäre.«*[1]

Diese Vision aus der Feder eines Besuchers der ersten Weltausstellung 1851 in London läßt erkennen, welche Suggestionskraft das Material Glas zu entwickeln vermag. Die Schlüsse daraus erwiesen sich freilich als utopisch: Kein friedfertiges Zeitalter brach mit dieser Weltausstellung an, sondern eines spannungsreicher, tiefgreifender wirtschaftlicher und sozialer Umbrüche, die im Zuge der raschen Industrialisierung in der zweiten Hälfte des 19. Jahrhunderts einsetzten. Auch der einzelne Kunsthandwerker und der Produzent kunstgewerblicher Luxusartikel sahen sich nunmehr wachsenden Informationsmöglichkeiten und steigendem Konkurrenzdruck auf einem immer unübersichtlicher werdenden Markt gegenüber.[2] Eine der überlebensnotwendigen Folgen der harten Konkurrenz war das beständige Verlangen nach »Neuheiten«, die hektische und häufig krampfhafte Suche nach *nouveautés* wurde unter den Kunstgewerbereformern der Jahrhundertwende zu einem negativen Schlagwort. Hatten sich »Stile« in den vorangegangenen Jahrhunderten langsam, im Laufe von Generationen, verändert, so folgte nun ein rascher Wechsel von »Moden«: Wie eine Parallele zu den rasanten technischen Entwicklungen in der Industrie erscheinen im Rückblick die schnellebigen Geschmackswandlungen im kunstgewerblichen Manufakturwesen.

Einleitung

In Fragen des Geschmacks war in Europa, bis in die späten 70er Jahre des 19. Jahrhunderts hinein, Frankreich tonangebend gewesen. Hier, wie andernorts in Europa, dominierten historisierende und kompilierende Gestaltungsformen, nach denen die Epoche auch als das Zeitalter des »Historismus« benannt worden ist. »Wenn man jetzt einen eleganten Pariser Salon betritt, so läuft man Gefahr, in einen kosmopolitischen Bazar zu geraten, wo alle Jahrhunderte, von dem des Amenophis bis zu dem Ludwigs XVI., und alle Nationen, von China bis Italien, sich ein Stelldichein gegeben.«[3]

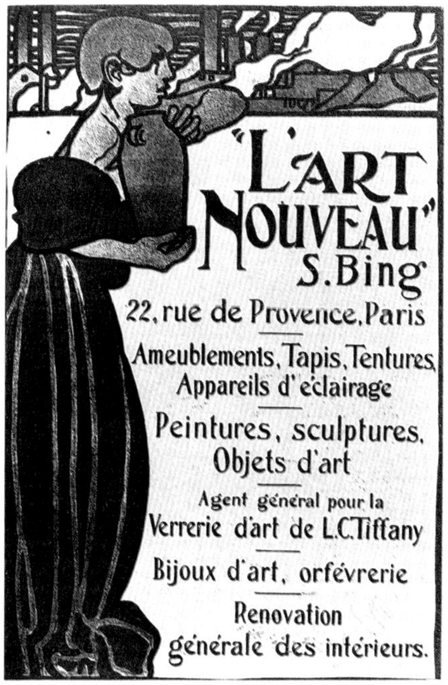

Abb. 1 Plakat der Pariser Kunsthandlung Siegfried Bings

Die Vorliebe des Historismus für eine zitierende Gestaltungsweise war häufig verbunden mit einem bedenkenlosen Umgang mit den Materialien: »Ein jeder Gewerbsmann imitiert der anderen Stoff und Weise und glaubt ein Wunder von Geschmack getan zu haben, wenn er Porzellantassen wie vom Faßbinder gemacht, Gläser wie Porzellan, Goldschmuck wie Lederriemen, Eisentische von Rohrstäben usw. zustande gebracht hatte.«[4] Beide Aspekte, Stil- wie Materialimitation, waren um 1880 Ansatzpunkt der Kritik und Ausgangspunkt einer Suche nach neuen Formen moderner kunstgewerblicher Gestaltung. Eine der Inspirationsquellen war die Kunst Ostasiens, deren Huldigung der Natur und Hochachtung der Handwerkskunst und deren als ungewöhnlich empfundener Bildaufbau zum Vorbild wurden (vgl. Kat. Nrn. 1, 2, 5, 6).

Demgegenüber waren europäische Produkte kritischen Beobachtern schon auf der Londoner Weltausstellung 1851 wertlos erschienen: »Man sah und staunte, überlegte und verglich, man schwieg und *schämte sich*. Was sah man dort? Dass von Europa Frankreich am Weitesten voraus war, – dass aber alle *gänzlich geschlagen* waren durch die sogenannten Barbaren, Indier, Perser, Marokkaner, Japanesen usw. Wie eine buntscheckige Narrenjacke nahm sich die Kunst Europas neben der ebenmässigen Weisheit des Orients aus.«[5]

Erneut spielte Paris für die Durchsetzung des neuen Gedankenguts und neuer Gestaltungsformen eine zentrale Rolle: Die Weltausstellungen der Jahre 1878, 1889 und 1900 boten Möglichkeiten zum Vergleich; Ausstellungen wie »L'Art Japonais« (1883) brachten die ostasiatische Kunst einem interessierten Publikum näher. Erste Ergebnisse dieser Auseinandersetzung wurden in neu gegründeten Kunstzeitschriften vorgestellt und waren in den führenden Pariser Geschäften für modernes Kunstgewerbe von Siegfried Bing und Julius Meier-Graefe zu sehen. Bings Geschäft »L'Art Nouveau« (Abb. 1) gab der Epoche in Frankreich den Namen, hier wurden auch die Werke einer Gruppe lothringischer Künstler aus Nancy gezeigt, deren naturalistische Auffassung floraler Dekore eine signifikante Richtung des europäischen Jugendstils darstellt (vgl. u.a. Kat. Nr. 32 zur *École de Nancy*). Vertrat Bing den floralen Jugendstil mit seinem Hauptvertreter Emile Gallé, so Meier-Graefe in seinem Laden »La Maison Moderne« eine abstrakt-ornamentale Richtung, deren Hauptvertreter um die Jahrhundertwende der Belgier Henry van de Velde war.

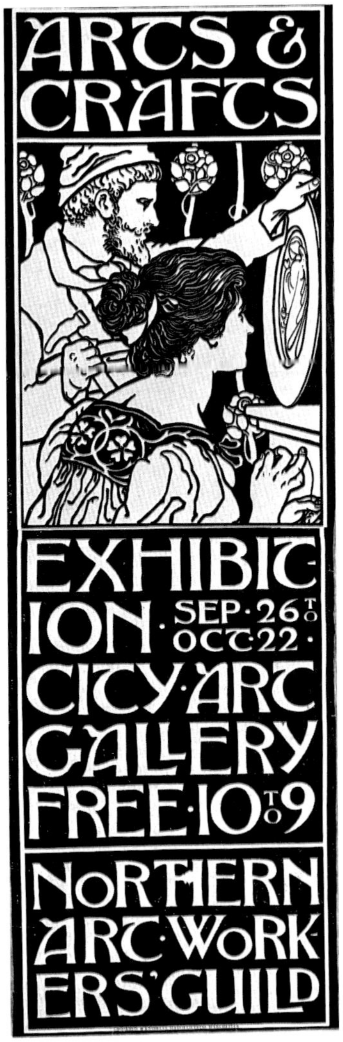
ARTS &
CRAFTS
EXHIBIT-
ION SEP·26 TO
OCT·22·
CITY·ART
GALLERY
FREE·10 TO 9
NORTHERN
ART·WORK-
ERS'GUILD

Abb. 2 Plakat einer Ausstellung der englischen Kunstgewerbebewegung, o. J.

Großbritannien repräsentierte auf den Weltausstellungen vor allem den technischen Fortschritt – Maschinenbau und Massenproduktion. Aber auch in ästhetischer Hinsicht gingen von dort neue Impulse aus. John Ruskin (1819–1900) war deren theoretischer Wegbereiter, William Morris (1834–1896) war derjenige, der die Lehren in die Praxis umzusetzen versuchte. Sie begründeten um die Mitte des vorigen Jahrhunderts die moderne Kunstgewerbebewegung[6] (Abb. 2), »ihr Werk ist Moderne auf Grundlage des Handwerks, indem sie den Adel des Materials, die Gediegenheit der Arbeit und die Zweckmäßigkeit der Form erstrebten. Das Ornament konnte für sie nur insoferne in Betracht kommen, als es aus der Körperlichkeit der Dinge floß und der Ausdruck der Werkzeugsprache war«.[7] Die Lehren von Ruskin und Morris sollten Jahrzehnte später auf dem Kontinent, wie zuvor in England selbst, Grundlage der Gestaltungsreform werden.

Einzelne ihrer Anhänger beriefen sich also nicht auf außereuropäische Kulturen, sondern auf die englische Kunstgewerbebewegung und ihren deutschen Protagonisten, den Architekten und Kunsttheoretiker Gottfried Semper (1803–1879). Ihre sozialreformerischen Ideen, ihre Forderung, Kunst müsse das Leben aller durchdringen, bildete, bei unterschiedlicher Auslegung, den Kern der Reformbestrebungen um die Jahrhundertwende. Den dekorativen Künsten kam dabei, als verbindendem Element zwischen »Kunst« und »Leben«, eine führende Rolle zu, Leben sollte aktiv gestaltet werden. Hatten Ruskin und Morris noch geglaubt, das Rad der Geschichte zurückdrehen und durch Wiederbelebung des Handwerks dem Manufakturwesen einen Ausweg aus der als erniedrigend angesehenen Industriearbeit weisen zu können, so mußte die nächste Generation freilich erkennen, daß ein Ausweg nur gemeinsam mit der Industrie zu finden war.

Im Vergleich zu den Produkten Frankreichs und Englands feierte das deutsche Kunsthandwerk Ende des vorigen Jahrhunderts eher unrühmliche Triumphe. Julius Lessing, der Direktor des Berliner Kunstgewerbemuseums, urteilte über die Wiener Weltausstellung des Jahres 1873: »Wir haben mit geringen Ausnahmen alles, was Deutschland zu leisten imstande ist, dort gehabt, und das Resultat ist auf dem Gebiete des Kunstgewerbes eine vollständige Niederlage gegenüber den Leistungen nicht nur von Frankreich und England, sondern auch von Österreich.«[8] Drei Jahre später, auf der Weltausstellung im amerikanischen Philadelphia, war der Mißerfolg um so empfindlicher spürbar, als man offenbar aus der Kritik keine Konsequenzen gezogen hatte. »Billig und schlecht« war nunmehr das Etikett der deutschen Gewerbeproduktion, »made in Germany« galt seit den 70er Jahren als ein zweifelhaftes Qualitätsurteil, gegen das die Reformer der nächsten zwei Jahrzehnte anzugehen hatten.

Eine einheitliche Stilbezeichnung für die »Reform-Kunst« der Jahrhundertwende hat sich nicht durchgesetzt, ebensowenig, wie das Erscheinungsbild in den einzelnen Ländern sich glich. Die schottische *Glasgow School* bevorzugte geometrische Gestaltungselemente, die Kunsthandwerker im lothringischen Nancy florale Motive, Henry van de Velde das abstrakte Ornament, die ausdrucksvolle Linie. Die Vertreter des Art Nouveau, des New Style, der Secession waren sich nur darin einig, daß sie den Historismus, die »Tapezierkunst«, ablehnten. Der Aufbruch zu etwas Neuem gab der Epoche in den verschiedenen europäischen Sprachen ihren jeweiligen Namen, die Suche nach *zeitgemäßen* Ausdrucksformen war das gemeinsame Programm.

Von nicht zu unterschätzender Bedeutung für die Durchsetzung neuer Ideen war die kunstgewerbliche Publizistik der Zeit. »Ohne unsre neuen Kunstzeitschriften kein neues Kunstgewerbe«, verkündete der Darmstädter Verleger Alexander Koch. »Durch Diskussion, Schaffensanregung und insbesondere dadurch, daß ihre Abbildungen mit tausendfach verteilter Wirksamkeit die Augen der Beschauer an die neuen Formen gewöhnten, haben sie zur Abkürzung der notwendigen Entwicklungs-Abschnitte Unschätzbares beigetragen.«[9] Auch wir beurteilen die Epoche heute im Spiegel dieser Publikationen (Abb. 3).

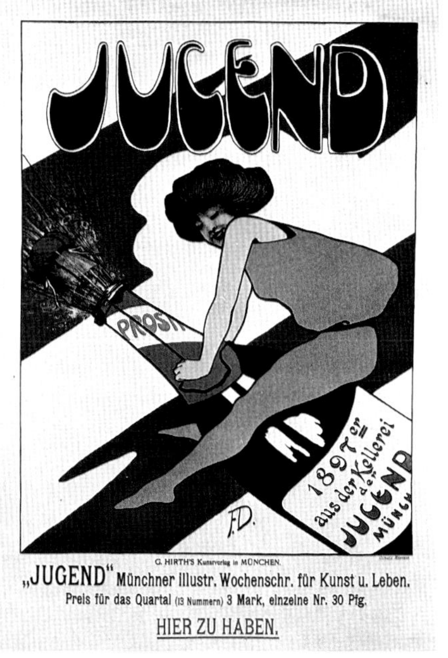

Abb. 3 Plakat der Münchner illustrierten Wochenschrift »Jugend«, 1897

Um die Jahrhundertwende erlebte die künstlerische Glasgestaltung im Zuge der Gestaltungsreform (und des wirtschaftlichen Konkurrenzdrucks) einen ungeheuren Aufschwung, getragen von der Entwicklung vielfältiger neuer Dekore einerseits und einem offenbar regen Käuferinteresse auf der anderen Seite. Als die wichtigsten Protagonisten des »neuen Glases« galten unangefochten der Amerikaner Louis Comfort Tiffany mit seinen irisierenden, in Regenbogenfarben schimmernden Schöpfungen (vgl. Kat. Nrn. 16–18), der Franzose Emile Gallé mit seinen von der Natur inspirierten Dekoren (vgl. Kat. Nrn. 4, 9, 13, 14) und der Deutsche Karl Koepping mit seinen zarten Blütenformen. Wichtiges Zentrum künstlerischer Glasveredelung war außerdem Böhmen, das bis zum Ende des Ersten Weltkrieges zur k.u.k. Monarchie gehörte. Das Deutsche Reich besaß seinerzeit mehrere Glaszentren: Im Westen die Kristallglasfabriken Lothringens und die Rheinischen Glashütten, im Südosten die des Bayerischen Waldes und im Osten die Hohl- und Preßglasfabriken Sachsens sowie die Glashütten der Lausitz und Schlesiens. In Böhmen konzentrierte sich die Glasproduktion und -veredelung von alters her auf die Südhänge der Gebirge im Norden des Landes und auf den Böhmerwald im Süden; hier lagen die meisten großen Hütten, im Norden die Raffineriebetriebe für das Schleifen, Schneiden, Bemalen und Vergolden der Rohgläser. Beide Regionen waren bis zum Ende des Zweiten Weltkrieges überwiegend von deutschstämmigen Tschechen besiedelt.[10] Bis zur Gründung der Tschechischen Republik nach dem Ersten Weltkrieg war die böhmische Glasindustrie deshalb weit stärker auf Wien und auf das Deutsche Reich hin orientiert als etwa auf Prag.[11]

das Können des traditionellen Handwerkers überflüssig zu werden drohte, führte zu der experimentellen Blüte des Jugendstilglases in technischer wie formaler Hinsicht. Ziel der Gestaltung waren Werke, die die Maschine eben nicht schaffen konnte – manch exzentrische Schöpfung des Jugendstils muß vor diesem Hintergrund beurteilt werden. Auf der anderen Seite machte erst der Umstand, daß es in Europa vor dem Ersten Weltkrieg einen ausreichend großen Käuferkreis für teure Luxusartikel gab, das Aufblühen des Jugendstils möglich. Über die Kunstgläser der südböhmischen Hütte Lötz Witwe im »Genre Tiffany« (vgl. Kat. Nrn. 19–21) hieß es z. B.: »Es ist erfreulich, constatiren zu können, daß die Käuferschaft sich sehr lebhaft mit Aufträgen für diese und andere decorative Gläser ... bethätigt und die Fabrikanten ermuthigt hat, auf dem technisch recht schwierigen Weg weiter voran zu schreiten. Denn diese Wechselwirkung muß vorhanden sein, ohne Geschäft und Umsatz kann eine Fabrik nicht Kunst treiben.«[20] Die meisten Betriebe konnten aber von einer Luxusglas-Produktion allein nicht leben. Die Ziergläser, die inzwischen »Kunstgewerbe-Geschichte« gemacht haben und von denen einige in diesem Katalog vorgestellt werden, bildeten oftmals nur einen kleinen Teil der tatsächlichen Hüttenproduktion, eine Abteilung moderner Prestigeartikel, deren Herstellung sich die betreffende Firma aufgrund der Profite in anderen Bereichen, etwa der Gebrauchs- oder der Lampenglasproduktion, leisten konnte.

Kunstgewerbereform und Jugendstil

Überall in Europa setzten sich Ende des 19. Jahrhunderts Architekten, Bildhauer, Graphiker, Maler – «freie Künstler« also – für eine Neuorientierung auch im Bereich der »angewandten Kunst« ein (vgl. viele der im Katalogteil beschriebenen Lebensläufe). Ob die Hinwendung bildender Künstler zum gestaltenden Handwerk mit der schon Mitte des Jahrhunderts konstatierten Übersättigung des Kunstmarktes zu tun hatte[21] oder ob sie vom Idealismus der jeweiligen Schöpfer getragen wurde, mit ihrer Arbeit gegen den »künstlerischen Egoismus« des L'art pour l'art anzugehen und pädagogisch auf Breitenwirkung zu zielen, muß von Fall zu Fall unterschiedlich bewertet werden. Das Engagement dieser Künstler hat jedenfalls zur Hebung des Ansehens der »angewandten Künste« um die Jahrhundertwende wesentlich beigetragen.[22]

Muthesius sah in einer berühmt gewordenen Vorlesung aus dem Jahre 1907, der ersten über modernes Kunstgewerbe an einer deutschen Hochschule, die Bedeutung der Reformbewegung nicht allein in der Entwicklung neuer, nicht stil-kopierender Gestaltungsformen. Er unterstrich vielmehr ihre kulturelle Aufgabe, die in der Anpassung des Kunstgewerbes an neue, moderne Lebensformen zu suchen sei.[23] Adressatin der Reformer war, häufig expressis verbis, die Frau. An sie als »Träger der Civilisation« hatte schon Jacob von Falke 1871 appelliert, da sie im häuslichen Umfeld Entscheidendes zur Geschmacksbildung beitragen könne, an sie richteten noch Generationen später Reformanhänger das Wort. Nicht mehr dem Schreiner oder dem Tapezierer sollte die Einrichtung der Wohnung überlassen werden, sondern die Hausfrau sollte, so hieß es, aktiv in Gestaltungsfragen eingreifen, so könne auch die Jugend in einem modernen Ambiente früh ihren Geschmack bilden und später die Idee der Moderne weitertragen.[24]

Die Kritik am Kunstgewerbe des Historismus richtete sich vor allem gegen die reine Oberflächengestaltung und wandte sich zunächst gegen die existierenden Zeichenschulen, zunehmend aber auch gegen die neu errichteten Kunstgewerbeschulen, hier kristallisierte sich die Auseinandersetzung um die Begriffe »Form« und »Dekor«, »Gebrauchswert« und »Kunstwert«.

Mitte des 19. Jahrhunderts war zunächst der mangelhafte Zeichenunterricht für Kunstgewerbler als Ursache für die Erfolglosigkeit des deutschen Kunstgewerbes im internationalen Wettbewerb angesehen worden. Folge war die Einrichtung von Zeichenschulen; in ihrem Unterricht ging es weniger um das Erlernen von Strukturen als um das Erfassen und Kopieren der äußeren Gestalt einer Vorlage, zunächst waren dies ausschließlich historische Vorlagen, erst im letzten Jahrzehnt wurde auch das Studium der Natur einbezogen. So wurden Muster verfügbar – unberücksichtigt blieb dabei offenbar der Zusammenhang von Form und Dekor.[25] Die Reformer der Jahrhundertwende waren der Überzeugung, daß diese Zeichenschulen die Kunstgewerbler verdorben hätten, sie übersahen dabei, daß diese Schulen nicht die Ausbildung von Künstlerpersönlichkeiten anstrebten, sondern die von Zuarbeitern für die wachsende kunstgewerbliche Industrie. Die Kritik am Unterricht der Kunstgewerbeschulen, die in der zweiten Hälfte des 19. Jahrhunderts, nach Gründung der neuen Kunstgewerbemuseen eingerichtet worden waren[26], bezog sich auf deren starke Orientierung an der Vergangenheit (Abb. 5). »Dieser Stolz auf die getreue technische Nachbildung des Ueberlieferten hat es mit sich gebracht, daß jeder Tischler, jeder Goldschmied zunächst an das Ornament und dann erst an den Gegenstand dachte. Welchen Stil werde ich wählen? welches Ornament werde ich anbringen? welche Epoche ist zur Zeit vom kaufenden Publikum am meisten bevorzugt? Das waren die ersten Fragen, die zu beantworten waren. Und so trat das Ornament an die erste, der Gegenstand selbst an die zweite Stelle. Man hatte vergessen, daß in erster Linie der Gebrauchswert des Gegenstandes entscheidet, daß das Ornament sich deshalb dem Gegenstand unterzuordnen habe.«[27]

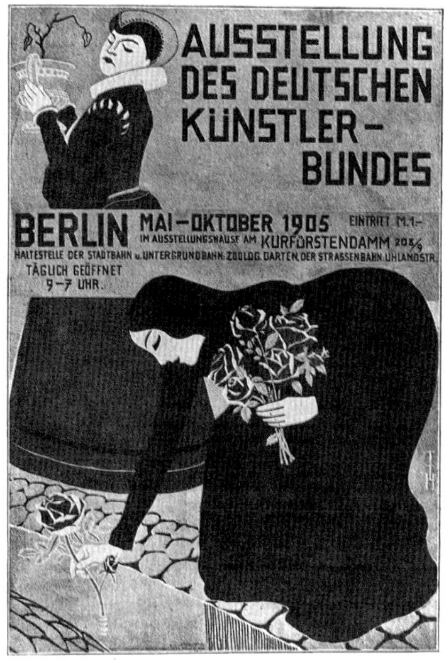
AUSSTELLUNG
DES DEUTSCHEN
KÜNSTLER-
BUNDES
BERLIN MAI-OKTOBER 1905
IM AUSSTELLUNGSHAUSE AM KURFÜRSTENDAMM
TÄGLICH GEÖFFNET
9-7 UHR.

Abb. 5 Plakat der Berliner Künstlerbundausstellung, 1905
Eine Dame in historischem Kostüm trägt eine vertrocknete Pflanze fort, die »Moderne« als junge Frau pflückt blühende Rosen aus dem Rinnstein – eine Anspielung auf die Kennzeichnung der Moderne als »Rinnsteinkunst« durch den deutschen Kaiser Wilhelm II.

Kritisiert wurde weiterhin, es werde »zu wenig aus der Idee des Materials heraus komponiert, zu viel gezeichnet, zu viel in Linien gearbeitet und zu wenig modelliert, und zu wenig im Material selbst gearbeitet. Die unheilvolle Trennung des Handwerkers, der sich nur um die technische Ausführung kümmert, und des Künstlers, der sich nur um die Idee, nicht das Material kümmert, hat dies zu Wege gebracht«.[28]

Eine Wende zum Besseren schien sich um 1900 anzubahnen[29], freilich ist nicht zu übersehen, daß sich häufig nur die *Art* der Vorlagen geändert hat, daß, wie früher historische Stile, nunmehr »Japonismen, Parisismen, Symbolismen« kopiert wurden. Schon um die Jahrhundertwende wurde deutlich, daß auch Vertreter des modernen Kunstgewerbes »Ornamentstücke« schufen, Jugendstilmuster ebenso eklektisch oder applikativ übertrugen wie zuvor die Stilformen des Historismus (vgl. Kat. Nrn. 30, 31). Eine Fülle ornamentaler Vorlagenwerke hatte auch außerhalb des Schulunterrichts zu einer raschen Verbreitung und Verfügbarkeit des Formengutes beigetragen. Nach der Jahrhundertwende kam es erneut zu einer Unterrichtsreform, in Preußen z.B. wurde im Jahre 1905 der Werkstattunterricht an den Kunstgewerbeschulen obligatorisch, damit der Kunsthandwerker »vor irgendwelchem Zierrathe die Gebrauchsform verstehe, erfasse und gestalte«.[32] In den Jahrzehnten darauf mußten sich die Schulen der Entwicklung zum Industriedesign anpassen.[33]

Glasfachschulen

In Norddeutschland erfolgten theoretischer und praktischer Unterricht in den Kunstgewerbeschulen gemeinsam, in Süddeutschland und Österreich existierten Fachschulen für die handwerkliche Ausbildung und Kunstgewerbeschulen getrennt, wobei der Abschluß einer Fachschule meist Voraussetzung für den Besuch einer Kunstgewerbeschule war. So kam es, daß die ersten reinen Glasfachschulen in der k.u.k. Monarchie, in Nordböhmen und im süddeutschen Zwiesel entstanden, wo die Ausbildung stark material- und praxisgebunden erfolgte. Auch der Unterricht an diesen Fachschulen wurde zwischen 1880 und 1930 mehrfach reformiert, stand aber aufgrund des spezialisierten Unterrichtsprogramms nicht im Zentrum der Kritik.

Die Glasveredelung im nordböhmischen Riesengebirge konzentrierte sich um die beiden Fachschulen in Steinschönau (gegründet 1857, seit 1893 k.u.k. Fachschule für Glasindustrie) und in Haida (gegründet 1870).[34] Die Gewerbeförderung war in der k.u.k. Monarchie im 19. Jahrhundert mit Nachdruck betrieben worden[35], allein in Nordböhmen existierten um die Jahrhundertwende 22 kunstgewerbliche Fachschulen, das war mehr als die Hälfte aller böhmischen und fast ein Viertel aller österreichischen gewerblichen Ausbildungsstätten.

Das Unterrichtsprogramm der Fachschulen, in Wien festgelegt, folgte modernen Entwicklungen, Schwerpunkt des Unterrichts war seit der Jahrhundertwende »das Zeichnen, Malen und Modellieren nach Naturformen in Verbindung mit Übungen im Stilisieren«.[36] Daß für die beiden Glasfachschulen der Anschluß an die Moderne nicht ganz einfach war, deutete Gustav E. Pazaurek anläßlich der Dritten Nordböhmischen Fachschulausstellung an: »Die ganze Tiffany-Gruppe schließt sich ja für unsere Fachschulen, denen noch immer keine Glasöfen zur Verfügung stehen[37], vollständig aus. Aber auch von der Gallé-Richtung können nur einzelne und gerade nicht die wesentlichsten Wirkungen erreicht werden. Gerade für die gemalten Gläser und geschnittenen Crystallgläser, welche für unsere Schulen die größte Bedeutung haben müssen, gibt es aber so gut wie gar kein directes, ganz modernes Musterbeispiel, so dass der Verdienst unserer tüchtigen Anstalten, sich durch Dickicht und Moorland selbst einen Weg zu bahnen, besondere Betonung verdient.«[38]

Eng war der Kontakt der Fachschulen zum Österreichischen Museum für Kunst und Industrie in Wien und dem Nordböhmischen Gewerbemuseum in Reichenberg (Liberec), wo jährlich Fachschultage stattfanden, gelegentlich, so in den Jahren 1888, 1894 und 1900, verbunden mit einer Ausstellung.[39] Gute Kontakte bestanden auch zur Wiener Kunstgewerbeschule, deren Lehrer mitunter Entwürfe für die böhmische Glasindustrie schufen und deren Absolventen gelegentlich als Lehrer an die Fachschulen berufen wurden. Das Ministerium in Wien sorgte auch dafür, daß die Schulen modernes Unterrichtsmaterial erhielten.[40] In Wien wurden 1901 und 1915 Überblicksausstellungen der böhmischen Fachschultätigkeit veranstaltet, die Schulen beteiligten sich häufig auch an den im Österreichischen Museum für Kunst und Industrie stattfindenden Winter-Ausstellungen und präsentierten sich dort einer kritischen Öffentlichkeit.[41]

Tatsächlich müssen die beiden Glasfachschulen als wichtige Partner der nordböhmischen Glasindustrie angesehen werden (vgl. Kat. Nrn. 52, 53). Zu ihren Aufgaben gehörte es, »der gesamten Glasindustrie Österreichs zu dienen, insbesonders sollten ... die Glasexporteure und die in der Glasraffinerie tätigen Arbeiter Nordböhmens zur Herstellung neuer Muster, Dekore und Techniken unterstützt, fertige Entwürfe begutachtet und verbessert sowie neue Muster selbst geschaffen« werden.[42] So heißt es zum Schuljahr 1909/10 von der Fachschule in Steinschönau: »Außer Erteilung von Ratschlägen, wurden im chemischen Laboratorium und in der Malerabteilung wiederholt für Industrielle und Gewerbetreibende Versuche in neuen Dekorationstechniken ausgeführt.«[43] Und 1926/27 ist zu lesen: »Die Musterzeichenanstalten waren wieder stark in Anspruch genommen; es gingen hunderte von Entwürfen [!] in die Hände von Geschäftsinhabern und Arbeitern über.«[44] Von der nur kurz bestehenden Glashütte der Fachschule in Haida hieß es, sie solle »der Glasindustrie neue Wege in bezug auf Betrieb und Erzeugung bahnen und durch ihre Einrichtung den Fabrikanten, Raffineuren und Arbeitern die Möglichkeit bieten, eigene Erfindungen zu prüfen und erproben zu lassen, durch Herstellung von kunstgewerblich vollendeter Glasmacherarbeit vorbildlich zu wirken und durch Muster in bester Ausführung das Verständnis für edle Formen, für die Schönheit der Linie und den Farbensinn zu wecken«.[45]

Die enge Zusammenarbeit von Fachschulen und Glasindustrie hat dazu geführt, daß heute gern nordböhmische Gläser generell als »Fachschulgläser« klassifiziert werden. Im einzelnen ist die Art dieser Zusammenarbeit jedoch meist ungeklärt.[46] Über Firmengeschäftshäuser waren die Arbeiten der Fachschulen auch auf den Leipziger Messen zu sehen.

In den Schulen selbst fanden Beratungen, Vorträge und Ausstellungen statt[47], von Lehrern der Schulen wurden Vorträge in Betrieben und Wanderausstellungen von Schulgläsern organisiert, Gefäße wurden sogar als Schmuck von Amtsräumen zur Verfügung gestellt.[48] Darüber hinaus nahmen die Fachschulen an den großen internationalen Ausstellungen teil: Auf der Weltausstellung von St. Louis 1904, auf der Österreich als einziges Land seinen Pavillon ganz der modernen Kunst gewidmet hatte, waren drei Räume allein den Fach- und Kunstgewerbeschulen gewidmet.[49] Die Fachschule Steinschönau erhielt 1925 in Paris einen Grand Prix, 1927/28 organisierten die Fachschulen eine Ausstellung für eine »Werbereise« durch Deutschland, die im Jahre 1928 auch im Berliner Kunstgewerbemuseum zu sehen war.[50]

Im bayerischen Zwiesel wurde 1904 eine Fachschule eröffnet, um die dortige Glasindustrie von den böhmischen Fachschulen, mit denen man bis dahin zusammengearbeitet hatte, unabhängig zu machen. Unterrichtet wurden nicht nur Musterzeichnen und traditionelle Glasveredelungstechniken, sondern auch »alle notwendigen chemisch-technischen Kenntnisse« (vgl. Kat. Nr. 78).[51] Die Schule besaß einen eigenen Ofen und hat im Unterschied zu den böhmischen Fachschulen, die überwiegend Entwürfe für die Glasraffinierung lieferten, eine weitaus größere Rolle als Produktionsstätte gespielt (vgl. Kat. Nr. 48). In den 20er Jahren schrieb ihr Direktor Bruno Mauder: »Durch Erweiterung und Umstellung des schulmäßigen Arbeitens zum praktischen Werkstattbetrieb ist die Schule heute mehr Manufaktur als Schule.«[52] Fachschulentwürfe wurden aber auch in den umliegenden Hütten des Bayerischen Waldes produziert. Bis Mitte der 20er Jahre lief die Gestaltung von »Zierformen« und »Zweckformen« gleichwertig nebeneinander, dies wurde später zugunsten des Gebrauchsglases aufgegeben.

Künstlerische Werkstätten

Ein weiteres Problem für die Wegbereiter der Moderne waren die Fabrikanten. Karl Scheffler befand schlicht, wer »keinen anderen Zweck vor Augen hat als den, sich zu bereichern und immer nur seinen persönlichen Vorteil wahrzunehmen«, habe ethisch kein Recht, Fabrikant zu sein. Anton Jaumann klagte im gleichen Jahr: »Der deutsche Unternehmer hat sich für die neue, kulturelle Aufgabe als gänzlich unfähig erwiesen: Erst hatte er für die neue Bewegung nur Unverstand und Hohn, wie er aber sah, dass einige damit ein Geschäft machten, da begann die skrupelloseste, wildeste Ausbeutung, ohne Verständnis für das Wesen der Sache und ohne Gedanken an die Zukunft. Die Absicht war nur, solange der ›Jugendstil‹ gehe, möglichst viel mit ihm zu verdienen.«[53] Da die Profitgier der Fabrikanten eine solide Gestaltung und Ausführung der Produkte verhindere und sie nichts täten, um das alte Stigma deutscher Waren als »billig und schlecht« loszuwerden, bemühten sich die Pragmatiker unter den Reformern um neue Vertriebsformen und im Deutschen Werkbund um eine Zusammenarbeit mit den Fabrikherren (vgl. S. 20).

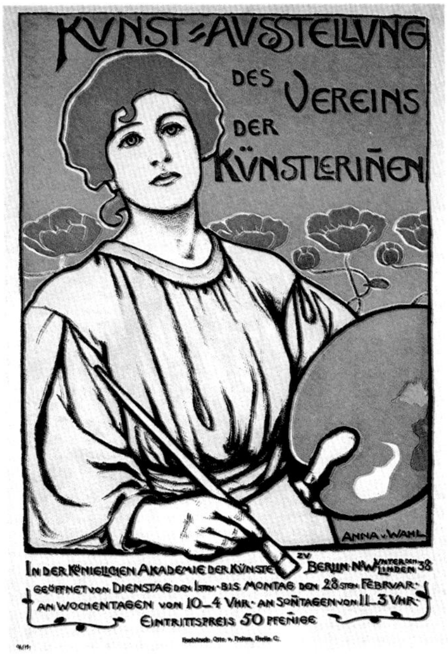
KVNST-AVSSTELLVNG
DES VEREINS DER KVNSTLERINEN
ANNA v. WAHL
IN DER KÖNIGLICHEN AKADEMIE DER KÜNSTE ZV BERLIN N.W. VNTER DEN LINDEN 38
GEÖFFNET VON DIENSTAG DEN 1STEN BIS MONTAG DEN 28STEN FEBRVAR
AN WOCHENTAGEN VON 10–4 VHR · AN SOÑTAGEN VON 11–3 VHR
EINTRITTSPREIS 50 PFEÑIGE

Abb. 6 Plakat einer Ausstellung des »Vereins der Künstlerinnen und Kunstfreundinnen«, 1897

Von seiten der eben vom Musterzeichner zum Künstler emanzipierten Entwerfer traf die Fabrikanten der Vorwurf, ihre Vorlagen im Zuge der Anpassung an die Produktionsgegebenheiten unnötig zu verfälschen. Diese Entwurfszeichner beharrten auf Freiheit und Unabhängigkeit ihres Schaffens, das nicht von Firmen bestimmt werden, auf ihrer Individualität, die nicht in der Anonymität von Firmen verschwinden dürfe.[54]

Der Umstand, daß bildende Künstler, Maler, Bildhauer, Architekten, mit ihren Entwürfen nicht unwesentlich zum Erfolg des Jugendstils beitrugen, hatte einerseits zu einer größeren Wertschätzung der entwerferischen Tätigkeit geführt, das Selbstbewußtsein der Entwerfer stand jedoch andererseits einer gedeihlichen, auf Kompromissen basierenden Zusammenarbeit mit Fabrikanten und Händlern im Wege.[55] Für die Mehrzahl der bildenden Künstler war die Entwurfstätigkeit für Kunstgewerbe daher nur vorübergehend, so manche Handwerker waren dagegen angesichts des neu erwachsenen künstlerischen Anspruchs überfordert.

Aus dieser Situation heraus wurden 1898 die »Vereinigten Werkstätten für Kunst im Handwerk« in München gegründet, im gleichen Jahr folgte die Gründung der »Dresdner Werkstätten für Handwerkskunst«. Ihr Programm war es, »eine lebendige Beziehung zwischen Künstler, Hersteller und Abnehmer zu schaffen«.[56] Die Betriebsform sah vor, daß Künstlerentwürfe angekauft und in eigenen Werkstätten unter Aufsicht der Künstler umgesetzt wurden, der Verkauf lag in Händen des Betriebes. So hoffte man, die Unabhängigkeit des Künstlers zu wahren und doch kostendeckend produzieren zu können. In unterschiedlichen Formen entstanden später ähnliche Spezialwerkstätten für Kunstgewerbe (vgl. Kat. Nrn. 49, 50).

Eine besondere Rolle spielten solche Produktionsgemeinschaften für Kunstgewerbler*innen*. In der Publizistik vor der Jahrhundertwende waren Beruf und Berufung der Frau noch auf die »Beförderung des Schönen« in ihrer Rolle als Gattin, Hausfrau und künstlerischer Dilettantin reduziert worden, das ihr Angemessene sah man im »Feld des Kleinen und Reizenden, des Zarten und Liebenswürdigen, des Feinen und Anmuthigen«.[57] Frauen, die kunstgewerblicher Tätigkeit zum Broterwerb nachgingen, sahen sich dagegen einer Reihe von Schwierigkeiten gegenüber[58]: »Es ist eine bekannte Tatsache, daß die

Absolventinnen einer Kunstgewerbeschule bei ihrem Eintritt ins gewerbliche Leben in der Regel in großer Verlegenheit sich befinden, wie sie die erworbenen Kenntnisse und Fertigkeiten verwenden sollen, da die Überfüllung in den einzelnen Berufen durch männliche Kräfte ihnen meist nur eine untergeordnete Stellung in einem Fabriksbetrieb zukommen läßt. Erwägungen solcher Art führen sie nicht selten auf den Weg der selbständigen Betätigung in diesen Zweigen.«[59]

Beispiele für selbständiges Unternehmertum liefern Bernhardine Bayerl in München (vgl. Kat. Nr. 49) und Marie Kirschner in Berlin (vgl. Kat. Nr. 22), in Werkstatt-Verbänden wie der Wiener Werkstätte waren Frauen sogar überproportional beschäftigt.[60] Um ihre Interessen besser vertreten zu können, schlossen sich einige von ihnen im »Verein der Künstlerinnen und Kunstfreundinnen« zusammen (Abb. 6). Im Jahre 1904 erhielt dieser Verein seitens der Reichsregierung erstmals das Recht, im Rahmen der Weltausstellung in St. Louis als Gruppe aufzutreten, und tat dies mit Erfolg.[61] 1914 hieß es anläßlich der Kölner Werkbund-Ausstellung: »Es zeugt von der hohen Schätzung der Frauenarbeit, daß ihr in diesem, große Anforderungen stellenden Rahmen ein eigenes Haus zur Verfügung gestellt wird.«[62] Die berufliche Nische, die sich für Frauen aufgetan hatte, entsprach freilich weiterhin der Einschätzung, daß der »dekorative Geschmack« spezifisch weiblich, der »konstruktive« dagegen männlich sei.[63] Wie schwer die Überwindung dieses Klischees war, bezeugen die Biographien mancher Bauhäuslerinnen.

Abkehr vom Jugendstil: Neo-Biedermeier und Werkbund

Ebenso vehement, wie der Jugendstil begrüßt worden war, wurde er kaum zwei Jahrzehnte später wieder abgelehnt. »Das Unausstehliche am ›Jugendstil‹ waren ja nicht so sehr die Produktionen der paar führenden Geister... sondern die große Flut der verrenkten Massenerzeugnisse.«[64] War in der Glasveredelung an den historisierenden Stilnachahmungen kritisiert worden, daß sie keinerlei organische Verbindung von Form und Dekor, von Glaskörper und dessen Schmuck, berücksichtigt hätten, so kritisierte man am Jugendstilglas nun die naturalistischen Dekore, mit denen man das Glas überzog, »vielfach ebenso äußerlich und sinnwidrig aufgepappt oder angeleimt, wie dies bei jenen Werken zu finden war, die man doch verdrängen wollte«.[65] Auch unter den Glasgestaltern selbst kam es in den 20er Jahren zu Kritik an der Massenproduktion des Jugendstils, wobei die Frage des Ornaments von großer Bedeutung war (vgl. S. 29).

Auch chauvinistische Argumente spielten in der Ablehnung des Jugendstils, vor allem in der topoi-behafteten Auseinandersetzung mit Frankreich, eine Rolle. Von einer »demütigenden Knechtschaft unseres deutschen, unseres rassig-nationalen Formempfindens unter einer allzulangen Fremdherrschaft«[66] war da die Rede, gerade in Kreisen deutschsprachiger Reformer wurde gern unterschieden zwischen deutschem Ordnungssinn, der auch im Rahmen der neu gewonnenen Gestaltungsfreiheit noch Gesetzmäßigkeiten erkannt habe, die aus der »Sackgasse des Jugendstiles« wieder hinausgeführt hätten, und Frankreich, wo Freiheit ohne Einsicht in Gesetzmäßigkeiten zur »reinen Willkür« geführt habe.[67]

Die Reaktion auf den Jugendstil führte sowohl zu einer sentimentalen Rückbesinnung, diesmal auf die Epoche des Biedermeier, als auch zum Erstarken der funktionalistischen Richtung, an deren Ende die Gründung des Deutschen Werkbundes stand.

Beispiele eines Neo-Biedermeier (vgl. Kat. Nr. 51) waren bereits auf der Münchner Kunstausstellung 1898 und auf der Winter-Ausstellung des Österreichischen Museums für Kunst und Industrie in Wien 1904 zu sehen, 1906 fand eine Ausstellung von Gläsern des Empire und des Biedermeier in der Fachschule im nordböhmischen Steinschönau statt[68], weitere Ausstellungen und Publikationen trugen der Entwicklung Rechnung.[69] Von den Gläsern auf der Ausstellung »Österreichisches Kunst- und Exportglas« (vgl. Kat. Nrn. 52–54) hieß es 1915, sie böten Überraschendes in der Formgebung, »welche das moderne Glas in sinnvoller Übereinstimmung mit dem Biedermeierglase zeigt, dessen Fortbildung zahlreiche neue Möglichkeiten des Gestaltens bietet«.[70] Die Reformer werteten diesen Rückgriff auf einfache Formen als Ergebnis gestalterischer Unfähigkeit, sprachen von »Form und Farbe gewordenem Philistertum«.[71] Für andere bot der Biedermeierstil die Möglichkeit, zu einer Synthese von »Zweckform« und »Ornament« zu gelangen[72] und damit die beiden Fraktionen, die sich in der Gestaltungsfrage gebildet hatten, auszusöhnen.

Pazaurek meinte 1912, »wenn nicht alle Anzeichen trügen, werden wir die Biedermeiermode, die uns nur ihren Sinn für praktische Bequemlichkeit und etwas von ihrer nervenschonenden Behaglichkeit zu hinterlassen braucht, bald überwunden haben«.[73] Stattdessen scheint sich der Rückgriff auf Formen des Biedermeier während des Ersten Weltkrieges eher noch verstärkt zu haben. Das Wiener Kunstgewerbe vor allem (vgl. Kat. Nr. 50) nahm Züge von Realitätsflucht an[74], womöglich war dies auch Ausdruck einer nationalen »Besinnung«. Noch 1922 fand eine Ausstellung von Gläsern des Empire und des Biedermeier im Wiener Österreichischen Museum für Kunst und Industrie statt, über die Pazaurek schrieb: »Man kann sich kaum einen größeren Gegensatz vorstellen, als eben die genannte, harmlos sympathische Zeit, die nun rund 100 Jahre hinter uns liegt und in welcher Wien die Hauptrolle spielte, und unserer Tage, in denen die ehemalige Kaiserstadt an der Donau politisch und wirtschaftlich von ihrem Thron gestürzt wurde.«[75]

Die Wiederentdeckung der Silhouettenkunst, der »Erzählungen der kleinen Schere«, um die Jahrhundertwende und die Fortdauer ihrer Popularität bis in die 20er Jahre hinein (Abb. 7) gehörte zu diesen historisierenden Liebenswürdigkeiten (vgl. Kat. Nr. 51). Ideologisch wurde auf das Biedermeier gern Bezug genommen, weil man in dieser Epoche die letzte mit einem spezifisch »deutschen Stil« zu sehen glaubte und weil sie im Rückblick noch einmal ein Bild des »vorindustriellen Friedens« bot, der Heiterkeit, des »gefühlsamen Augenblickes« im Gegensatz zu dem nervösen Leben der Moderne.[76] Die napoleonischen Notzeiten, die dieser Rückgriff ebenfalls implizierte, behielten als Parallele Gültigkeit bis in die 30er Jahre hinein, nunmehr als Vorbild für die neue »Wohn- und Hauskultur« des Nationalsozialismus.[77]

Eine zweite Reaktion auf den Stil der Jahrhundertwende, die die vorhandenen pragmatischen Tendenzen aufgriff und die in die Zukunft weisen sollte, war die institutionelle Organisation der »Reformer« im Deutschen Werkbund. In den Reihen dieses »Gesinnungsverbandes von Qualitätsgewerbeunternehmern« (Friedrich Naumann) und Gestaltern manifestierte sich kurz vor dem Ersten Weltkrieg die endgültige Trennung von »Künstlern« und »Designern«.

Sein Programm führte in den 20er Jahren schließlich zum modernen »Produktdesign«, das nicht mehr Thema dieses Kataloges ist. Da einzelne Gedanken des Werkbundes auch die Luxusglas-Gestaltung nicht unbeeinflußt ließen, seien sie hier kurz referiert.

»Einfachheit ist der Anfang der Moderne«, hatte der Sekretär des Nürnberger Gewerbemuseums Paul Rée im Jahre 1901 verkündet.[78] Angesichts der Tatsache, daß es weiterhin zu viel »attrappenhaft vermummtes Gerät« gebe[79], lauteten die drei Forderungen des Werkbundes an die Produktgestaltung: passende Materialwahl und beste Qualität, klare und materialgerechte Form, vollkommene und zweckmäßige Ausführung.[80] Ein ästhetisches und ein marktwirtschaftliches Moment bestimmten die Diskussion, einerseits ging es um die gleichsam unauffällige Schönheit der Zweckform, andererseits um die durch optimale Nutzung von Material und Technik geschaffene Möglichkeit, »gute Form« als Massenware unter die Bevölkerung zu bringen. An die Stelle des »Kunst«begriffs der Jahrhundertwende traten die der »Qualität« und des »Geschmacks« – daß Kunst und Industrie nichts miteinander zu tun hätten, haben die Wortführer der Diskussion immer wieder betont. Aber »das Massenhafte braucht nicht geschmacklos zu sein. Gerade das Individualitätslose, das Nicht-Exklusiv-Sein-Wollen, kann Ansätze zu einer Eigenart bieten«, nur praktisch, aus zuverlässigen Materialien und solide gearbeitet sollten die Artikel sein. »Bei der Industrie fehlte der überragende, geistige Gedanke. Der Zufall regierte. Auf der anderen Seite baute der Künstler mit seinen Entwürfen oft in den Himmel... Es handelt sich nun um das Zusammenschweißen beider Elemente.«[81]

Auf der Werkbund-Tagung des Jahres 1914 bezogen Künstler und Gestalter programmatisch Stellung. Der Begriff »Typisierung« wurde zum Casus belli. Er umschrieb einen Anachronismus, der bereits die Idealvorstellungen Ruskins geprägt hatte und früh schon als solcher erkannt worden war: Ruskin »predigt, dass jeder Mensch, selbst der Ärmste, in seinem Haus einen Hauch von Kunst haben müsse, und dabei verschloss er durch seine Theorie, durch die Absperrung aller modernen Hilfsmittel, die einzige materielle Möglichkeit, seinen Wunsch zu verwirklichen«.[82]

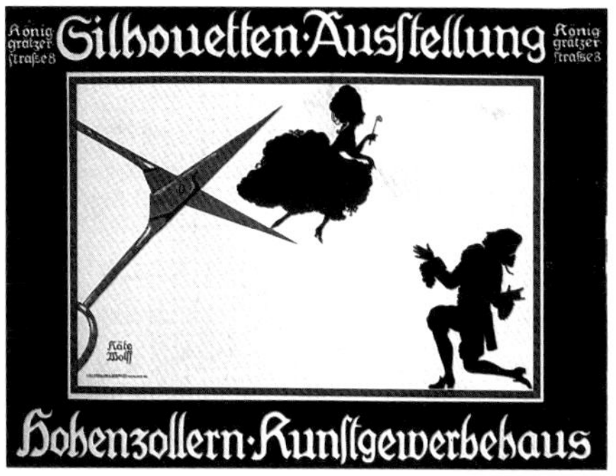

Abb. 7 Plakat einer Berliner Silhouetten-Ausstellung, 1912

Während des Ersten Weltkrieges und in den 20er Jahren infolge der Wirtschaftskrise wurde »Sachlichkeit«, der Verzicht auf luxuriöse Gestaltung, zwangsweise zum Gebot der Stunde. »Einfacher Hausrat« lauteten 1916 und 1920 Ausstellungstitel im k.u.k. Österreichischen Museum für Kunst und Industrie.[83] 1926 hieß es: »Wer heute kunstgewerblich arbeitet, denkt nicht mehr so sehr an die gerade seiner Eigenart auferlegte Kulturmission und vertraut auch nicht mehr so fest auf die Einzigkeit seines Genius. Er sieht seine Aufgabe schlichter an und weiß, daß es sich für ihn im Grunde nur darum handelt, die Dinge des Gebrauchs zu formen. Dies klingt bescheidener als das, was jenen heroisch gesinnten Führern noch vor 25 Jahren vorschwebte«.[84]

Die Verkünder der Moderne waren nüchterner geworden als ihre enthusiastischen Vorgänger. Auch die Forderungen des Werkbundes nach Objekten von bleibender Qualität und gut gestalteten Massenartikeln ließen sich freilich nicht sofort einlösen, Voraussetzung dafür war eine schwierige Umgestaltung des Arbeitsmarktes sowie eine erneute Ausbildungsreform. Beides, in den späten 20er Jahren in Ansätzen durchgeführt, kam letztlich erst nach dem Zweiten Weltkrieg voll zur Wirkung.

Der Deutsche Werkbund gliederte sich in Fachgruppen, in denen Künstler und Industrielle aus den einzelnen Materialbereichen zusammengefaßt waren. Jede dieser Fachgruppen besaß einen Vertrauensmann, für das Glasgewerbe war dies, solange die Sektion bestanden zu haben scheint (bis 1913), Gustav E. Pazaurek (1865–1935), von 1892 bis 1905 Direktor des Nordböhmischen Gewerbemuseums in Reichenberg und seit 1906 Direktor des Königlich Württembergischen Landesgewerbemuseums in Stuttgart.

Unter den Gründungsmitgliedern des Deutschen Werkbundes befanden sich auch »Künstler-Entwerfer«, die sich, wie Ludwig Sütterlin (vgl. Kat. Nr. 12), Richard Riemerschmid und Adelbert Niemeyer, auch als Glasgestalter einen Namen gemacht hatten.[85] Auch österreichische bzw. böhmische Glasfabrikanten sind in der Mitgliederliste aufgeführt, so E. Bakalowits Söhne (Wien), Lötz Witwe (vgl. Kat. Nrn. 19–22) und Meyr's Neffen (Adolf bei Winterberg). 1912 erscheinen außerdem die Gräflich Schaffgott'sche Josephinenhütte in Schreiberhau (vgl. Kat. Nrn. 64, 65) sowie die Glasgestalter der Wiener Werkstätte Kolo Moser, Dagobert Peche, Michael Powolny und Otto Prutscher. Sie alle traten im Jahr darauf dem neu gegründeten Österreichischen Werkbund bei, u. a. waren dort auch eingeschrieben das »Atelier für darstellende Arbeit« Artěl in Prag, die Glasfabrik Conrath & Liebsch in Steinschönau, die beiden Glasfachschulen in Steinschönau (vgl. Kat. Nr. 56) und Haida (vgl. Kat. Nr. 58, deren Direktor Strehblow zudem persönliches Mitglied war, vgl. Kat. Nr. 29), die Glasraffinerie Karl Goldberg in Haida, die Harrachsche Glasfabrik in Neuwelt (vgl. Kat. Nr. 27), die Glasverlegerfirma J. & L. Lobmeyr in Wien, die Glasfabrikanten Johannes Oertel in Haida (vgl. Kat. Nr. 53), Friedrich Pietsch in Steinschönau (vgl. Kat. Nr. 52) und die Glasraffinerie Carl Schappel in Haida (vgl. Kat. Nr. 54).[86] 1928 wird Wilhelm Wagenfeld (1900–1991) Mitglied des Deutschen Werkbundes. Er ist der erste Repräsentant des modernen Industriedesigns in Deutschland.

Ausstellungen – zwischen »Jahrmarkt« und »Raumkunst«

Seit der ersten Weltausstellung 1851 in London waren Überblicksausstellungen Impulsgeber und zugleich Gradmesser der Entwicklung im internationalen Kunstgewerbe. Sie fanden in dieser Umbruchszeit weitreichende, nicht zuletzt publizistische Resonanz, außer ästhetischen Bewertungen gewannen zunehmend ökonomische, sozialökonomische, auch chauvinistische Argumente an Bedeutung. Der folgende Überblick, der die Verlagerung des Interesses vom *objet d'art* zur Raumkunst aufzeigt, hat vor allem den reformfreundlichen »Blickwinkel« und die Entwicklung in Deutschland im Auge. In der Fachpresse scheint nicht selten – etwa in den Artikeln von Hermann Muthesius – Zweckoptimismus die Feder geführt zu haben. Außerdem ist die Berichterstattung häufig von einem deutschen Sendungsbewußtsein getragen, das im Ausland auf Unverständnis stoßen mußte. Glas findet, abgesehen von der bereits genannten Trias Tiffany-Gallé-Koepping, um die Jahrhundertwende und auch später in den deutschsprachigen Kunstgewerbe-Zeitschriften vergleichsweise wenig Beachtung.

Trotz dieser unzweifelhaften Bedeutung der Weltausstellungen für das moderne Kunstgewerbe wurde auch Kritik laut, ging doch offenbar gerade das Moderne in der als »jahrmarktmäßig« apostrophierten Fülle unter und fand daher nicht die erhoffte Beachtung. Der einflußreiche Publizist Alexander Koch, Herausgeber der Zeitschrift »Deutsche Kunst und Dekoration«, forderte schon in den 80er Jahren des 19. Jahrhunderts neue Präsentationsformen und einheitliche Leitideen, eine in sich homogene »Raumkunst«, um dem modernen Kunstgewerbe zu besserer Wirkung zu verhelfen.[88] Mit den Jahren konnte diese Forderung in einigen wichtigen Ausstellungen, auf die weiter unten eingegangen wird, umgesetzt werden.

Erste Beispiele einer »Raumkunst« waren 1897 auf der Dresdener Kunstgewerbeausstellung zu sehen, hier noch aus Frankreich importiert: Fünf von Brüsseler Künstlern gestaltete Räume, von Siegfried Bing in Paris in Auftrag gegeben, hatten die »Einheit aller Kunstbestrebungen öffentlich bekundet«.[89] H. E. v. Berlepsch forderte daraufhin, »durch die besten und reifsten Künstler Deutschlands wirkliche Wohnräume und darin wirkliche Gebrauchs-Geräthe neuen Stiles vorführen zu lassen«.[90] Er plädierte, wie vor ihm Jacob von Falke, für dienende, nicht solitär auftrumpfende Werke: »Der kunstgewerbliche Gegenstand, wie schön und kunstvoll auch immer er sein mag, ist doch nicht für sich selber da, sondern wirkt mit seiner Umgebung zusammen in einer Gesamtdecoration.«[91]

Eine Generation später hieß es in der Terminologie des Werkbundes: »Wir verstehen unter Qualität nicht nur einwandfreie Materialien und sachgerechte, solide Werkarbeit, sondern auch die mit diesen Hilfsmitteln durchgeführte organische Idee der künstlerischen Raumgestaltung.«[92] Diese Vorstellungen manifestierten sich in Aufsätzen und deren Illustrationen, in denen häufig ganze Innenräume oder deren Entwürfe besprochen oder abgebildet wurden, seltener einzelne kunstgewerbliche Gegenstände. Vorreiter dieses Ausstellungsprinzips waren Geschäfte für Luxusartikel wie diejenigen von Siegfried Bing und Julius Meier-Graefe in Paris oder das Hohenzollern-Kunstgewerbehaus von Hermann Hirschwald und die Kunsthandlung Keller & Reiner in Berlin. Nach der Jahrhundertwende war das Prinzip der »Raumkunst« sogar gelegentlich in den Präsentationen der seinerzeit heftig umstrittenen Kaufhäuser zu finden.[93] Kritisch wurde von Anfang an betont, daß das »fertige Interieur« nur eine Mode für reiche Leute sei, die sich die »Stimmung« etwas kosten lassen können, und daß es die Individualität seiner Bewohner einschränke.

Von besonderer Bedeutung für die Entwicklung des modernen Kunstgewerbes waren aus deutscher Perspektive: die Weltausstellung von 1900 in Paris, die erste internationale Kunstgewerbeausstellung 1902 in Turin, die Weltausstellung 1904 in St. Louis, die Dresdener Kunstgewerbeausstellung des Jahres 1906, die Brüsseler Weltausstellung 1910 und die erste Werkbund-Ausstellung 1914 in Köln. An der zweiten internationalen Ausstellung für modernes Kunstgewerbe 1925 in Paris war Deutschland nicht beteiligt.

Außerdem gab es eine Fülle weiterer lokaler, nationaler und internationaler Ausstellungen, so daß die Kritik an der Ausstellungshektik zu einem Topos in der Fachliteratur wurde.[94] Gleichzeitig erkannte man ganz nüchtern die Rolle dieser Ausstellungen im internationalen Konkurrenzkampf. »Von einem ›friedlichen Wettkampf‹ der Nationen, wie Prinz Albert seligen Andenkens vom idealen Standpunkte aus einst eine Weltausstellung sich dachte, davon ist heute nicht mehr viel die Rede; es ist ein vollkommen ernster Kampf unter Konkurrenten, die nicht blos sehen und etwas lernen wollen, sondern die für ihren Vortheil und ihre Existenz bis aufs Blute kämpfen.«[95] Hermann Muthesius polemisierte gar anläßlich der Brüsseler Weltausstellung des Jahres 1910,

Weltausstellungen durch internationale Abkommen zu verbieten, da nurmehr »Bierwirte, Schaubudenbesitzer und Grundstücksspekulanten« von ihnen profitierten.[96] Zugleich spiegeln die Ausstellungsaktivitäten so etwas wie einen Wettkampf um die Vorherrschaft in der Moderne: München, Dresden, Darmstadt, Wien wetteiferten um den ersten Platz, die Reichshauptstadt Berlin spielte lediglich eine untergeordnete Rolle.

Auf der Pariser Weltausstellung des Jahres 1900 kam der Präsentation des modernen Kunstgewerbes besondere Bedeutung zu. »Es war zu hoffen, daß die diesjährige Weltausstellung zum erstenmale einen großen Überblick über die neuen Bewegungen geben und so ein Urteil über ihre Bedeutung erlauben würde. Diese Hoffnung hat sich in der glänzendsten Weise erfüllt.«[97] Allerdings wurde dem modernen Kunstgewerbe nicht, wie der Malerei und Plastik, eigener Raum zugestanden, sondern es wurde zusammen mit altertümlichen wie »modernen« Industrieprodukten ausgestellt, die Ausstellungsübersicht kannte den Begriff »Kunstgewerbe« überhaupt nicht. Bei den gastgebenden Franzosen dominierten Einzelwerke, in der deutschen Abteilung, deren kunstgewerblicher Beitrag von dem Münchner Architekten Emanuel Seidl und dem Berliner Architekten und Kunstgewerbler Karl Hoffacker zusammengestellt worden war, wurde die gelungene Zusammenarbeit von Künstlern und Fabrikanten hervorgehoben sowie eine einheitliche Gesamtwirkung. »Aus den Aeusserungen der Delegirten aller Länder klingt Achtung, ja Furcht vor den Leistungen Deutschlands hindurch. In traurigem Widerspruch dazu steht es, dass so viele deutsche Industrielle es noch immer nicht wagen, oder, nach ihrer Behauptung, ihren Abnehmern im Ausland gegenüber nicht wagen dürfen, ihre Erzeugnisse frei und stolz und ehrlich als: Made in Germany zu bezeichnen.«[98]

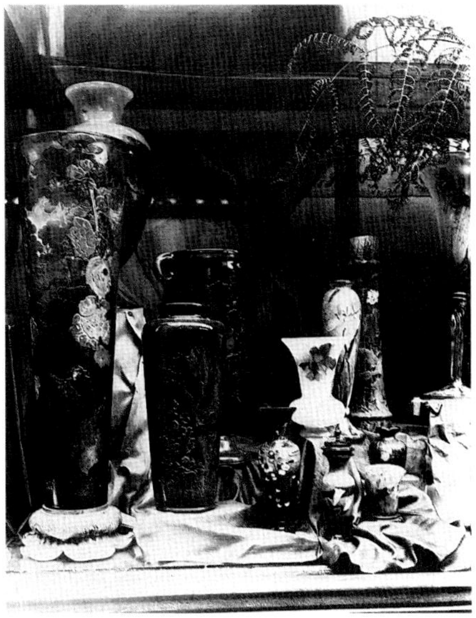

Abb. 8 Ansicht einer Vitrine mit Werken Gallés auf der Pariser Weltausstellung, 1900 (zu der hellen Vase in der Mitte vgl. Kat. Nr. 13)

An Gläsern zeigte vor allem Frankreich aufwendig gestaltete Einzelstücke (Abb. 8 und 9), bei denen der dekorative Wert den Gebrauchswert bei weitem überwog. Julius Meier-Graefe urteilte: »Was die Franzosen bringen ist das *objet d'art* in mannigfacher Form, der schwer bestimmbare Begriff des mit künstlerischen Qualitäten ausgerüsteten Dings, das seinem Namen nach zum Gebrauch, seiner Ausführung und seinem Preis nach aber nur zum Luxus bestimmt ist. Alles, was Frankreich auf dem Gebiet, das uns hier interessiert, ausgestellt hat, ist Luxus, moderner Luxus, zum Teil außerordentlich schön, in letzter Instanz, so grausam das Wort ist, unnütz.«[99] Peter Jessen stellte unter dem Eindruck der individuellen Schöpfungen der Franzosen für das deutsche Kunstgewerbe fest: »Dass wir Persönlichkeiten brauchen im Kunstgewerbe, das war die grösste Lehre der Pariser Weltausstellung.«[100]

Neben Gallé fanden nur wenige andere Glasgestalter Erwähnung in der Ausstellungsberichterstattung. »Die Namen Gallé und Tiffany geben die beiden einzig bedeutenden Richtungen an. Beide Meister haben in Deutschland und Österreich Schüler und Nachahmer gefunden. Die Fabrik von Christian, Désiré und Söhne macht Ziergläser in der Art Gallés, die R. von Spauns in Klostermühl arbeitet in der Manier Tiffanys. Fügt man noch hinzu, daß die Gläser des Radierers Köpping ebensogut sind wie in früheren Jahren, so hat man nichts Entwicklungsfähiges aus der Heimat anzumerken vergessen. Vergeblich sucht man auch nur Ansätze zu jener Kunst, die Gallé oder Tiffany auszeichnet.«[101]

Die erste internationale Ausstellung für dekorative Kunst 1902 in Turin erweckte weiterhin den Eindruck einer jahrmarktmäßigen Verkaufsausstellung: als einen »Bazar von Mittelmäßigkeiten«, als »Turiner Kirmes«[102] beschrieb sie ein enttäuschter Berichterstatter und Reformanhänger. Lediglich in der deutschen Abteilung, die unter Federführung von H. E. v. Berlepsch zusammengestellt worden war, fanden einige Räume Beachtung, in denen Beispiele bürgerlichen Wohnens als Ausgangspunkt der Präsentation gewählt worden waren und vergleichsweise homogene Ensembles präsentierten. »Die deutsche Abteilung weist ... noch das abwechslungsreichste Bild und am meisten Originales auf, hat auch in ihrem ganzen Arrangement ... die Reform-Vorschläge ... berücksichtigt und mit dieser Vorführung deutscher bürgerlicher Wohn-Räume einen entschiedenen Sieg erfochten. Denn vom instruktiven wie erzieherischen Standpunkte aus ist dieses Prinzip das einzig richtige. Die ›Bazar-Ausstellung‹ ... ist in der deutschen Abteilung sozusagen ganz vermieden. Sämtliche übrigen Länder ... haben in der üblichen Bazar-Manier ausgestellt«.[103]

Daß diese Ausstellungen freilich Sonderleistungen zeigten, sich im »Alltag« wenig verändert hatte, belegt ein zeitgenössischer Kommentar: »In Turin bin ich zu der Ueberzeugung gekommen, daß wir fast allen Nationen an guten Ideen und an originellen Talenten überlegen sind, aber die Ideen versumpfen und die Talente verkümmern.«[104] Bestätigt wird dies im gleichen Jahr von Eduard Leisching: »Was heute unter dem Ehrentitel Kunstgewerbe in Deutschland vor die Öffentlichkeit tritt, ist nur zum geringsten Teile erfreulich, zum überwiegenden ungeniessbar, trostlos, zerfahren und ohne Zusammenhang mit den lebendigen Strömungen der Zeit.«[105] Beide waren der Ansicht, es fehle dem deutschen Kunstgewerbe eine zentrale Leitung, etwas, was wenig später der Deutsche Werkbund einzulösen versuchte.

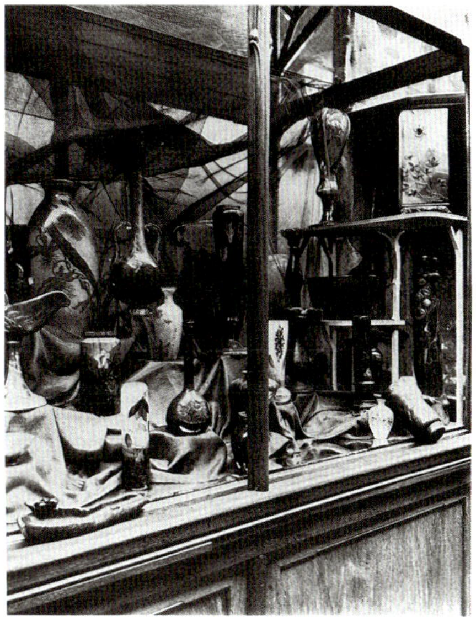

Abb. 9 Ansicht einer Vitrine mit Werken Gallés auf der Pariser Weltausstellung, 1900 (zu der Vase am rechten Bildrand vgl. Kat. Nr. 14)

So sehr die Bedeutung internationaler Ausstellungen als wirtschaftliches Stimulans und als nationale Prestigeangelegenheit gesehen wurde, so stießen diese Veranstaltungen doch seitens der Industrie auch immer wieder auf Vorbehalte. Besonders ausgeprägt zeigten sie sich angesichts der Weltausstellung 1904 in St. Louis: Manche deutschen Unternehmer glaubten, keinerlei Nutzen bei einer Beteiligung erkennen zu können, waren im Gegenteil der Meinung, die Investition sei verlorenes Kapital: Exportschübe für die deutsche Wirtschaft seien aufgrund der hohen amerikanischen Schutzzölle nicht zu erwarten und vor allem sei von offizieller Seite keinerlei Musterschutz für die auszustellenden Produkte garantiert worden. Die Handelsverflechtungen – Nord- und Südamerika waren seinerzeit die größten Außenhandelspartner der deutschen Wirtschaft – hatten aber zur Folge, daß ein Fernbleiben zugleich auch der Verlust von Terrain an die Konkurrenz bedeutet hätte. Daher beteiligte sich letztlich doch eine ganze Reihe von Firmen an dieser Schau.

Die bei dieser Weltausstellung besonders kraß zutage tretende Problematik des Musterschutzes hing eng mit der Industrialisierung zusammen sowie mit der Unterscheidung von »Kunstwerk« und »Industrieerzeugnis«.[106] Einerseits gab es unter den Entwerfern Zeichner, die selbständiges Erfinden nie als Ziel ihrer Tätigkeit angesehen haben, andererseits schöpferische Künstler, die (wie die sie beschäftigenden Fabrikanten) ihre Entwürfe vor »gewerblicher Freibeuterei« ebenso geschützt wissen wollten wie ihre »freien« Werke. Karl Scheffler, der klar erkannt hatte, daß das Interesse bildender Künstler an Industrie und Gewerbe nicht lange anhalten werde, kam zu dem Schluß, »daß gewerbliche Kunstwerke nicht geschaffen werden, um ein exklusives Sonderleben zu führen, sondern um einen Stil vorzubereiten, das heißt: um so viel wie möglich nachgeahmt und in der Nachahmung vervollkommnet zu werden«.[107] Der pädagogische Nutzen des gut gestalteten Massenartikels war ihm wichtiger als der Urheberschutz.

Anläßlich der Ausstellungen und Messen wurden immer neue Musterschutz-Verfügungen getroffen, für die Errichtung einer Musterschutzstelle auf der Leipziger Messe, die Ausstellern die Angst vor Plagiaten nehmen sollte, setzte sich der Glasgestalter Jean Beck besonders ein (vgl. Kat. Nr. 61).[108] Betroffen waren nicht nur Industrieerzeugnisse, sondern auch Produkte der Luxusbranche. Trotz aller Sicherungsversuche kam es laufend zu Rechtsstreitigkeiten zwischen einzelnen Firmen.[109]

Für die »Reformer« war die Beteiligung an der amerikanischen Weltausstellung eine Frage der Überzeugungsarbeit. So schrieb der unermüdliche Hermann Muthesius, die deutsche Abteilung werde sich »als einer der schönsten und eindrucksvollsten Teile der Ausstellung ins Gedächtnis einprägen ... Ja die deutsche kunstgewerbliche Vorführung muß notwendigerweise jedem Besucher die Vorstellung wachrufen, daß das Zentrum der kunstgewerblichen Entwicklung heute in Deutschland liegt, vielleicht im selben Maße, wie es vom Zeitalter Ludwig XIV. an in Frankreich lag ... Die Aussstellung bedeutet einen Wendepunkt für das künstlerische Ansehen Deutschlands nicht nur im amerikanischen Publikum, sondern in der Schätzung aller Völker, die sich zur Welt-Ausstellung in St. Louis zusammengefunden hatten. Und mit diesem Ergebnis, das allein auf Rechnung der reichen Vorführung von Beispielen moderner deutscher Wohnungskunst zu setzen ist, kann Deutschland sehr wohl zufrieden sein«.[110]

Auch andere Berichterstatter äußerten sich anerkennend: »Nur Deutschland hat es verstanden, sich in der erdrückenden Fülle in künstlerischer Einheit zu behaupten ... Seit der Weltausstellung von Paris scheint in Deutschland ein starker Umschwung in künstlerischer Anschauung eingetreten. Vor vier Jahren arbeitete man noch mit dem ganzen Inventar einer überlebten romantischen Richtung: Weinlaub und deutsche Eichen, Adler im Stile der Kriegervereine, gepanzerte Ritter und deutsche Jungfrauen. Diese ganze Symbolik äußerlicher Art scheint glücklich überwunden. Der Theaterschwindel wurde zu lebendiger Wahrheit. Alles ist in klaren, einfachen Flächen gehalten ... Auch für den größten Skepticismus scheint damit eine gewisse Kultur in Deutschland aufzuleben.«[111] Durch die »ausgezeichnet vornehme Aufmachung und vorzügliche Klarheit der Disposition«, die »absolute Güte der handwerklichen Arbeit« und die »Freiheit von Extravaganzen«[112] scheint der deutsche Beitrag auch international Wirkung erzielt zu haben.

An »Kunstglas« wurden auf dieser Weltausstellung Gläser Ludwig Sütterlins (vgl. Kat. Nr. 12) und der Firma Fritz Heckert prämiert. Daneben war jedoch offenbar überwiegend reine Handelsware zu sehen. »An Menge schießt Österreich den Vogel ab; es hat ganze Schiffsladungen an geschliffenem, gefärbtem und reich vergoldetem böhmischen Glas ausgestellt. Die feinsten Glassachen stammen aus Frankreich ... Amerika stellt vorwiegend prunkende Gebrauchsgegenstände. Die weit übers Meer berühmte Glasfabrik von Tiffany, die den Retter Amerikas auf kunstgewerblichem Gebiet hätte spielen können, glänzt durch Abwesenheit.«[113]

Die Dritte Deutsche Kunstgewerbeausstellung in Dresden 1906 (Abb. 10) wird häufig als Endpunkt des Jugendstils und Beginn einer neuen Epoche angesehen, die eine Tendenz zur Versachlichung der Formgebung und zum Verzicht auf Ornament zeigte. Dieser Dresdener Ausstellung kam insofern Bedeutung zu, als sie überwiegend von Künstlern gestaltet worden war, ohne Beteiligung von Verbänden und Industrie, und kompromißloser die neuen Entwicklungen aufzuzeigen vermochte.[114] Die kunsthandwerkliche Abteilung umfaßte vier separate Sparten: Volkskunst, künstlerische Techniken, Schulen und Einzelerzeugnisse. Die Produkte der »Kunstindustrie« wurden gesondert präsentiert, wobei es natürlich zu Überschneidungen kam.[115]

In der Ausstellungsstruktur, die »Raumkunst« und »Kunstindustrie« strikt trennte, spiegelte sich noch einmal die romantische Idee vom »Gesamtkunstwerk«, das Bestreben, die gesamte Lebenswelt zu gestalten. In der Praxis sah dies z.B. so aus, daß in einem Zimmer, entworfen von Adelbert Niemeyer, die auf einer Tafel ausgestellten Trinkgläser einen Rankenschmuck in Goldauflage trugen, der die Form des Lampenkranzes über dem Tisch aufnahm.[116] Fritz Schumacher, einer der Mitgestalter der Schau, sprach davon, daß man mit der Ausstellung Antworten auf zwei aktuelle Fragen geben wollte: auf die nach dem Verhältnis von Kunsthandwerk und Kunstindustrie und auf die nach einem neuen, von historisierenden Vorlagen unabhängigen Stil. Die Ausstellung zeigte folglich nur Räume, »die ohne Absicht einer Stilimitation entstanden sind«.[117] Über 140 Innenräume, vom Museumsraum bis zur Einrichtung eines Kriegsschiffes, waren zu sehen, zudem eingerichtete Wohnhäuser, Villen ebenso wie Arbeiterhäuser.

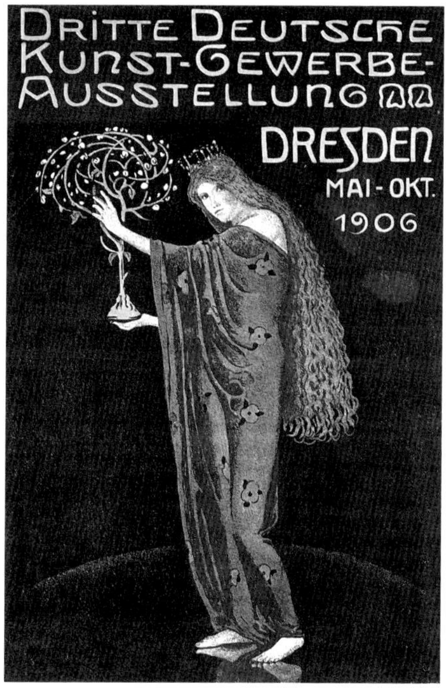

Abb. 10 Plakat der Deutschen Kunstgewerbeausstellung in Dresden, 1906

Der Rezensent für die Fachzeitschrift »Deutsche Kunst und Dekoration« schrieb unmittelbar nach der Eröffnung, daß »hier ganz Ausserordentliches geleistet worden« sei, und begründet es u.a. damit, daß ein festes Programm vorgelegen habe[118] – die von Alexander Koch immer wieder vorgetragene Forderung nach einem Konzept für derartige Ausstellungen war also eingelöst worden. Diese Ausstellungsform wurde nunmehr gelegentlich auch von anderen Staaten bei Großausstellungen übernommen, die deutschen Reformer sprachen selbstbewußt davon, daß sich auf dem Gebiet des Kunstgewerbes nun die Begriffe »deutsch« und »modern« deckten.[119] Die Reformer hatten den Durchbruch geschafft, oder glaubten dies zumindest.

Auf dem Glassektor feierte der florale Jugendstil der lothringischen Künstler um Emile Gallé noch einmal einen triumphalen Erfolg, obwohl sich erste kritische Stimmen meldeten: »Je grösseren Erfolg Gallé hatte, desto näher trat an ihn die Versuchung heran, seine Produktion durch schrullenhafte Neuheiten interessant zu erhalten und durch wohlfeile Ersatzmittel [gemeint war die Ätztechnik] zu steigern.«[120]

Dem nationalen Erfolg der Reformer folgte im Jahre 1910 auf der Brüsseler Weltausstellung ein internationaler, und langsam bildete sich in den Köpfen einiger Protagonisten die Vorstellung von einem neuen »deutschen« Stil. »Nie hätten die stolzen Erben der Ludwige es für möglich erachtet, daß das Land der Militärbarbaren eine neue Kultur der Lebensführung und einen neuen guten Geschmack aus sich heraus mit schöpferischem Pathos und nicht ohne Grazie würde gestalten können.«[121] Die deutschen Kunstgewerbler fühlten sich als Träger der Moderne, denn nur das »Deutsche Haus« hatte auf historisierende

Reminiszenzen verzichtet. »Die Völker waren verblüfft; sie waren bestürzt, als sie im Innern der deutschen Hallen das Ereignis eines vielfältigen, mit jungem Tatendrang zur Einheit strebenden Formenwillens erlebten«, worauf die Franzosen sogleich planten, »gegen solches Aufbegehren der Pickelhauben, das nicht zu erschütternde Können der Nachkommen der Sonnenkönige in einer großen Kunstgewerbe-Ausstellung an der Seine aufmarschieren zu lassen«.[122] Mit ihrer Präsentation in Brüssel, so glaubten die Reformer, hatten die Deutschen »endgültig den schlimmen Ruf, Förderer qualitätloser Massenfabrikation und phantasielose Kopisten der Vergangenheit zu sein, durch unbestreitbare, wenn auch hier und da kuriose, Leistungen zerstört«.[123]

Die Kölner Werkbund-Ausstellung des Jahres 1914 (Abb. 11), im Mai eröffnet, mußte aufgrund des Ausbruchs des Ersten Weltkrieges schon im Oktober wieder schließen. Anders als die von Künstlern geplante Dresdener Ausstellung 1906 war die Kölner Ausstellung das Ergebnis der Zusammenarbeit von Künstlern und Industriellen und konnte nur zum Teil die Erwartungen erfüllen: Aufmerksame Besucher entdeckten allenthalben die Wiederkehr historisierender Stilelemente sowie dekorativen Schwulstes. Die Ausstellung schloß mit einem Millionendefizit, für die Jahre 1915 und 1916 wurden daraufhin offiziell alle großen Ausstellungsvorhaben abgesagt.

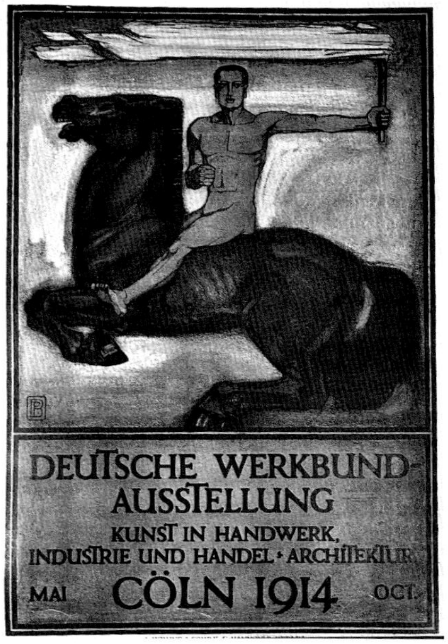
DEUTSCHE WERKBUND-
AUSSTELLUNG
KUNST IN HANDWERK,
INDUSTRIE UND HANDEL • ARCHITEKTUR
MAI CÖLN 1914 OCT.

Abb. 11 Plakat der Kölner Werkbund-Ausstellung, 1914

Im Jahre 1922 erst fand wieder eine große deutsche Kunstgewerbeausstellung statt, die Deutsche Gewerbeschau in München, als Antwort auf die schon vor dem Krieg erörterten Pariser Ausstellungspläne. Anders als auf der Werkbund-Ausstellung scheint man bei der Präsentation erneut Raumschöpfungen den Vorzug gegeben zu haben: »Denn war Köln noch von seiner mobilen Ausstellungsarchitektur bis zum Dekor der Räume und der Ausstellungsobjekte selbst eine förmliche Musterkarte, die vom wagemutigen Expressionismus bis zu Residuen des Jugendstils zurück reichte, so stehen wir in München einer verblüffenden nur vielleicht zu bewußten, zu augenfälligen organisierten Stil-Einheit gegenüber.«[124] Französischer Kritik wurde mit deutscher Weltanschauung begegnet: »Das Bemühen der Deutschen gilt einem höheren Ziel als der ›Verschönerung der Umgebung des Daseins‹. Es ist längst zum Streben geworden, Lebens-Tendenzen auszudrücken, Daseinsgefühl darzustellen, Zeit und Volkscharakter zu fassen und zu formen. Eine Zielsetzung also, die den begrenzten Verschönerungszweck weit hinter sich gelassen hat und zum allgemeinen Kunstzweck aufgestiegen ist.«[125]

Zehn Jahre nach der Werkbund-Ausstellung in Köln fand 1924 in Stuttgart eine Ausstellung unter dem programmatischen Titel »Die Form« statt, deren Teilnahmebedingung lautete: »Von der Ausstellung sind alle Arbeiten ausgeschlossen, die mit Ornamenten geschmückt sind«[126] – damit war die »neue Sachlichkeit« im Kunstgewerbe zum Programm erhoben worden.

An der bedeutenden Pariser Ausstellung des Jahres 1925 »Exposition International de l'Art Décoratif« hat sich das Deutsche Reich nach vorangegangenen Unstimmigkeiten nicht beteiligt. Diese Ausstellung, die dem Stil der 20er Jahre den Namen gab, lieferte einen Überblick über die neuen Gestaltungstendenzen der Zeit, die erneut strengen und schlichten Formen den Vorzug gaben (vgl. Kat. Nrn. 73–75).

In den 20er Jahren ist sowohl im Kunst- wie im Gebrauchsglas eine neuerliche Tendenz zu geschliffenem und geschnittenem Kristallglas zu verzeichnen.[127] Leichtere Formen und einfachere Schnitte aus Linien und Punkten wurden entwickelt, um die Erzeugnisse preiswert gestalten zu können. Daneben waren Farbglas (vgl. Kat. Nr. 61) und künstlerisch gestaltetes Preßglas (vgl. Kat. Nr. 77) populär, für das man einen eigenen Stil suchte.[128] Farbe wurde als preiswerter »Ornament-Ersatz« angesehen[129], mit dem mechanisch vervielfältigten Preßglas konnten schliffähnliche Effekte erzielt werden. Beliebt waren schmucklose Rippenformen, die dem Wunsch nach »Sachlichkeit« nachkamen, den Herstellungsprozeß (die Preßnaht) zu verschleiern vermochten und billig waren, denn die »leere Brieftasche ist heute der Machtfaktor, der die Wirtschaft regiert«.[130] Die »künstlerische Veredelung der Massenware« war Gebot der Stunde.

Für die deutsche Glasindustrie waren die Leipziger Messen das »Barometer des deutschen Wirtschaftslebens«[131], besonders in diesen Jahren von großer handelspolitischer Bedeutung. In der unmittelbaren Nachkriegszeit hoffte man sogar, mit Hilfe des deutschen Glasexportes Devisen für andere wichtige Rohstoffe zu erhalten.[132] Tatsächlich erlebte der deutsche Glasexport, trotz ständiger Schwierigkeiten in der Rohstoffbeschaffung, unmittelbar nach dem Krieg eine Scheinblüte: »Namentlich begünstigte das kaufkräftige Ausland die Unternehmen durch Erteilung umfangreicher Aufträge auf Tafel-, Spiegel- und Hohlglas, ja selbst die Luxusglasindustrie hatte daran ihren Anteil.«[133] Grund hierfür war der Wertverlust der deutschen Währung, der Importe für das Ausland attraktiv machte, ausländische Firmen bemühten sich auch, die Mehrheit am Aktienkapital deutscher Firmen zu erlangen, um die Konkurrenz ausschalten zu können.[134] Dieser Exportvorteil ging jedoch schnell verloren, denn Kohleknappheit in Deutschland verteuerte die Produktion, und das Ausland reagierte mit hohen Schutzzöllen auf deutsche Importe.[135]

Dennoch hieß es 1921: »Das Kunstglas auf der Leipziger Messe ist zu einem wahren Qualitätsartikel geworden ... daß die Kunstglasindustrie den richtigen Geschmack des Auslandes zu treffen weiß, das beweisen die reichen Aufträge zu jeder Messe, die selbst in den kritischen Zeiten nicht ausblieben, ja, vielfach unerfüllbar bleiben mußten, da sie in solchen Mengen nicht zu bewältigen waren«, und 1924: »Das Glas, vor allem Kunstglas, nimmt von Messe zu Messe einen immer größeren Raum in Anspruch, ein Zeichen dafür, daß man Leipzig längst als die für das Kunstglas gegebene Messe erkannt hat.«[136]

Die Ornament-Diskussion

In Deutschland kann auch der kunstgewerbliche Gegenstand zu einer Frage der Weltanschauung werden. Das Gebrauchsgerät fordert hier zwangsweise andere Prämissen als der Luxusartikel. Der Gebrauchsgegenstand, zweckgebunden, ist in Form und Material wenig variabel, Marktneuheiten lassen sich am schnellsten und eindrucksvollsten über das Ornament schaffen. Andererseits erhöht die Ornamentierung die Produktionskosten. Das führte immer wieder zu schlechten, maschinell aufgebrachten Dekoren sowohl bei Gebrauchs- als auch bei Luxusartikeln und lieferte den Ornamentgegnern Argumente.

Seit den Schriften Gottfried Sempers und denen der englischen Kunstgewerbereformer wurden Ablehnung und Befürwortung des Ornaments in der Gestaltungsdiskussion gleichermaßen vertreten. Eine Zwischenposition nahmen Kunstgewerbler wie Bruno Mauder ein (vgl. Kat. Nr. 48), nicht nur aus Neigung, sondern auch, weil sie beruflich eng an die »Bedürfnisse« von Industrie und Nachwuchsförderung gebunden waren. Ein Theoretiker wie Hermann Muthesius tat sich demgegenüber leichter: »Das Ornament ist nicht mehr lebensfähig. Das hat die Entwicklung der letzten 50 Jahre klar gezeigt. Die poetische Ausdrucksweise früherer Zeiten eignet sich nicht mehr für das, was wir heute zu sagen haben.«[137]

Die Gegner jeglicher Ornamentierung, unter ihnen vor allem der Wiener Architekt Adolf Loos, sind immer wieder zitiert worden, daher sollen an dieser Stelle einige Befürworter zu Worte kommen. Unter denen, die bestimmend für die deutsche »Kunstglas«-Produktion der Zeit waren, gab es eine Richtung, die ihr Vorbild in der Natur sah (vgl. Kat. Nr. 47), die andere sah es in der abstrakten Linie (vgl. Kat. Nr. 12), beiden kam es darauf an zu betonen, daß das Ornament aus der Form des Gegenstandes heraus entwickelt werden müsse und nicht im Gegensatz zur »Zweckform« stehe. Beide Richtungen liefen parallel und waren gleichermaßen auf den großen Ausstellungen präsent.[138] »Was für die Dichtkunst die neuen Metaphern, für die Malerei die neuen Licht- und Farbenanschauungen, für die Technik die neuen Konstruktionsgedanken sind, das sollte für das Kunstgewerbe die ornamentale Linie sein, das künstlerische Ausdrucksmittel, wodurch das Kunstgewerbe den Zusammenhang mit dem Nervenleben und mit der geistigen Struktur der Gegenwart gewinnen könnte«, hieß es, und angesichts der Ornament-Kritik: »Gegen das mit Maß angewendete Ornament an und für sich kann im Prinzip keine vernünftige Einwendung gemacht werden, nur gegen das schlechte Ornament oder gegen das Ornament an falscher Stelle.«[139]

In der Glaskunst wurde geradezu die »Pflegestätte des Ornamentes« gesehen, die es »trotz aller Tücken der Zeit doch tapfer weiterentwickelt hat ... indem das Ornament eben nicht mehr als der von außen durch Künstlerhand herangetragene Schmuck des Glases ist, sondern als das seinem Wesen innerst verwandte Motiv des Rhythmus zwischen Material und Gedanken angesprochen werden muß. Das ist das Künstlerische in diesen Kunstgläsern«.[140]

Erster Weltkrieg und 20er Jahre

Der »deutsche« Stil, dessen Entwicklung man um 1910 heranwachsen gesehen zu haben glaubte und dessen Spezifika man mit Einfachheit, Strenge und Herbheit umschrieb, Aspekte, die im Ausland eher Mißfallen erregten, dieser Stil erhielt nach Ausbruch des Ersten Weltkrieges patriotischen Auftrieb. Die Befürworter der funktionalistischen Moderne sahen in diesem Krieg keine »geistige Reinigung«, wie einige ihrer Zeitgenossen, erhofften vielmehr pragmatisch eine Lichtung der Warenlager: »Jetzt sind wir zum Glücke endlich einmal so weit, daß wir auch in der Kunstindustrie nach dem Kriege von vorne beginnen können, nicht eingeschnürt von Rücksichten auf ältere Bestände, die erst abgesetzt werden müßten.«[141]

Schon bald war jedoch nicht zu übersehen, daß es bei aller »organisierten Überlegenheit geistiger Potenzen«, die Deutschland nach Ansicht der Reformanhänger eine »Führerrolle in ästhetischen Dingen« eingeräumt hatte, schwer war, diese Rolle zu halten angesichts des Tatbestandes, daß vielen zum Krieg einberufenen Künstlern »bei aller, nicht genug anzuerkennenden Rücksichtnahme der militärischen Kommandos – doch verdammt wenig Zeit und namentlich Stimmung für künstlerische Entwürfe übrig bleibt«.[142] Gleichzeitig stellte sich für die Reformer die enttäuschende Erkenntnis ein, daß ihre Vorkriegserfolge auf tönernen Füßen gestanden hatten: Allenthalben sproß erneut – patriotisch verbrämter – Kitsch.[143]

Die Verarmung Deutschlands nach dem Ersten Weltkrieg machte alle ästhetischen Diskussionen zunächst einmal überflüssig. Schlichtheit und Einfachheit wurden notgedrungen auch von offizieller Seite zum »wahren künstlerischen Geist« erklärt, was den programmatischen Vorstellungen des Werkbundes entgegenkam. Armut und Wohnungsnot stellten Kunstgewerbe und Industrie vor ganz neue Aufgaben: Kleinwohnungen galt es einzurichten, deren Räume häufig verschiedenen Zwecken dienten und entsprechend flexibel ausgestattet werden mußten – an die Stelle »kompletter« Zimmereinrichtungen trat das Mehrzweckmöbel, an die Stelle dekorativer Einzelstücke des Kunstgewerbes der gut gestaltete Gebrauchsgegenstand, der auch dekorative Funktionen übernehmen sollte.[144] »Qualitätsarbeit für die Massen« lautete nun die Parole, die eine positive Haltung gegenüber der Industrie zur Voraussetzung hatte. Versuche, die Zweckform zu überhöhen, damit sie mehr sei als »erstarrte Pflichterfüllung«[145], scheiterten zumeist an den finanziellen Voraussetzungen.

Für die Hohlglasindustrie scheinen die Verkaufserfolge noch bis in das letzte Kriegsjahr hinein beträchtlich gewesen zu sein. Von der Leipziger Herbstmesse heißt es 1918: »Für die Hohlglasindustrie ist der Verkauf der Herbstmesse geradezu als glänzend zu bezeichnen. Sowohl nach Wirtschaftsglas, wie auch nach Luxus- und Kunstglas, war die Nachfrage der in überaus großer Zahl erschienenen in- und ausländischen Einkäufer so stark, wie es auf der Leipziger Messe auch in Friedenszeiten noch nicht beobachtet werden konnte.«[146] Die Folgen des Ersten Weltkriegs bewirkten jedoch einen tiefen Einschnitt in dieser Entwicklung. »Die Glasindustrie ist eine derjenigen Industrien, welche nur gedeihen kann, wenn ihr die Wege zu Wasser und zu Lande für ihren Absatz offen stehen, wenn aber auch für den Verbraucher keine wirtschaftlich schwierigen Verhältnisse bestehen, die auf den Absatz ungünstig einwirken. Der Krieg hat demgemäß die deutsche Glasindustrie von ihrer Weltmachtstellung zunächst herabgestürzt, auf den Standpunkt einer rein kontinentalen Industrie herabgedrückt.«[147]

Rohmaterialien- und Kohleknappheit hatten während und unmittelbar nach dem Krieg zur Stillegung vieler Werke geführt, noch 1922 waren 152 Glashütten nicht wieder in Betrieb genommen worden.[148] »Die deutsche Glasindustrie steht in einer der schwierigsten Weltwirtschaftskrisen. Sie wird diese nur dann überstehen können, wenn es ihr gelingt, unter Ausnutzung aller technischen und wissenschaftlichen Erfindungen der Neuzeit dem Glas weitere Verwendungszwecke innerhalb Deutschlands selbst zu geben, wie auch durch Herstellung besonderer Glaswaren, für die der Qualitätsarbeiter noch eine Notwendigkeit darstellt und die durch die Maschine nicht ersetzt werden kann, sich ihren alten Ruf auf dem Weltmarkte zu erhalten.«[149] Nur 57 Prozent des Vorkriegsexportes wurden zunächst erreicht, es gab zwar eine verstärkte Inlandsnachfrage[150], doch angesichts mangelnder Kaufkraft im eigenen Land war die deutsche Glasindustrie gezwungen, verstärkt auf den Export zu setzen. So wurde 1922 eine kunstgewerbliche Exportausstellung an die Hamburger »Überseewoche« gebunden, mit dem Ziel, »das deutsche Kunstgewerbe in den Ausfuhrhandel einzuführen. Hersteller, Agenten und Exporteure sollen auf diesem Gebiete zusammengebracht werden. An Stelle der zufälligen Verbindungen, die heute einzelne Kunstgewerbler zum Auslande haben, sollen organisierte und damit dauernde Verbindungen treten. Dabei soll bei dieser Exportware das Schwergewicht auf ihrer Gediegenheit liegen. Es gilt, dem deutschen Kunsthandwerk neue Abnehmer zu erschließen, weil die Absatzmöglichkeit in dem verarmten Deutschland mehr und mehr zurückgehen muß«.[151] Belgien und die Tschechoslowakei waren auch in den 20er Jahren die Hauptkonkurrenten Deutschlands auf dem Weltmarkt, dort hatte die deutsche Glasindustrie in Amerika die größten Verluste hinzunehmen.[152] Von der Leipziger Messe 1923 hieß es: »Die wechselnde Inflation und fortschreitende Geldentwertung mit all ihren Konsequenzen ... müssen die Waren notwendig phantastisch verteuern. Die hohen Preise, die entweder in Goldmark, Dollar oder Schweizer Franken gefordert werden, haben die deutsche Kaufkraft gelähmt. Die Substanz ist aufgebraucht, es fehlt das Geld zum Kaufen, die meisten Firmen sind nicht mehr in der Lage, die vielen Millionen für wöchentlichen Lohn aufzubringen.«[153]

Auch die böhmische Glasindustrie geriet durch den Ersten Weltkrieg »in eine ernste Notlage«.[154] Auf Anregung des Verbandes der nordböhmischen Glasindustriellen Haida-Steinschönau fand deshalb mitten im Krieg die Ausstellung »Österreichisches Kunst- und Exportglas« 1915 in Wien und, in reduzierter Form, im Jahre darauf in Berlin statt (vgl. Abb. 12), »welche als eine Kriegsfürsorgeaktion betrachtet werden muß«.[155] 42 Hüttenbetriebe und Raffineure beteiligten sich an der Wiener Schau. Johann Oertel, Vorsitzender des Verbandes, machte verschiedenen Museen Stücke aus dieser Ausstellung zum Geschenk (vgl. Kat. Nrn. 52–54). Der Ausgang des Krieges schließlich forderte von der böhmischen Glasindustrie eine völlige Neustrukturierung der Märkte. Die politische Neugliederung der ehemaligen Donaumonarchie erschwerte den Handel mit ehemals inländischen Gebieten durch Importzölle, in einzelnen Landesteilen, wie in überseeischen Exportgebieten, entstand eine eigene Glasindustrie, die diese Länder unabhängig von Importen aus Böhmen machte. Die Entwicklung von »Neuheiten« und »Spezialitäten« wurde wichtiger denn je. Geographisch war Böhmen gegenüber anderen glasproduzierenden Ländern aufgrund seiner Lage, fern von Überseehäfen, immer benachteiligt gewesen. Die von den Produzenten verfolgte Niedrigpreis-Politik schlug daher auf die Löhne der Arbeiter und führte schließlich auch dort, wie in vielen anderen Glaszentren Europas, zu Streiks.[156] Mitte 1922 beschlossen daraufhin die Arbeitgeber in der Glasindustrie, die Öfen zu löschen, wenig später ist von dem Zusammenbruch der böhmischen Glasindustrie die Rede.[157] Für die Schwierigkeiten dieser Region wurde auch die »chauvinistische Wirtschafts- und Handelspolitik« der jungen tschechischen Republik gegenüber ihrer ehemaligen Handelsmetropole Wien verantwortlich gemacht. Folge war die Auswanderung böhmischer Glasarbeiter u. a. in das benachbarte Deutschland[159], wo böhmische Firmeninhaber Liegenschaften erwarben und neue Betriebe eröffneten. 1922 heißt es, »daß heute schon Tausende tschechoslowakischer Arbeiter für tschechoslowakische Fabriken in Deutschland arbeiten. So hatten z. B. auch die Harrachsdorfer Glaswerke in Neuwelt ihre Erzeugung wegen Geldmangels eingestellt. Jetzt arbeitet die gesamte Arbeiterschaft in Deutschland ... Durch diese Ausfuhr von Glasarbeiten nach Deutschland wird die tschechoslowakische Glasindustrie vollkommen ruiniert, denn die tschechoslowakischen

Arbeiter seien gezwungen, die böhmischen Muster, die den deutschen überlegen waren, nach Deutschland zu übertragen, wenn sie sich dort ihre Arbeit erhalten wollen« – etwas weniger dramatisch in diesem Artikel: »Gottlob steckt noch in den Herzen der Vielumworbenen Heimatstolz und Mannesehre, sodaß es bislang zu keinem ernsten Industrieverrat kam, aber es ist Zeit, daß für unsere arbeitswilligen und fleißigen Leute Erwerbs- und Existenzmöglichkeiten geschaffen werden, daß sie nicht die wachsende Not dazu treibt.«[159]

In Deutschland reagierte eine relativ erfolgreiche Glashütte wie die Josephinenhütte in Schreiberhau (vgl. Kat. Nr. 65) auf die Wirtschaftslage 1923 zunächst mit der Einführung von sogenanntem Kleinkristall, später von »Leichtschliff-Kristall« mit einfachen Schnittdekoren.[160] Seit 1927 wurde die Produktion fast völlig auf Gebrauchsglas umgestellt, »da der Absatz für hochwertige und kunstgewerbliche Erzeugnisse weiter sehr gering blieb. In der bisher nur auf hochwertige Gläser eingestellten Josephinenhütte werden von den 400 Arbeitskräften nur 50–60 kunstgewerblich beschäftigt«, und zwei Jahre später lautete die Bilanz: »In Kristall- und Luxusglas haben die Aufträge und Abforderungen fast ganz aufgehört, so daß sämtliche Werke dieses Industriezweiges nur in stark eingeschränktem Umfang arbeiten oder die Betriebe ganz stillgelegt haben.«[161]

Im Jahre 1933 erhielten die Nationalsozialisten teilweise begeisterten Zulauf aus der krisengeschüttelten Glasindustrie, die »bodenständige, echt deutsche Glasmacherkunst« sollte wieder »Weltindustrie« werden, und nach dem »Anschluß« Österreichs an das Deutsche Reich proklamierte ein Vertreter der österreichischen Glasindustrie: »Wir Glasverarbeiter aber im besonderen wollen unser Bestes geben und mitarbeiten, wertvolle, verläßliche Teile der großen Maschine sein, und unser Führer, unsere deutschen Kollegen sollen uns als wertvolles Material schätzen lernen.«[162]

Mit diesem Jahr beginnt ein neues Kapitel der deutschen Glasgeschichte, das bislang erst ansatzweise aufgearbeitet worden ist.

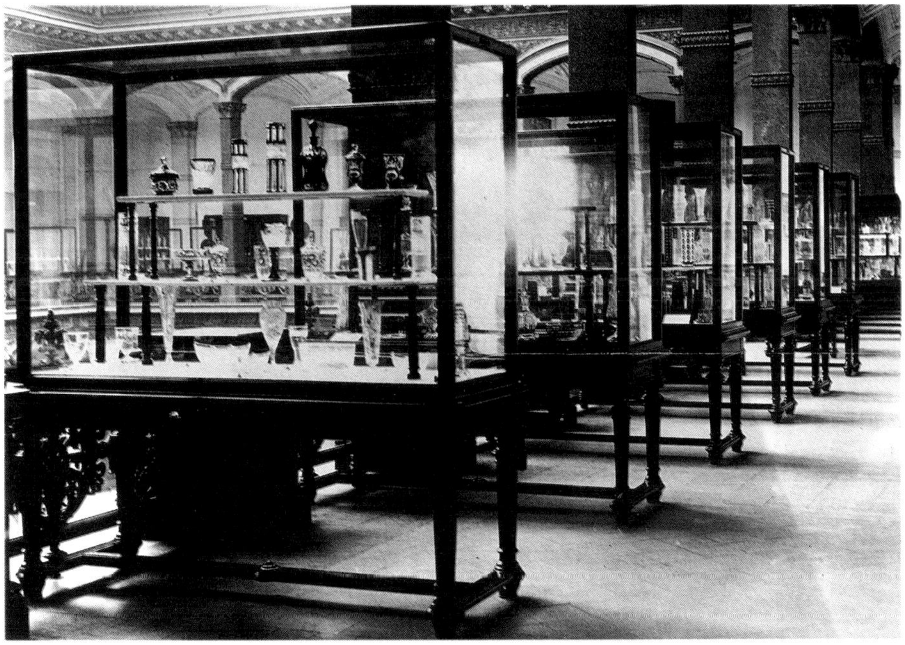

Abb. 12 Blick in die Ausstellung »Österreichisches Kunst- und Exportglas« im Lichthof des Berliner Kunstgewerbemuseums, 1916

Anmerkungen

1 W. Pashley, The Morning Stars. A Treatise, London 1851, S. 99 (Hervorhebung durch die Verf.). Diese Zeilen wurden offenbar unter dem Eindruck von William Paxtons Glaspalast für die Weltausstellung 1851 in London verfaßt.

2 Zu den Voraussetzungen – Mechanisierung und damit verbundener enormer Produktionssteigerung, Arbeitsteilung, Handelserweiterungen usw. – vgl. Georg Lehnert, Das Kunstgewerbe in neuester Zeit (ca. 1909), in Auszügen abgedruckt in: Ausst. Kat. Packeis und Preßglas. Von der Kunstgewerbebewegung zum Deutschen Werkbund, Werkbund Archiv, Berlin 1987, S. 28 ff.

3 E. Levasseur, 1903, zitiert nach: Waentig 1909, S. 145.

4 Jacob von Falke, Geschichte des modernen Geschmacks, Leipzig 1880, S. 352.

5 Sussmann-Hellborn, zitiert nach: Mittheilungen des KK Österreichischen Museums für Kunst & Industrie 5, 1870, No. 57, S. 163.

6 Vgl. den Überblick bei Waentig 1909. Siehe außerdem: Harry H. Peach, Großbritannien. In: Ausst. Kat. Europäisches Kunstgewerbe 1927, Leipzig 1928. – Erörterung der Entwicklung mit chauvinistischen Untertönen von Alfred Lichtwark, in: PAN 1, 1895/96, S. 97 ff., ebenfalls wenig England-freundlich: G. E. Pazaurek, Englische Einflüsse in unserem Kunstgewerbe. In: Das Kunstgewerbe in Elsass-Lothringen 1, 1900/01, S. 25 ff.

7 Joseph August Lux, Das neue Kunstgewerbe in Deutschland, Leipzig 1908, S. 46. Diese Beurteilung enthält wesentliche Stichworte des »Werkbund-Gedankens« (vgl. S. 20 f.).

8 Zitiert nach: Ornament XII, 1907, S. 11 a. Lessing war von 1872 bis 1908 Direktor des Berliner Kunstgewerbemuseums. – Verschiedene Negativ-Urteile über das deutsche Kunsthandwerk seit 1851 abgedruckt bei Waentig 1909, S. 237 ff.

9 Alexander Koch, Kunst-Zeitschriften. In: Deutsche Kunst und Dekoration, Bd. XXXIII, 1913/14, S. 469.

10 Nach deren Vertreibung wurde bedeutendes Quellenmaterial zur Geschichte der Hütten vernichtet, das Gerettete wird nunmehr nach und nach aufgearbeitet.

11 Das mag einer der Gründe sein, weshalb die zeitgenössische Glasproduktion in den beiden tschechischen Kunst- und Kunstgewerbezeitschriften der Zeit, »Volné smirnov« und »Dílo«, keine Rolle spielt. Zu der deutsch-tschechischen Situation vgl. Emil Utitz, Deutsch-Böhmischer Kunst-Frühling. In: Deutsche Kunst und Dekoration, Bd. XXV, 1909/10, S. 388 ff.

Gewerbe zwischen »Kunst« und »Industrie«

12 Karl Widmer, Kultur-Aufgaben des Kunst-Händlers. In: Deutsche Kunst und Dekoration, Bd. XIII, 1903/04, S. 297.

13 »Das moderne Handwerk soll das arbeiten, was die Maschine nicht machen kann.« (Karl Scheffler, Sozial angewandte Kunst. In: Dekorative Kunst VII, 1900, S. 131)

14 Hermann Muthesius, Der Weg und das Endziel des Kunstgewerbes. In: Dekorative Kunst XIII, 1905, S. 188. »Dass Fabrikerzeugnisse notwendigerweise unkünstlerisch sein müssten, ist bis in die neueste Zeit hinein oft und mit Aufbietung von allen möglichen Gründen nachzuweisen versucht worden ... Wenn heute viel davon die Rede ist, dass wir unser Leben wieder künstlerisch gestalten müssten, so sind wohl diejenigen auf falschem Wege zu diesem Ziele, die dies durch eine Gegensatzstellung zur Maschinenarbeit erreichen wollen.« (Ders., Kunst und Maschine. In: Dekorative Kunst IX, 1902, S. 143 und S. 146)

15 Zum Beispiel W. v. Seidlitz, in: Kunst und Kunsthandwerk I, 1898, S. 246. – Vgl. auch die Veröffentlichungen von Karl Bötticher, Jacob von Falke, Friedrich Pecht, Hermann Muthesius und anderen.

16 Heinrich Pudor, Gedanken über das moderne Kunstgewerbe. In: Keramische Rundschau IX, 1901, S. 939.

17 1. Jahresversammlung des Deutschen Werkbundes. In: Deutsche Kunst und Dekoration, Bd. XXII, 1908, S. 335 f. – Dagegen G. E. Pazaurek: »Die ›Schönheit der Maschine‹ ... ist bei Lichte besehen zum größten Teile eine Freude an der Zweckmäßigkeit.« (Pazaurek 1912, S. 236)

18 Glas und Keramik in den diesjährigen Pariser Salons. In: Sprechsaal, 1899, S. 987 f.

19 Die Trias »Tiffany-Gallé-Koepping« wurde bis nach der Jahrhundertwende synonym für das »moderne Kunstglas« verwendet. Von Gläsern Koeppings befindet sich kein Beispiel in der Berliner Sammlung, wohl aber lampengeblasene Arbeiten in seinem Stil.

20 Alexander Schmidt, Die Herbstmesse in Leipzig 1898. In: Sprechsaal, 1898, S. 1208.

Kunstgewerbereform und Jugendstil

21 Franz Kugler, Über den Pauperismus auch in der Kunst. In: Kleine Schriften und Studien zur Kunstgeschichte, Teil III, Stuttgart 1854, S. 555.

22 Fach- und Kunstgewerbeschulen waren im 19. Jahrhundert zunächst im Deutschen Reich und in der k. u. k. Monarchie den Handelsministerien unterstellt, nach und nach wurden sie Bildungs- oder Kultusministerien zugeordnet.

23 Hermann Muthesius, Die Bedeutung des Kunstgewerbes. In: Dekorative Kunst XV, 1907, S. 177 f. – Diese Rede von Muthesius, einem Gründungsmitglied des Deutschen Werkbundes, wurde bezeichnenderweise noch an der Berliner Handelshochschule gehalten.

24 Jacob von Falke, Die Kunst im Hause. Geschichtliche und kritisch-ästhetische Studien über die Decoration und Ausstattung der Wohnung, Wien [4]1882. – Auch Alfred Lichtwark regte 1898 an, die Reformer sollten sich an die »junge Hausfrau« halten, sie verabscheue leeren Prunk und denke praktisch (Alfred Lichtwark, Der praktische Zweck. In: Dekorative Kunst I, 1898, Heft 1, S. 24 ff.). – Ferner u. a.: Alfred Lehmann, Heirat und Hausrat. In: Deutsche Kunst und Dekoration, Bd. XIII, 1903/04, S. 218; Joseph August Lux, Der Geschmack im Alltag, Dresden 1908; Bruno Taut, Die neue Wohnung – Die Frau als Schöpferin, Leipzig 1924.

25 »Die maßlos produzierende Imitationskunst ... hat als schlimmstes Erbe der Gegenwart einen ganz neuen Stand, den der kunstgewerblichen Zeichner, hinterlassen, der nun überall und allem im Wege ist, dem Handwerker, der Industrie, der Kunst und in letzter Zeit auch sich selber.« (Dekorative Kunst V, 1900, Heft 4, S. 130) Profitiert habe von dieser Entwicklung nur die Industrie (Karl Scheffler, Sozial angewandte Kunst. In: Dekorative Kunst VII, 1900, S. 130).

26 Nach Gründung des ersten derartigen Museums auf dem europäischen Kontinent, des Österreichischen Museums für Kunst und Industrie 1864 in Wien, kam es dort 1867 zur Gründung einer Schule, die dafür sorgen sollte, daß der »innige Zusammenhang der Architektur mit dem Gewerbe« ebenso im allgemeinen Bewußtsein bleibe wie die »untrennbare Verbindung der hohen Kunst mit der gewerblichen Kunst« (Vorschläge zur Errichtung einer Kunstgewerbeschule. In: Mittheilungen des KK Österreichischen Museums für Kunst & Industrie 2, 1866, No. 14, S. 224). Erst im Jahre 1900 wurde die Schule administrativ vom Museum getrennt (siehe: Kunst und Kunsthandwerk XXI, 1918, S. 337). An das Berliner Kunstgewerbemuseum, 1868 eröffnet, wurde eine »Unterrichtsanstalt« angegliedert, die erst 1924 aus dem Museumsverband herausgelöst und der Akademie der Künste zugeordnet wurde.

27 Eberhard Frhr. v. Bodenhausen, Eine Heimstaette für Kunst. In: PAN 2, 1896/97, S. 129.

28 Heinrich Pudor, Gedanken über das moderne Kunstgewerbe. In: Keramische Rundschau IX, 1901, S. 937.

29 »Es genügt zu sagen, daß der Kunstgewerbeschultypus des abzeichnenden, vorlagenkopierenden und künstlerisch absolut unselbständigen Musterzeichners, der von vornherein als williger Handlanger für die Industrie von staatswegen gezüchtet wurde, auf den Aussterbeetat gesetzt ist. Eine durchaus freie und künstlerische Auffassung des Unterrichtes mußte infolge der modernen Bewegung naturgemäß eintreten.« (Joseph August Lux, Die Geschichte des modernen Kunstgewerbes in Deutschland, Leipzig 1908, S. 189)

30 H.E.v.Berlepsch, Unmassgebliche Gedanken für die Pariser Welt-Ausstellung. In: Deutsche Kunst und Dekoration, Bd. II, 1898, S. 233.

31 »Entweder man paust diese Ornamente durch, und dann werden sie so langweilig und tot, wie alles Schablonierte, oder man benutzt sie ›frei‹, d. h. man ›maust‹ daraus, aber das setzt, wenn's halbwegs geschickt geschehen soll, schon voraus, daß man selber was machen könne. Kann man das, was braucht man die Vorlagen? ... Am gescheitesten aber wär's, wir gewöhnten ganz systematisch unsere Handwerker daran, einmal ein Jahrzehnt lang überhaupt nicht zu ornamentieren. So zwängen sie sich vielleicht wieder dazu, die Form selbst gut zu machen, den Materialreiz herauszuholen, die Farbe des Ganzen in ruhiger Harmonie zu tönen – mit einem Wort: zu gestalten, statt zu putzen.« (Ferdinand Avenarius, Kunstgewerbliche Vorlagenwerke. In: Der Kunstwart 16, 1902/03, S. 44)

32 Peter Jessen, in: Berliner Architekturwelt V, 1903, S. 328. – Ebenso Felix Poppenberg, Die Ausdruckssprache in der modernen angewandten Kunst. In: Berliner Architekturwelt VIII, 1906, S. 360 – im Kern wieder die Forderungen Gottfried Sempers vertretend.

33 In der »Schaulade« beklagte A. H. Brey im Jahre 1927: »Trotz einiger Änderungen sind die deutschen Kunstgewerbeschulen noch rückständiger geworden, als sie schon 1914 bzw. 1918 waren ... [, da] die Absolventen der Kunstgewerbeschulen als unfertige Künstler und verdorbene Handwerker die Schulen verlassen.«

Glasfachschulen

34 Sie unterstanden zunächst dem Handelsministerium, seit 1882 dem k. u. k. Ministerium für Kultur und Unterricht, seit 1908 dem Ministerium für öffentliche Arbeiten, seit der Unabhängigkeit 1918 dem Ministerium für Schulwesen und Volkskultur in Prag.

35 Seit den 1830er Jahren fanden Gewerbeausstellungen statt, es wurden Gewerbevereine ins Leben gerufen und seit 1850 Handels- und Gewerbekammern gegründet, die regional arbeiteten.

36 Julius Leisching, Die Ausstellung der K. K. kunstgewerblichen Fachschulen Österreichs. In: Dekorative Kunst VII, 1900, S. 451. In einer Jubliäumsschrift der Fachschule Steinschönau hieß es: »Um die Wende des Jahrhunderts hatte der Zeichen- und Kunstunterricht bereits die alten Bahnen des Historismus verlassen und neigte mehr dem reinen und intensiven Naturstudium zu. Aufgrund der in diesem gesammelten Erfahrungen stellte nun das Ministerium als Lernziel auf, die Schüler mit den konstruktiven Grundlagen ihres Gewerbes soweit als tunlich vertraut zu machen, ihr Vorstellungs- und Erinnerungsvermögen sowie ihren Geschmack zu bilden, sie allmählich zu befähigen, einfache, vor-

wiegend konstruktive Aufgaben ihres Fachgebietes selbständig zu lösen und ihnen die wichtigsten Kenntnisse über die historische Entwicklung des von ihnen auszuübenden Gewerbes zu vermitteln.«

37 Die Fachschule Haida erhielt erst 1910 eine Versuchsglashütte, die mit Kriegsbeginn 1914 wieder geschlossen werden mußte und nicht weiter betrieben wurde.

38 Mittheilungen des Nordböhmischen Gewerbemuseums XVIII, 1900, S. 70.

39 Zu den Fachschulen siehe auch: G. E. Pazaurek, Die nordböhmischen Fachschulen. In: Kunstgewerbeblatt XII, 1901, S. 107 ff.

40 So empfing die Fachschule in Steinschönau z. B. von der Pariser Weltausstellung (angekauft von der Direktion des Österreichischen Museums für Kunst und Industrie) sechzehn Glasgefäße der Firma Baccarat, »welche aus geschliffenen, geätzten und gravierten, sowie aus bemalten, oft originellen Vasen, Dosen, Servicen etc. bestehen« – kein Luxusglas, sondern Vorlagenwerke für gehobenes Gebrauchsglas (Keramische Rundschau IX, 1901, Nr. 17, S. 337).

41 1911 hieß es z. B. in der Fachzeitschrift »Deutsche Kunst und Dekoration«: »Auffällig sind in dieser Ausstellung namentlich die guten Hervorbringungen der verschiedenen Fachschulen.«

42 Festschrift Steinschönau, 1936, o. S.: Die »Musterzeichenanstalten« der Schulen »stehen der gesamten Schmuckglasindustrie und im besonderen den Unternehmern, den Glasverlegern, den Glasmalern, Glasschneidern und Kuglern in kunstgewerblicher Beziehung fördernd und helfend zur Seite. Es werden Aufträge von Kunstglas-Entwürfen und Mustern zur Ausführung übernommen, welche sowohl neue Formen von Gläsern (Papierschnitte) und Beleuchtungsgegenständen, als auch deren künstlerischen Schmuck betreffen. Die ausgearbeiteten Entwürfe gehen in das alleinige Eigentum des Bestellers über; dieses Eigentumsrecht und auch alle Geschäftsgeheimnisse werden aufs sorgfältigste gewahrt. Aber nicht nur einzelne Stücke werden durch die Schulen hergestellt, sondern es werden den Geschäften auf Wunsch auch ganze kunstgewerbliche Abteilungen eingerichtet«.

43 Zeitschrift des Nordböhmischen Gewerbemuseums IV, 1909/10, S. 20.

44 Festschrift Steinschönau, 1927, o. S.

45 Franz Plauer, Die Staatliche Förderung der Glasindustrie durch die Fachschulen in Österreich. In: Zeitschrift für alte und neue Glasmalerei und verwandte Gebiete 1, 1912, S. 91.

46 Bereits 1899 wird berichtet, daß die Fachschule Haida unter ihrem Direktor Hartel für den Hoflieferanten Tschernich & Co. eine Serie von fünfzig Glasgefäßen entworfen habe. In den Jahren 1912/13 erhielt die Glasraffinerie Johann Oertel & Co. aus dem Wiener Hoftiteltaxfonds eine Subvention von jeweils sechstausend Kronen »zur Ausführung und kaufmännischen Verwertung der in der kunstgewerblichen Fachschule in Haida alljährlich entstehenden hervorragenden Hohlglasdekore« (Neuwirth 1973, S. 31).

47 Zum Beispiel in Steinschönau 1904 mit Werken japanischer Motive, 1905/06 eine Ausstellung mit Werken Gallés, 1907 mit Millefiorigläsern; G. E. Pazaurek sprach im Jahre 1900 über »Glas auf der Weltausstellung in Paris«, Rudolph Hohlbaum 1905 über »Glas auf der Leipziger Messe«.

48 Festschrift Steinschönau, 1906, o. S.

49 Hermann Muthesius, Die Wohnungskunst auf der Welt-Ausstellung in St. Louis. In: Deutsche Kunst und Dekoration, Bd. XV, 1904/05, S. 220 f.

50 Die Schaulade 3, 1927, Heft 1, S. 483.

51 Dekorative Kunst XXIII, 1915, S. 189.

52 Bruno Mauder, 1927, zitiert nach: Schöne-Chotjewitz 1993, S. 226.

Künstlerische Werkstätten

53 Karl Scheffler, Der Fabrikant. In: Dekorative Kunst XII, 1904, S. 400 ff. – Anton Jaumann, Kunstpolitik. In: Deutsche Kunst und Dekoration, Bd. XV, 1904/05, S. 31. – Abgesehen von den Unternehmern waren es die Händler, die für das Mißlingen von Reformen verantwortlich gemacht wurden. Deshalb wurde für eine bessere Ausbildung des Verkaufspersonals plädiert (wobei erneut der Kunstgewerbehandel besonders als Frauenberuf ausgewiesen wurde), Werbung und Schaufenstergestaltung gewannen zunehmend an Bedeutung.

54 Walter Crane, Ueber das Wiederaufleben von Zeichnung und Handwerk. In: Julius Zeitler, Kunst und Handwerk, Leipzig 1901, S. 3.

55 Schon 1910 hieß es diesbezüglich: »Wenn jemand ein brauchbares Modell für ein Tintenfaß geliefert hat, so darf er nicht annehmen, daß er damit für die Menschheit soviel geleistet hat wie Michelangelo mit seinem David.« (Ernst Jaffé, Die Selbsteinschätzung des Künstlers. In: Dekorative Kunst XVIII, 1910, S. 504)

56 Joseph August Lux, Das neue Kunstgewerbe in Deutschland, Leipzig 1908, S. 120 f. und S. 122.

57 Jacob von Falke, Die Kunst im Hause, Wien 1882, S. 447 f. – Die Frage des Dilettantismus wurde seinerzeit in Verbindung mit den Durchsetzungsmöglichkeiten der Moderne viel diskutiert. In England bestand über ein Viertel der Lernenden an den Kunstschulen aus Dilettanten, überwiegend Frauen, sie nahmen das Gelernte mit nach Hause und trugen

zum allgemeinen Verständnis und zur Verbreitung der neuen Ideen nicht unwesentlich bei (siehe: PAN 2, 1896/97, S. 332).

58 Schon die Ausbildung war nicht selbstverständlich: In der Fachschule Zwiesel waren Frauen nur als Hospitantinnen zugelassen (siehe: Schöne-Chotjewitz 1993, S. 58).

59 Ida Madelaine Demuth, eine Reichenberger Künstlerin. In: Zeitschrift des Nordböhmischen Gewerbemuseums II, 1907, S. 89.

60 Das veranlaßte Julius Klinger, das »WW« des Werkstättensignets polemisch als »Wiener Weiberkunstgewerbe« auszulegen (siehe: Schweiger 1982, S. 120).

61 Deutsche Kunst und Dekoration, Bd. XIV, 1904, S. 563. – Felix Poppenberg, Frauenkunst. In: Kunstgewerbe für's Haus IV, 1903/04, Heft 8, S. 228.

62 Das Haus der Frau auf der Deutschen Werkbund-Ausstellung Cöln 1914. In: Kunstgewerbe für's Haus XIV, 1913, Heft 1, S. 28.

63 Dekorative und konstruktive Gestaltung. In: Deutsche Kunst und Dekoration, Bd. XXXVI, 1915, S. 426 f., basierend auf Jacob von Falke, Die Kunst im Hause, Wien 1882, S. 447.

Abkehr vom Jugendstil

64 Kuno Mittenzwey, Der moderne Arbeitsprozeß und die Produktionsveredelung. In: Kunst und Kunstgewerbe für's Haus IV, 1914, S. 7. (Gerade diese Zeitschrift hatte zur Verbreitung des Formengutes im Kreise wohlmeinender Dilettanten wesentlich beigetragen). – Ebenso zum Beispiel: Hermann Muthesius, Die schöne Wohnung. Beispiele neuer deutscher Innenräume, München [2]1926, Vorwort S. VI.

65 Pazaurek 1912, S. 259. – Ebenso: Der Kunstwart 17, 1903/04, S. 423.

66 Benvenuto [Pseudonym], Am Scheideweg. In: Dekorative Kunst XV, 1907, o. S. [S. 96], anläßlich der Berufung Bruno Pauls an die Berliner Kunstgewerbeschule.

67 Dekorative Kunst XVIII, 1910, S. 78. – Ebenso: Wilhelm Michel, Die Krise im französischen Kunstgewerbe. In: Deutsche Kunst und Dekoration, Bd. XXX, 1912, S. 300 ff., und: Frankreich und unser Kunstgewerbe. In: Deutsche Kunst und Dekoration, Bd. XXXIII, 1913/14, S. 204 ff. – In einer sprachlich aufschlußreichen Beurteilung schreibt Max Osborn im Kriegsjahr 1914 über den Erfolg der deutschen Kunstgewerbereform und den Kampf gegen die »Ausländerei«: »Der wichtige Unterschied zwischen der Kriegslage während dieses langen Feldzuges und der heutigen ist nur der: daß nach steigenden glorreichen Schlachterfolgen ein bedenklicher Stillstand eingetreten ist, den der Feind sich zu nutze machte. Und mehr noch und Bedenklicheres: es ist in zahlreichen Fällen Dessertion, Fahnenflucht, Übergang zum Gegner festzustellen.« (Max Osborn, Kunstgewerbe und neudeutsche Kultur. In: Deutsche Kunst und Dekoration, Bd. XXXIV, 1914, S. 42)

68 Zeitschrift des Nordböhmischen Gewerbemuseums I, 1906, Nr. 3.

69 Zum Beispiel: Biedermeier als Vorbild. In: Das Interieur II, 1901. – Einiges über den Empire- und Biedermeierstil. In: Das Ornament X, 1905, S. 154 ff. – Joseph August Lux, Biedermeier als Erzieher. In: Das Interieur X, 1909, S. 37. – Die Zeitschrift »Die Zierform« veröffentlichte schon kurz nach der Jahrhundertwende Musterblätter mit Biedermeier- und Empiremotiven.

70 Ausst. Kat. Österreichisches Kunst- und Exportglas, Wien 1915, S. 4.

71 August Endell, in: Berliner Architekturwelt VII, 1905, S. 215. – Arthur Kampf, zitiert nach: Wilhelm Michel, Unser Verhältnis zum Hausgerät. In: Deutsche Kunst und Dekoration, Bd. XX, 1907, S. 169.

72 Paul Bröcker, Über das Wesen des Ornamentes. In: Deutsche Kunst und Dekoration, Bd. XIX, 1906/07, S. 59 f.

73 Pazaurek 1912, S. 327.

74 Von Hans Tietze vehement kritisiert, daß sich »von dem furchtbaren Ernst dieser Jahre, von der allseits als unumgänglich erkannten Beschränkung auf das unbedingt Notwendige, die Ausstellung von tausend liebenswürdigen Nichtigkeiten zeitfremd und gespenstisch abhebt«, von Josef Hoffmann, Mitbegründer der Wiener Werkstätte, verteidigt, daß die Eigenart des Wiener Kunstgewerbes gerade »in seiner Liebenswürdigkeit, in seinem grazilen Empfinden, in der Leichtigkeit und Anmut seines Schaffens« liege (zitiert nach: Schweiger 1982, Anmerkung 444 und 445).

75 G. E. Pazaurek, Die Wiener Glasausstellung. In: Der Cicerone XIV, 1922, S. 897 f. Im gleichen Jahrgang dieser Kunstzeitschrift erschienen auch zwei Aufsätze Pazaureks über das Biedermeierglas (S. 220 ff. und S. 569 ff.).

76 Joseph August Lux, Das neue Kunstgewerbe in Deutschland, Leipzig 1908, S. 140 f. – Außerdem: Paul Schultze-Naumburg, Biedermeierstil? In: Der Kunstwart 19, 1905/06, S. 131.

77 Bernhard Siepen, Alte und neue Sachlichkeit. In: Die Schaulade 9, 1933, Heft 12, S. 490.

78 Paul Rée, Die Grundlagen der gewerblichen Schönheit. In: Keramische Rundschau IX, 1901, S. 959 f.

79 Felix Poppenberg, Die Ausdruckssprache in der modernen Kunst. In: Berliner Architekturwelt VIII, 1906, S. 359.

80 Im Jahre 1915, mitten im Ersten Weltkrieg, erschien die »Deutsche Warenkunde«, herausgegeben vom Deutschen Werkbund. Ziel dieser Publikation, Fortsetzung eines ersten, 1912 erschienenen illustrierten Kataloges »Gediegenes Gerät fürs Haus«, war die Veröffentlichung einer »Mustersammlung« von Gebrauchsgerät, das den Maßstäben des deutschen Werkbundes gerecht wurde, preisgünstig war und damit weite Käuferkreise ansprechen sollte. Aufgenommen war nur Gebrauchsgerät.

81 Ernst Schur, Kunstgewerbe und Industrie. In: Berliner Architekturwelt XIII, 1911, S. 254 ff.

82 Siegfried Bing, Wohin treiben wir? In: Dekorative Kunst V, 1898, S. 3.

83 Kunst und Kunsthandwerk XIX, 1916, S. 98, und XXIII, 1920, S. 250 ff.

84 Willy Riezler, in: Das Deutsche Kunstgewerbe im Jahre der großen Pariser Ausstellung, Berlin 1926, S. 6.

85 Richard Riemerschmid und Adelbert Niemeyer entwarfen Gläser für Benedikt von Poschinger in Oberzwieselau (siehe: Dekorative Kunst VII, 1900, S. 217, 359, und XV, 1907, S. 504), Kolo Moser und Josef Maria Olbrich schufen Entwürfe für Bakalowits (siehe: Dekorative Kunst VII, 1900, S. 238, und IX, 1902, S. 130, 134), Peter Behrens für die Rheinische Glashütten AG bzw. die Hütte Oberzwieselau Benedikt von Poschingers (siehe: Dekorative Kunst VII, 1900, S. 19, und XIII, 1905, S. 424, dazu Adolf Brüning, in: Kunst und Kunsthandwerk II, 1899, S. 370).

86 Max Eisler, Österreichische Werkkultur, Wien 1916.

Ausstellungen

87 Die moderne Dekorationskunst im Lichte der Pariser Weltausstellung. In: Kunstgewerbeblatt XII, 1901, Heft 3, S. 49.

88 Wilhelm von Bode schilderte entsprechende Raumausstattungen des Amerikaners L. C. Tiffany (siehe: PAN 1, 1895/96, S. 328). Die enge Beziehung zwischen Baukunst und Kunstgewerbe hatte schon Gottfried Semper betont.

89 Paul Schumann, Die internationale Kunstausstellung zu Dresden im Jahre 1897. In: Deutsche Kunst und Dekoration, Bd. I, 1897/98, S. 13. Im Jahr darauf, bei der ersten Ausstellung der Wiener Secession im eigenen Haus, spielte Raumkunst eine ebenso bedeutende Rolle.

90 H. E. v. Berlepsch, Unmassgebliche Gedanken für die Pariser Weltausstellung. In: Deutsche Kunst und Dekoration, Bd. II, 1898, S. 232.

91 Jacob von Falke, Ästhetik des Kunstgewerbes, Stuttgart 1883, S. 150.

92 Joseph August Lux, Der Qualitäts-Begriff im Kunstgewerbe. In: Deutsche Kunst und Dekoration, Bd. XX, 1907, S. 253.

93 K[arl] Sch[effler], Ausstellung einer Gesamtanlage moderner Wohnräume bei A. Wertheim, Berlin. In: Dekorative Kunst XI, 1903, S. 156 ff.

94 Vor allem der Sinn der Weltausstellungen wurde zunehmend in Frage gestellt. Alexander Koch hatte in seiner Zeitschrift schon nach der Pariser Weltausstellung des Jahres 1900 das Ende solcher Veranstaltungen gefordert, 1903 griff er diesen Gedanken, anläßlich der nächsten Weltausstellung, wieder auf (siehe: Alexander Koch, Reformen im Ausstellungs-Wesen und die Vertretung Deutscher Kunst in St. Louis. In: Deutsche Kunst und Dekoration, Bd. XII, 1903, S. 305 ff.). – Dazu auch W. Fred, in: Dekorative Kunst X, 1902, S. 398, und Waentig 1908. Der Volkswirtschaftler Werner Sombart glaubte, in der Originalitätssucht den Grund für das Nervöse, Unruhige in der Kunst des Jugendstils gefunden zu haben (W. Sombart, Kunstgewerbe und Kultur. In: Cornelius Gurlitt, Die Kultur, Berlin 1908, S. 60 f.).

95 Paul Wallé, Die Pariser Weltausstellung und das deutsche Kunstgewerbe. In: Das Atelier 6, 1896, Heft 15, S. 1 f.

96 Hermann Muthesius, Eindrücke von der Brüsseler Welt-Ausstellung. In: Deutsche Kunst und Dekoration, Bd. XXVII, 1910/11, S. 33.

97 Kunstgewerbeblatt, N. F. XI, 1900, S. 172.

98 Deutsche Kunst und Dekoration, Bd. V, 1899/1900, S. 149 f. – Schon auf dieser Ausstellung wurden Ansätze zu einem spezifisch »deutschen« Stil erkannt, »der erfreuliche Beginn der Emanzipation von ausländischen Vorbildern und das langsame Hinneigen zu einem Stil, der unserem eigenen Wesen entspricht. Die schmachtende Schlankheit der Engländer wird allmählich ebenso überwunden wie die asketische, abstrakte Linienkunst der Belgier. Die Zimmer sehen kräftiger und munterer, lauschiger und gemüthlicher, kurz: deutscher aus« (Max Osborn, der sich dieser Frage mit besonderem Nachdruck annahm, in: Deutsche Kunst und Dekoration, Bd. V, 1899/1900, S. 462).

99 Julius Meier-Graefe (Hg.), Die Weltausstellung in Paris 1900, Paris-Leipzig 1900, S. 106. – Neben Gallé werden die Firmen Daum, Leveillé und Reyen erwähnt (siehe: Kunstgewerbeblatt XII, 1901, S. 64).

100 Peter Jessen, Ein Jahr deutschen Kunstgewerbes. In: Kunstgewerbe für's Haus II, 1901/02, S. 3.

101 W. Fred, Betrachtungen über die dekorative Kunst auf der Pariser Weltausstellung. In: Westermanns Deutsche Monatshefte 45, 1901, Bd. 89, S. 683 f. – Ders., Glas und Keramik auf der Pariser Weltausstellung. In: Kunst und Kunsthandwerk III, 1900, S. 381.

102 W. Fred, Die Turiner Ausstellung. In: Dekorative Kunst X, 1902, S. 394 und S. 433.
103 Alexander Koch, Erste Eindrücke von der Turiner Ausstellung. In: Deutsche Kunst und Dekoration, Bd. X, 1902, S. 520. – Im Münchner »Kunstwart« heißt es, »das ›Ensembleprinzip‹, das zwar in Ausstellungen freier Kunst der Wirkung des einzelnen Werks gefährlich werden kann, aber für Ausstellungen dekorativer Kunst sich als das einzig richtige bewährt hat, es herrscht in Turin, und überall hatte Raumkunst Stimmung geschaffen« (Der Kunstwart 17, 1903, S. 242).
104 Albert Dresdner, Berliner Kunst. In: Der Kunstwart 16, 1902/03, S. 433.
105 Eduard Leisching, Die Düsseldorfer Ausstellung. In: Kunst und Kunsthandwerk V, 1902, S. 522.
106 Dazu schon 1868: Julius Glaser, Das geistige Eigenthum mit Rücksicht auf die Kunst. In: Mittheilungen des KK Österreichischen Museums für Kunst & Industrie, Februar 1868 (Sonderbeilage).
107 Karl Scheffler, Musterschutz. In: Berliner Architekturwelt VI, 1904, S. 109 f. – Ähnlich: Adolph Brüning, Kunst und Handwerk, ebd., VIII, 1906, S. 207. – Zum Musterschutz allgemein: Justizrat Winterfeld, in: Das Atelier 6, 1896, Heft 8, S. 7 f. – Hugo Hillig, Die Revision des Kunstschutzgesetzes und der kunstgewerbliche Urheberschutz. In: Ornament VIII, 1903, S. 145 ff., und P. Kretzschmar, Kunstschutz und Musterschutz. In: Ornament IX, 1904, S. 116 f.
108 K. Th. Fleischmann, Prof. Jean Beck, o.O., o.J., S. 13.
109 Das Glas 1, 1926, Heft 16, S. 244 ff., und Heft 17, S. 253 f., erneut abgedruckt in Jg. 5, Heft 23, S. 271 f., und Heft 24, S. 284 f. – Außerdem: Das Glas, Jg. 1927, Heft 23, S. 272.
110 Dabei mußte er freilich eingestehen, daß Länder wie England und Österreich nicht mit gleichem Engagement die Ausstellung beschickt hatten wie Deutschland (Hermann Muthesius, Die Wohnungskunst auf der Welt-Ausstellung in St. Louis. In: Deutsche Kunst und Dekoration, Bd. XV, 1904/05, S. 209 und S. 227).
111 Max Creutz, Amerika und die Weltausstellung in St. Louis. In: Kunstgewerbe für's Haus V, 1904/05, Heft 2, S. 37.
112 Dekorative Kunst XIV, 1906, S. 396.
113 Keramische Rundschau XII, 1904, S. 739 und S. 1075.
114 »Fast kein Raum der Ausstellung hat einen finanzierenden, sondern nur moralischen Auftraggeber. Aus eigenem Antrieb haben die Künstler Räume und Hallen gebaut.« (Ein Protest gegen die Angriffe auf die III. Deutsche Kunstgewerbeausstellung zu Dresden. In: Ornament XI, 1906, S. 76)
115 Ernst Zimmermann, III. Deutsche Kunstgewerbe-Ausstellung. In: Deutsche Kunst und Dekoration, Bd. XVIII, 1906, S. 605.
116 Abbildung in: Dekorative Kunst XIV, 1906 (Zimmer), und XV, 1907 (Service).
117 Fritz Schumacher, Die Dresdner Kunstgewerbeausstellung. In: Der Kunstwart 19, 1906, S. 459.
118 Ernst Zimmermann, III. Deutsche Kunstgewerbe-Ausstellung. Der Erste Eindruck. In: Deutsche Kunst und Dekoration, Bd. XVIII, 1906, S. 595. – Vgl. auch: Alexander Koch, Anregungen zur Erweiterung des Programms unserer kunstgewerblichen Ausstellungen, ebd., S. 610.
119 Ernst Zimmermann, Was Nun? In: Deutsche Kunst und Dekoration, Bd. XIX, 1906/07, S. 172. – Wilhelm Michel, Die Krise im französischen Kunstgewerbe. In: Deutsche Kunst und Dekoration, Bd. XXX, 1912, S. 303.
120 Keramische Rundschau IX, 1901, S. 537.
121 Im Rückblick: Robert Breuer, Kleine Kunst-Nachrichten. In: Deutsche Kunst und Dekoration, Bd. XXXII, 1913, S. 450.
122 Dieses Ausstellungsvorhaben wurde durch den Ausbruch des Ersten Weltkrieges zunichte gemacht und fand erst im Jahre 1925, dann ohne Beteiligung Deutschlands, statt.
123 Im Rückblick: Robert Breuer, Die Cölner Werkbund-Ausstellung. In: Deutsche Kunst und Dekoration, Bd. XXXIV, 1914, S. 423. – Berühmtheit erlangte auf dieser Ausstellung das Glashaus des Berliner Architekten Bruno Taut.
124 Hermann Esswein, Die Deutsche Gewerbeschau München 1922. In: Deutsche Kunst und Dekoration, Bd. L, 1922, S. 278.
125 Wilhelm Michel, Die deutsche Gewerbeschau im französischen Urteil. In: Deutsche Kunst und Dekoration, Bd. LI, 1922/23, S. 238.
126 Mitteilungen des Deutschen Werkbundes 1, 1924, S. 2.
127 Zum Beispiel: Europäisches Kunstglas. In: Das Glas 1927, Heft 6, S. 63. – Die Schaulade 3, 1927, Heft 3, S. 169. – Kristallglas. In: Das Glas 5, 1930, Heft 2, S. 15 f. – Max Schefold, Neues Bleikristallglas. In: Die Schaulade 6, 1930, Heft 1, S. 29 ff.
128 Nicht als Surrogat für Kristall, sondern als eigenständiger Werkstoff, vgl. Billig aber gut. In: Die Schaulade 2, 1926, Heft 8, S. 467 f. – Richard Schulz, Geschliffenes und gepreßtes Glas. In: Die Form 8, 1933, Heft 8, S. 40 ff.

129 Außer Jean Beck, der mit der Theresienthaler Glashütte zusammenarbeitete, entwarfen u.a. Josef Hoffmann in Wien, Carl Rehm in München (für Franz Steigerwald), die Tiroler Glashütte in Rattenberg, die Andreashütte in Wehrau und die Lausitzer Glaswerke in Penzig Farbgläser dieser Art.
130 Die Schaulade 2, 1926, Heft 8, S. 468.
131 Das Glas 1927, Heft 6, S. 63.
132 Diamant XLIV, 1922, Nummer 21, S. 484.
133 Diamant XLIII, 1921, Nummer 33, S. 676.
134 Die Glashuette 51, 1921, Nummer 1, S. 5.
135 Die Glashuette 52, 1922, Nummer 17, S. 259.
136 Diamant XLIII, 1921, S. 442, und XLVI, 1924, S. 32. – In den darauffolgenden Jahren unternahm Berlin offenbar den Versuch, Leipzig den Standort als Messestadt streitig zu machen, doch ohne Erfolg (siehe: Das Glas 1, 1926, S. 26 f.).

Die Ornament-Diskussion

137 Hermann Muthesius, Die schöne Wohnung, München ^{2}1926, Vorwort.
138 Vgl. zum Beispiel: R. Rücklin, Die moderne Dekorationskunst im Lichte der Pariser Weltausstellung. In: Kunstgewerbeblatt XII, 1900/01, S. 45.
139 Joseph August Lux, Das neue Kunstgewerbe in Deutschland, Leipzig 1908, S. 70. – Pazaurek 1912, S. 260. – Ähnlich aufgeschlossen gegenüber dem Ornament: Wilhelm Michel, Unser Verhältnis zum Hausgerät. In: Deutsche Kunst und Dekoration, Bd. XX, 1907, S. 171. – Walter Riezler, in: Ausst. Kat. Das deutsche Kunstgewerbe, Monza 1925, Berlin 1926, S. 8.
140 Wolfgang Greiser, Kunst- und Kristallgläser. In: Die Glashuette 63, 1933, S. 223, am Beispiel von Gläsern der Josephinenhütte.

Erster Weltkrieg und 20er Jahre

141 G. E. Pazaurek, Sieg der Qualität. In: Deutsche Kunst und Dekoration, Bd. XLI, 1917/18, S. 301, 304 – ein Topos, der nach dem Zweiten Weltkrieg erneut aufgegriffen wurde.
142 ebenda, S. 301.
143 G. E. Pazaurek wurde nicht müde, dagegen anzuschreiben, zum Beispiel in: Dekorative Kunst XXIII, 1915, S. 257.
144 Vgl. dazu Günther Frhr. v. Pechmann, Raum und Möbel. In: Mitteilungen des deutschen Werkbundes 2, 1925, S. 5 ff. – In den Annoncen der deutschsprachigen Fachpresse spielte das Stichwort »preiswert« eine auffallende Rolle.
145 Erlösung der Zweckform. In: Deutsche Kunst und Dekoration, Bd. XXXIX, 1916/17, S. 103.
146 Die Glashuette 48, 1918, Nummer 1/2, S. 3.
147 Nach der Reichsgründung 1871 hatte die deutsche Glasindustrie, dank der Schutzzollpolitik Bismarcks, im Inland eine günstige Entwicklung genommen, auch der Export stieg in diesen Jahren um über 100 Prozent (siehe: Diamant XLIV, 1922, Nummer 15, S. 340). – Deshalb wurde 1926 der Eintritt Deutschlands in den Völkerbund als »Lichtblick für den deutschen Exporthandel« gefeiert (Das Glas 1, 1926, S. 287).
148 Die Kohleversorgung betrug 1919 zum Beispiel in Sachsen lediglich 9 Prozent des Friedensbedarfes (siehe: Diamant XLIV, 1922, Nummer 15, S. 339. – Die Glashuette 49, 1919, Nummer 32, S. 297).
149 Das Glas 1, 1926, Heft 12, S. 183 f. Die »weiteren Verwendungszwecke« reichen von gläsernen Kegelbahnen über gläserne Badewannen bis zur Glasarchitektur.
150 Das Glas 3, 1928, Heft 2, S. 15 ff.
151 Der Cicerone XIV, 1922, S. 615.
152 Das Glas 1, 1926, Heft 12, S. 182 ff.; 2, 1928, Heft 17, S. 196 f.; 4, 1929, Heft 15, S. 176.
153 Diamant XLV, 1923, Nummer 24 und Nummer 26.
154 Ausst. Kat. Österreichisches Kunst- und Exportglas, Wien 1915, S. 3.
155 ebenda.
156 Im europäischen Vergleich wurde in der böhmischen Glasindustrie in den Nachkriegsjahren mit Abstand am wenigsten gestreikt, vgl. die Aufstellung in: Die Glashuette 51, 1921, Nummer 7, S. 100. – Zu den sozialen Unruhen: Das Glas 1927, Heft 8, S. 92: »Etwa 1000 böhmische Glasschleifer zerstörten mehrere Fabrikanlagen auf der tschechischen Seite des Riesengebirges.«
157 Diamant XLIV, 1922, Nummer 11, S. 246, und Nummer 25, S. 577.
158 Die Glashuette 51, 1921, Nummer 37, S. 582, und Nummer 40, S. 633.
159 Die Glashuette 52, 1922, Nummer 44, S. 693, und Otto Parkert, Böhmens Glasindustrie im Wirtschaftsjahr 1923. In: Diamant XLV, 1923, Nummer 36, S. 401.
160 Das Glas 1, 1926, S. 123.
161 Das Glas 2, 1927, S. 32, und 4, 1929, S. 150.
162 Hugo Kühl, Die Bodenständigkeit der deutschen Glasindustrie. In: Die Glashuette 63, 1933, Nummer 45, S. 740, und Gustav Schieb, Ein Volk – Ein Reich – Ein Führer. In: Glas. Österreichische Glaserzeitung 3, 1938, Heft 4, S. 37.

Übersichtskarten

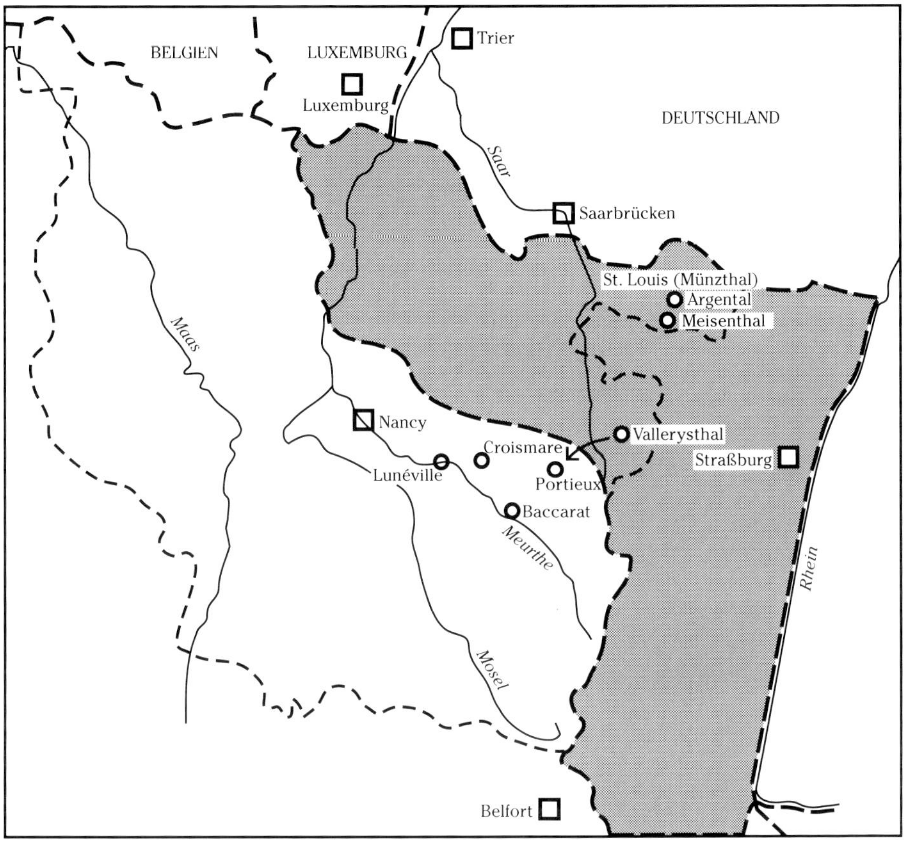

Wichtige Orte der Glasherstellung in Lothringen
Durch Raster hervorgehoben der Teil des Landes, der zwischen 1871 und 1918 zwangsweise zum Deutschen Reich gehörte.

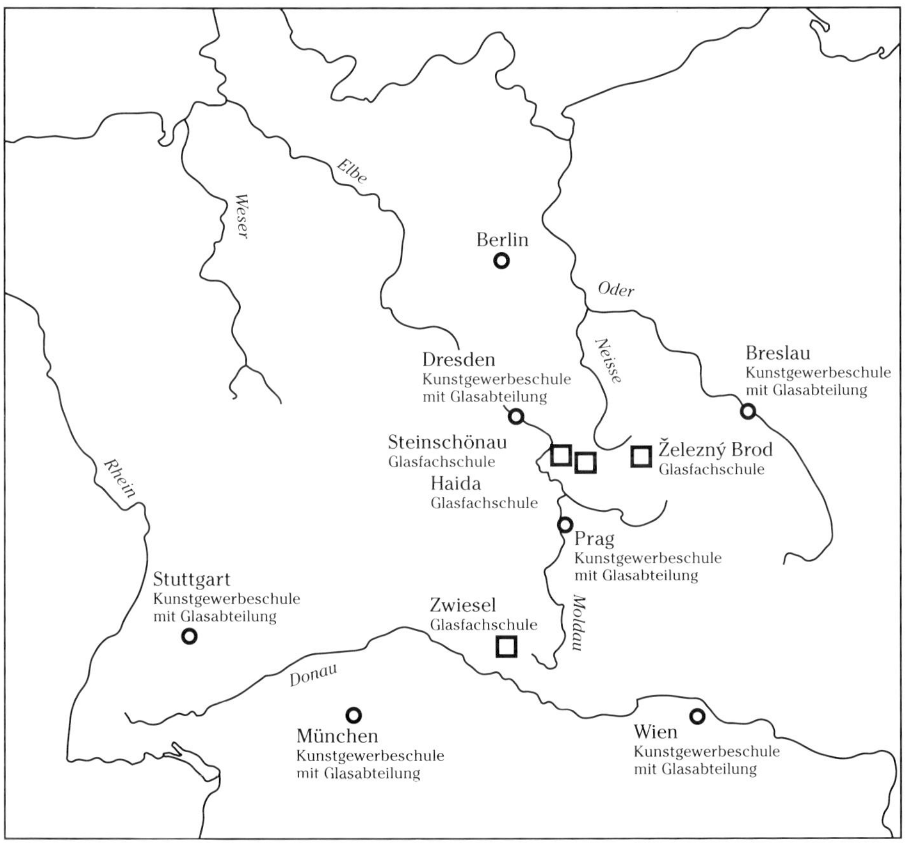

Glasfachschulen und Glasabteilungen an Kunstgewerbeschulen in Deutschland und Österreich-Böhmen, 1910–1945

Hohlglashütten im Bayerischen Wald, 1910–1945

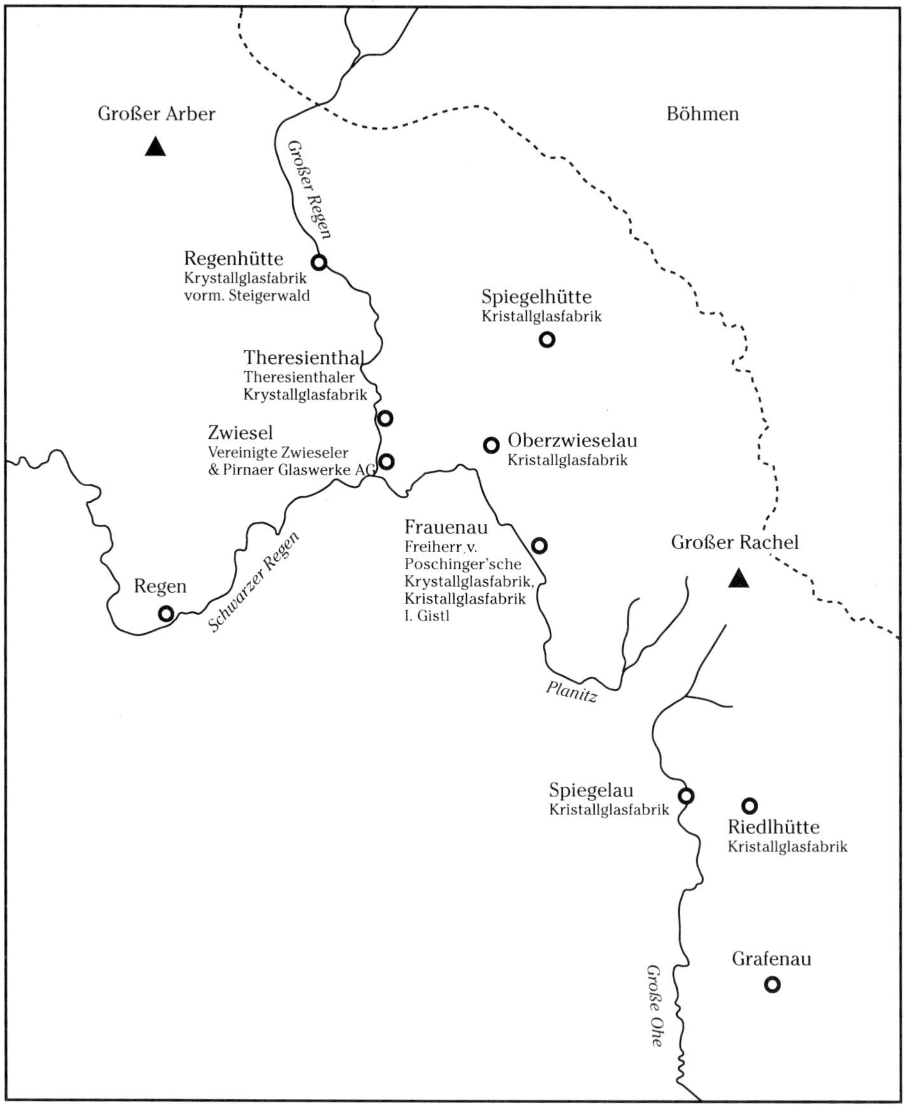

Vorbemerkung zum Katalog

Dieser Katalog umfaßt Beispiele der sogenannten Luxusglas-Produktion aus der Zeit zwischen 1880 und 1930: Trinkgläser und Industriedesign wurden nicht aufgenommen. Der Katalog ist weitgehend chronologisch geordnet, um Entwicklungen, Einflüsse, Eigenheiten im historischen Zusammenhang nachvollziehbar zu machen. Künstler, Raffinerien und Hüttenbetriebe lassen sich über das Register finden.

Die Inventarnummern der einzelnen Gläser verweisen im allgemeinen auf das Erwerbsjahr, nach 1945 bezeichnen »O« oder »W« vor der Jahreszahl, ob das Stück für das Ost-Berliner oder das West-Berliner Kunstgewerbemuseum angekauft wurde. Das Ost-Berliner Kunstgewerbemuseum erwarb in den Nachkriegsjahren zwei Privatsammlungen, auch sie sind an der Inventarnummer ablesbar: »Dgs« steht für die Sammlung Daugs, Berlin, »B« oder »SB« für die Sammlung Brühl, seinerzeit Karl-Marx-Stadt.

Ortsnamen in ehemals deutschsprachigen Teilen Böhmens und Schlesiens werden im fortlaufenden Text mit ihren historischen, in den Verweisen mit ihren heutigen Namen bezeichnet. Ist der Entwerfer oder Hersteller des jeweiligen Objektes unbekannt, wurde lediglich die ausführende Hütte angegeben. Die abgekürzt zitierten Literaturangaben sind im Literaturverzeichnis (S. 200) aufgeschlüsselt.

Dieser Katalog hätte ohne die Unterstützung vieler Kollegen nicht in dieser Form erscheinen können. Herzlich gedankt sei an dieser Stelle den Kolleginnen und Kollegen: Alena Adlerová, Prag; Georges Barbier-Ludwig, Nancy; Janine Bloch-Dermant, Paris; Helena Braunová, Kamenický Šenov; Ilse Breitwieser, Berlin; Herrn Buczynski, Jelenia Góra; Yves Delaborde, Paris; Olga Drahotová, Prag; Norbert Götz, München; Gisela Haase, Dresden; Anne-Marie Katins, Düsseldorf; Carolus Hartmann, Bayersoien; Wolfgang Hennig, Berlin; Florence Marinot, Troyes; Jan Mergl, Pilšn; Jean Luc Olivié, Paris; Oldřích Palata, Liberec; Duňa Panenková, České Budějovice; Sylva Petrová, Prag; Eva Ransová, Nový Bor; Helmut Ricke, Düsseldorf; Eva Schmitt, Freiburg; Helga Schmoll gen. Eisenwerth, München; Eva Schöne-Chotjewitz, Berlin; Winfried von Spaeth, München; Sabine Weißler, Berlin; Stefania Zelasko, Jelenia Góra; Alfred Ziffer, München; Jörg F. Zimmermann, Uhingen. Für Anregungen und Kritik gilt mein besonderer Dank: Gustav Falke, Berlin; Michael Foster, München; Adelheid Rasche, Berlin, und Helmut Ricke, Düsseldorf.

1 Schale mit Dekor aus Blüten und einer Heuschrecke

Entwurf: Emile Gallé, Nancy, 1880–85
Ausführung: Atelier Burgun, Schverer & Co., Meisenthal
Bezeichnung: »E. Gallé Nancy« (Nadelätzung am Boden, in Gold ausgerieben)
Dickwandiges Glas, formgeblasen und frei geformt. Konturen des Dekors in Nadelätzung, Malerei in Opakemails und Gold
Höhe: 11,5 cm
Inv. Nr. Dgs 95

Emile Gallé (1846–1904) war einer der führenden Künstler des französischen Jugendstils, seine Entwürfe für Fayencen, Glas und Möbel wirkten um die Jahrhundertwende stilbildend auf das lothringische Kunsthandwerk. Im Jahre 1874 übernahm Gallé die künstlerische Leitung, 1877 die Gesamtleitung des väterlichen Betriebes für Fayence und Glas in Nancy, der Hauptstadt Lothringens. Zunächst beschäftigte er sich vor allem mit der Fayence-Produktion, nach dem Erfolg seiner Gläser auf der Pariser Weltausstellung des Jahres 1889 wandte er sich stärker der Glasveredelung zu.

Seit Gallés Firmenübernahme arbeitete die Glashütte Burgun, Schverer & Co. im nordost-lothringischen Meisenthal für ihn. In den Jahren 1885 bis 1896 bestand ein wohl aus politischen Gründen geheimer Arbeitsvertrag mit der nach dem Deutsch-Französischen Krieg 1870/71 nunmehr auf deutschem Boden gelegenen Firma. Seit 1886 besaß Gallé außerdem eine mit Muffelöfen ausgestattete Werkstatt in Nancy, die wohl vor allem für Experimente und die Schaffung von Prototypen genutzt wurde. Erst 1894, mit 48 Jahren, eröffnete er eine eigene Glashütte in Nancy, ein Jahr später endete der Vertrag mit Burgun, Schverer & Co. (vgl. Kat. Nr. 6). Gallé hat, obwohl er Kenntnisse in der Glasherstellung besaß, nicht selbst am Glasofen gearbeitet, gab jedoch, wie aus erhaltenen Skizzenblättern hervorgeht, genaue Angaben über die in der Glashütte zu erzielenden Effekte.

Kennzeichnend für die frühen Gläser Gallés, für die die hier abgebildete dreifüßige Henkelschale ein Beispiel ist, ist die Bemalung mit opaken, dickflüssigen Emailfarben, die als Relief auf der Gefäßwandung aufliegen. Diese Technik hatte in der Glasveredelung vor der Jahrhundertwende mit orientalisierenden Dekoren eine Blüte erlebt, Gallé übernahm sie wahrscheinlich aus der Fayence- in die Glasveredelung, dafür sprechen die lokkere Anordnung des Dekors und ein Motiv wie die Schnörkel in Goldmalerei an den Füßen der Schale. Die Bemalung ist beidseitig: Außen sind verschiedenfarbige Blüten und stilisierte Blätter über die Wandung gestreut, im Innern sitzt am Boden, als Hintergrund für die Signatur, eine Heuschrecke. Zeichnungen des Tieres haben sich in den Nachlässen sowohl von Gallé als auch von Désiré Christian erhalten, dem Werkstattleiter der Firma Burgun, Schverer & Co. in Meisenthal, mit dem Gallé nachweislich seit 1878 zusammengearbeitet hat. Christian hat damals für ihn alle Glasentwürfe für die Weltausstellung in Paris ausgeführt.

Gallés Vorliebe für bräunliche Farbtöne in den 80er Jahren entstand aus seiner damaligen Beschäftigung mit orientalischen Gläsern. Die ungewöhnliche, glasfremde Form der Schale ähnelt bronzenen chinesischen Kultgefäßen, die der weitgereiste Gallé in Museen oder Ausstellungen gesehen haben dürfte: Die kantigen Henkel wirken sperrig, verglichen mit den übrigen, gerundeten Formen, den weichen Wellen der seitlich aufgesetzten, gekniffenen Glastropfen oder den dicken gerundeten Füßen. Diese Schale ist ein Beispiel für die historisierenden Anfänge Gallés. Wenig später sollte er zum Wegbereiter des Art Nouveau werden (vgl. Kat. Nrn. 9, 13, 14).

Vergleichsstücke: Cappa 1991, Nr. 302 (ähnliche Motive, Technik)
Literatur: Hennig 1983, Nr. 95. – Zu Gallé: Hakenjos 1982. – Schmitt 1989, S. 112 ff. – Cappa 1991, S. 172 ff. – Zu Burgun, Schverer & Co.: Schmitt 1989, S. 44 ff. – Cappa 1991, S. 322 ff.

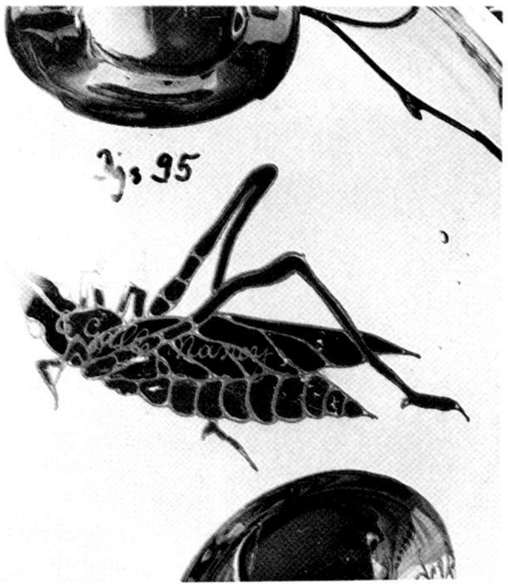

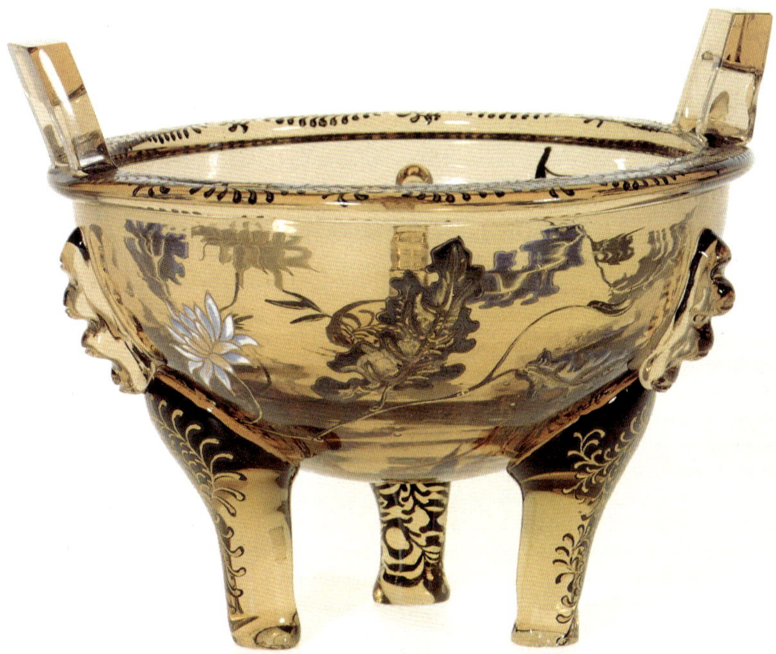

2 Gefäß mit Farbeinschmelzungen

Entwurf: Ernest Baptiste Leveillé (?), Paris, 1885–90
Ausführung: Appert Frères, Clichy
Unbezeichnet
Dickwandiges Glas mit Metalloxyd-Einschmelzungen, formgeblasen, Craquelé. Walzenschliff
Höhe: 16 cm
Inv. Nr. 1890,265

Diese Vase wurde im Jahre 1890 direkt bei Leveillé in Paris für das Berliner Kunstgewerbemuseum angekauft. Aufgrund ihrer strengen Formgebung, ihres »abstrakten«, durch das Einschmelzen farbiger Glasbrocken gewonnenen Dekors und des strengen Schliffes wirkt diese Arbeit für die Zeit ihrer Entstehung außerordentlich modern – diese Gestaltungselemente sollten erst wieder in den 20er Jahren unseres Jahrhunderts, in der Epoche des Art Déco, eine Rolle spielen. Die eingeschmolzenen Farboxyde und das Craquelé schaffen einen abstrakt-malerischen, mehrschichtigen Effekt – dramatischer Ausdruck des Materials selbst. Darüber hinaus erzeugt der zum Farbverlauf gegenläufige Schliff formale Spannung.

Ernest Baptiste Leveillé (1841–1913) war Fachhändler für Porzellan und Glas, war aber auch selbst als Entwerfer tätig. Im Jahre 1885 übernahm er das Geschäft und die Modelle seines Kollegen Eugène Rousseau und führte dessen Produktion, gelegentlich in Technik und Dekor variiert, weiter. Gläser wie die hier abgebildete Vase hatte Rousseau erstmals 1884 auf den Markt gebracht. Aufgrund fehlender Unterlagen lassen sich die Modelle Rousseaus und Leveillés nicht immer unterscheiden, auch Unterlagen zur Glashütte Appert Frères, die zur Klärung dieser Frage beitragen könnten, sind nicht erhalten. Rousseau hatte mit Mitarbeitern dieser 1835 gegründeten Hütte in Clichy bei Paris in langwierigen Versuchen eine Reihe neuer Glasarten entwickelt: »Sie erfanden für ihn eine ganz neue Farbpalette, von Blutrot bis Blaßviolett, und schufen Gläser die das Aussehen von Halbedelsteinen hatten.« (Victor Champier, in: Revue des Arts Décoratifs 11, 1890/91, S. 90)

Tatsächlich wirkt das Glas dieses Gefäßes wie Quarzgestein. Diesem Erscheinungsbild lagen offenbar ostasiatische Vorbilder zugrunde, die seinerzeit durch Ausstellungen zunehmend auch in Europa bekannt wurden. Die Aufsehen erregende Wirkung solcher Gläser – 1889 errang Leveillé mit ihnen eine Goldmedaille auf der Pariser Weltausstellung – läßt sich vor allem dann nachvollziehen, wenn man sie mit anderen, bis zur Unkenntlichkeit des Materials überdekorierten Gefäßen vergleicht, wie sie in dieser Zeit üblich waren.

Vergleichsstücke: Klesse/Mayr 1981, Nr. 428. – Kat. Nürnberg 1985, Nr. 94. – Arwas 1987, S. 198 (Dekor)
Literatur: Kat. Berlin 1966, Nr. 239. – Kat. Berlin 1985, Nr. 291 (jeweils mit Abb.). – Zu Leveillé: Schmitt 1989, S. 194ff. – Zu Appert Frères: Cappa 1991, S. 12f.

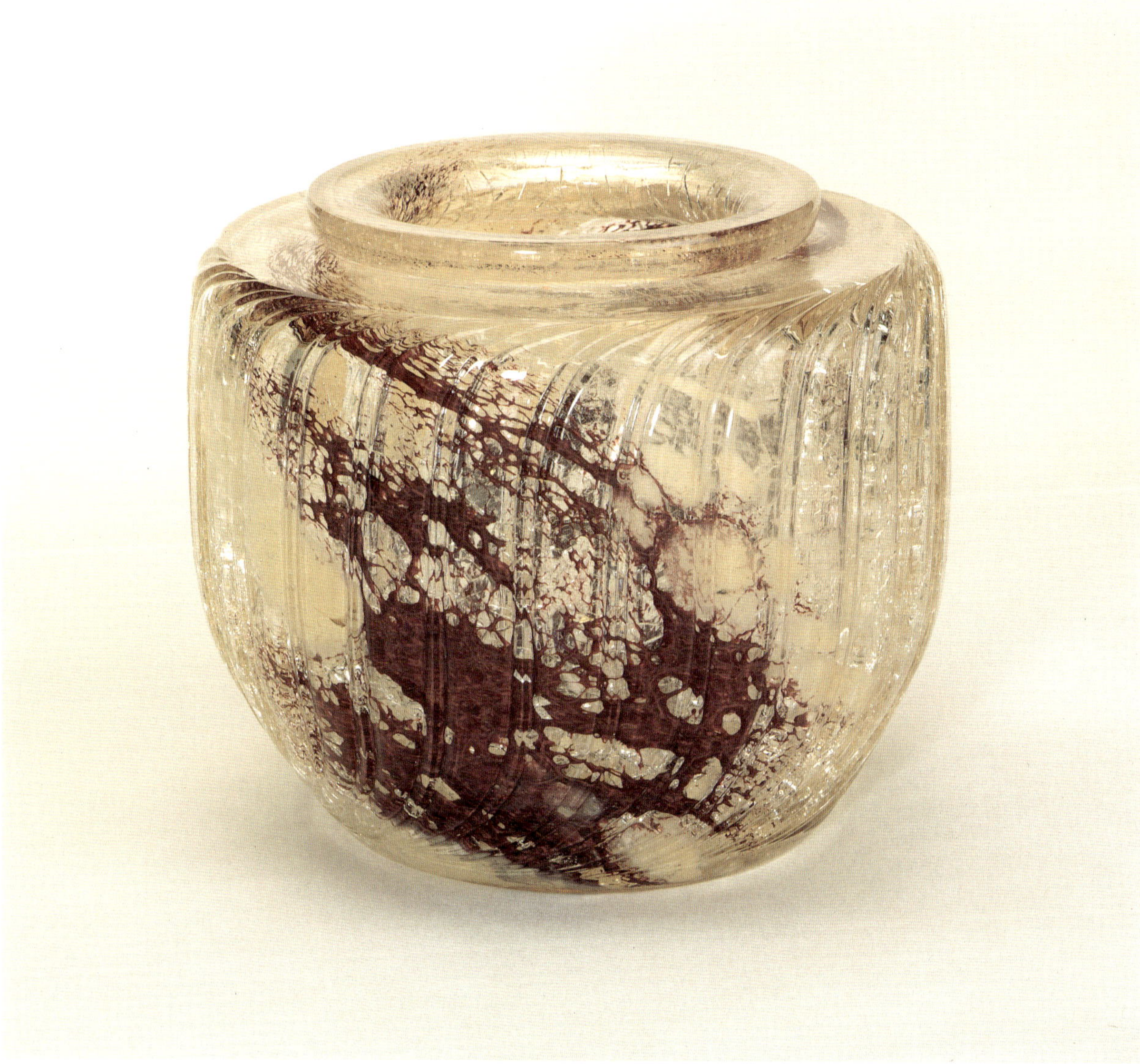

3 Vase mit Farbeinschmelzungen und Blütendekor

Mellerio Frères, Verreries d'Aubervilliers (?), um 1890
Bezeichnung: »12«
(am Boden in Ätztinte)
Farbloses Glas, Metalloxyd-Einschmelzungen. Schablonenätzung, Reliefgoldmalerei
Höhe: 25,5 cm
Inv. Nr. B 403

Durch die Verwendung von Farbeinschmelzungen erscheint diese Vase zunächst Arbeiten Eugène Rousseaus und Ernest Leveillés ähnlich (vgl. Kat. Nr. 2). Formal aber fehlt dieser beutelförmigen, gedrungenen Vase die Spannung. Die Farbflecken in der Glasmasse bilden einen harten Kontrast zum farblosen Grundglas, die übrigen Schmuckelemente wirken additiv aufgesetzt, besitzen wenig Zusammenhang untereinander. Einflüsse aus der Kunst Ostasiens sind deutlich: Der geätzte und vergoldete Eisblumendekor am Hals erinnert an chinesische Rollbilder, Blumen und Wolkenfelder am Korpus an vergoldete Lackarbeiten. Formelemente wie der kantige Hals dieser Vase verweisen auf chinesische Keramiken, Steinschnittarbeiten oder Bronzen. Diese Vase stellt gewissermaßen ein *pasticcio* aus den zu dieser Zeit populären ostasiatischen Vorbildern dar.

Im Glasmuseum von Nový Bor befindet sich eine ähnliche Arbeit, die noch ihr originales Klebeetikett mit der Aufschrift »Exposition Universelle 1889 / Verreries d'Aubervilliers« trägt (frdl. Auskunft von Eva Schmitt, Freiburg). Auch das Gewerbemuseum in Nürnberg erwarb auf dieser Pariser Weltausstellung ein entsprechendes Stück der Firma (Kat. Nürnberg 1985, Nr. 87). Die »12« auf der Unterseite der Berliner Vase dürfte eine Form- oder Dekornummer sein.

Über die Hütte in Aubervilliers ist noch wenig bekannt, ungeklärt ist z. B. die mögliche Zusammenarbeit mit der Glashütte Appert Frères (vgl. Kat. Nr. 2), die seinerzeit berühmt war für ihre Farbglasproduktion. Ohne Frage haben nicht nur Eugène Rousseau, Ernest Leveillé und Emile Gallé diese Spezialität der Firma für ihre Produktion genutzt.

Vergleichsstücke: Aukt. Kat. Fischer, Zwiesel, 4, 1993, Nr. 465 (ähnliche Form, ähnlicher Dekor). – Aukt. Kat. Ketterer, München, 171, 1992, Nrn. 159,162; 177, 1992, Nr. 92; 184, 1993, Nr. 123 (ähnlicher Dekor, jeweils als »Leveillé«)
Literatur: Unveröffentlicht. – Zu Mellerio: Bloch-Dermant 1974, S. 18.

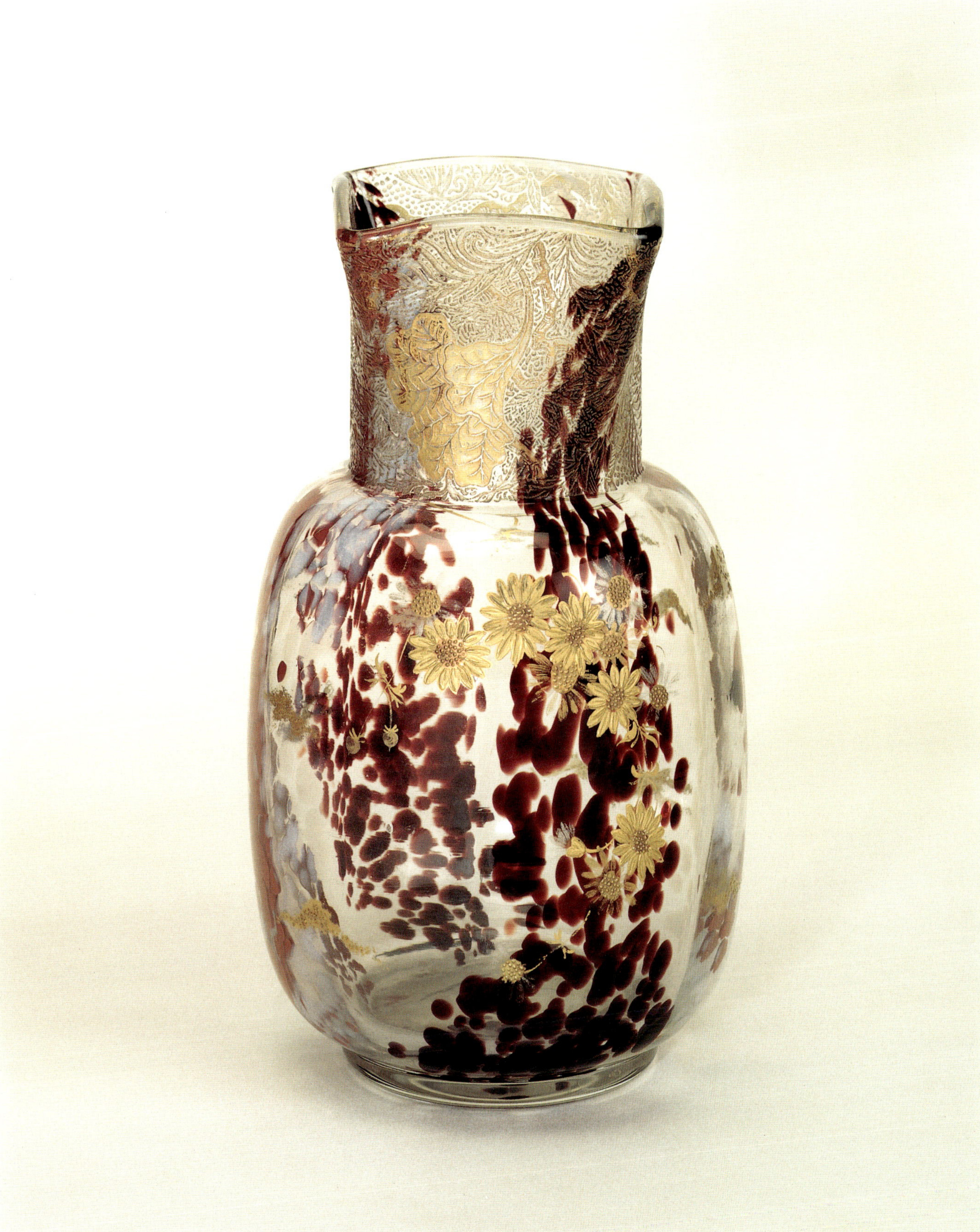

4 Drei Gefäße mit Frauenschuh-, Farn- und Heuschreckendekor

Entwurf: Emile Gallé, Nancy, 1884–89 (a+b), um 1895 (c)
Ausführung: Atelier Burgun, Schverer & Co., Meisenthal (a+b), Cristallerie E. Gallé (c)
Bezeichnung: »E. Gallé Nancy« (a+b, am Boden in Gold, auf b stark berieben), ein Falter und »Cristallerie E. Gallé Nancy Modèle et décor déposés« (c, am Boden in Relief)
Farbloses Glas, opalfarbener Innenfang, Farbbeizen, optisch geblasen. Binnenzeichnung in Gold (a+b), Kupferrubin-Überfang, formgeblasen, Dekor geätzt und geschnitten (c)
Höhe: 9,5 cm (a), 19,2 cm (b), 9,7 cm (c)
Inv. Nrn. Dgs 96 (a), Dgs 97 (b), Dgs 99 (c)

Die topfförmige Schale links im Bild (a) und die hohe rautenförmige Vase in der Mitte (b) zeigen jeweils zwischen Blattrispen auf einer Seite eine Heuschrecke, auf der anderen einen großblättrigen Frauenschuh (*Cypripedium calceolus*). Beide Gefäße wurden in einer längsgeriefelten Metallform vorgeblasen. Diese Arbeiten mit vertikalen Rippen bilden eine eigene Gruppe im Frühwerk Emile Gallés, er nannte die Gestaltung nach historischen Vorbildern aus Venedig »à côtes vénétiennes« (Hakenjos 1982, S. 215). Sie erhielten einen Innenfang aus Opalglas, die Bemalung auf der Außenseite erfolgte durch Kupferbeize, die nach dreimaligem Brand eine leuchtend rote Färbung annimmt.

Die Oberfläche der Schale mit konkav eingeschnittener Wandung rechts im Bild (c) ist rauh geätzt, in flachem Relief stehen darauf einzelne Farnzweige, zwischen denen, auf der Abbildung nicht sichtbar, erneut eine Heuschrecke sitzt. Das farblose Glas erhielt einen kupferrubinfarbenen Überfang, aus dem die Motive herausgeätzt wurden. Dieser Dekor wurde im Jahre 1895 musterrechtlich geschützt. Im Jahr davor hatte Gallé seine eigene Hütte in Nancy in Betrieb genommen (vgl. Kat. Nr. 1), worauf die Signatur dieser Schale aufmerksam macht. Die Firmenunterlagen des Galléschen Betriebes wurden im Jahre 1931 zerstört, eine Reihe von Dekorzeichnungen aus dem Besitz der Hütte Burgun, Schverer & Co. hat sich jedoch erhalten, unter den Motiven finden sich auch Varianten von Farn und Heuschrecke dieser Vase, die Autorschaft der Zeichnungen läßt sich allerdings nicht eindeutig klären (Ausst. Kat. Köln 1982, S. 12 f. und S. 25 f.).

Bei allem Naturalismus der Motive erzeugt die Farbigkeit dieser Gefäße einen abstrahierenden, dekorativen Effekt. Anders als in späteren Arbeiten (vgl. Kat. Nr. 44) spielt eine »Stimmung« beim Dekor noch keine Rolle. Die Topfform der linken Schale, hier von Gallé frei variiert, war in der abendländischen Glaskunst unbekannt. Erst unter ostasiatischem Einfluß wurde sie Ende des 19. Jahrhunderts in das europäische Formenrepertoire aufgenommen. Sogar die bei ostasiatischen Gefäßen zu findenden Ausbesserungen von Schadstellen mit Gold, Zeichen ihrer Wertschätzung, sind am Rand dieser Schale imitiert. Die glasfremde kantige Form der Stangenvase geht letztlich ebenfalls auf ostasiatische keramische Vorbilder zurück.

Gallé war 1894 Mitbegründer der *Société des Arts Décoratifs Lorrains* und 1902 der *École de Nancy* (vgl. Kat. Nr. 32). Sein persönliches Interesse an Botanik hat die kunsthandwerkliche Produktion beider Verbände wesentlich mitbestimmt, der »style d'après la nature« wurde geradezu ein Merkmal des aufblühenden lothringischen Kunsthandwerks.

Vergleichsstücke: Schmitt 1989, Nr. 60 (a+b) und 61 (c; Technik, mit weiteren Vergleichsstücken). – Cappa 1991, Nr. 321 (a+b) und 335 (c)
Literatur: Hennig 1983, Nrn. 96, 97, 99. – Kat. Berlin 1983, Nrn. 144–146 (alle mit Abb.). – Zu Gallé sowie Burgun, Schverer & Co.: siehe Kat. Nr. 1.

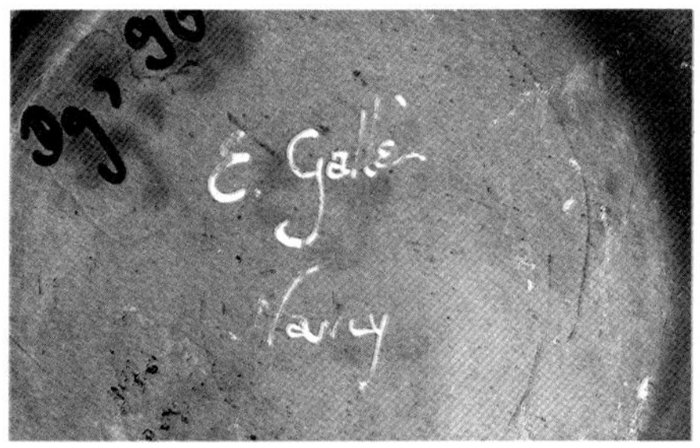

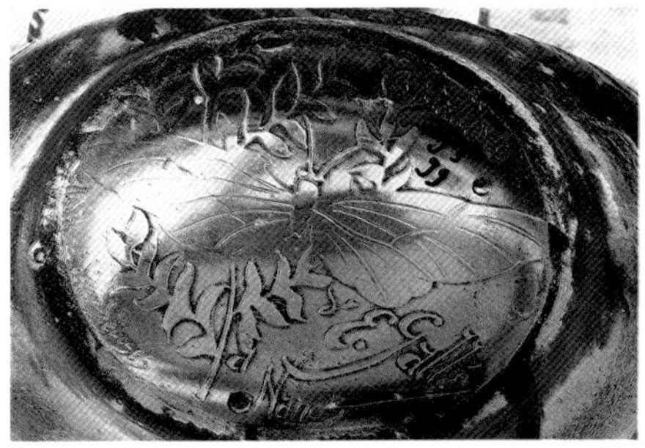

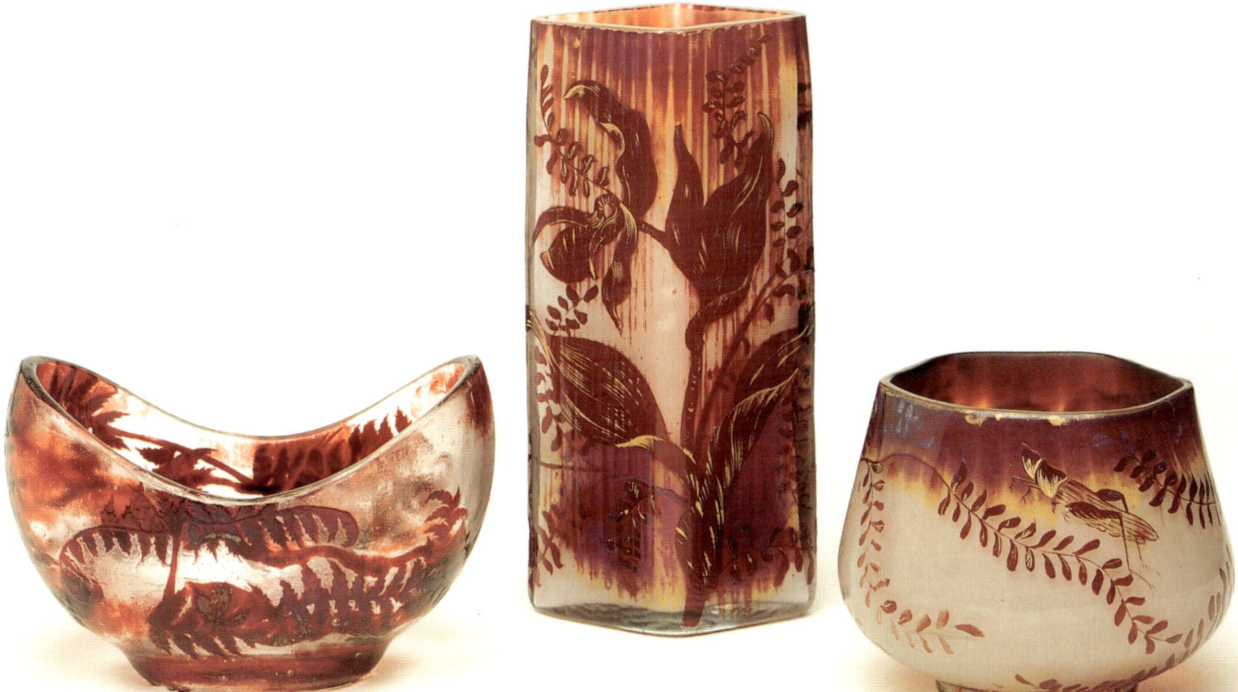

5 Jardiniere mit Schlafmohn-Dekor

Legras & Cie., Verreries de Saint-Denis, 1895–1900
Bezeichnung: Inschrift in Spitzbogen »MONT JOYE/L.Co« und Halbfigur eines Bischofs nach links (Stempel im Innern der Schale)
Dickwandiges Glas, formgeblasen, geätzt. Bemalung in Opakemails und Gold
Höhe: 6,7 cm
Inv. Nr. Dgs 134

Jardinieren (frz. *jardin* = Garten) sind Pflanzenschalen. Die Breite dieser Gefäßform eignete sich, wie am hier vorgestellten Beispiel zu sehen ist, gut zur dekorativen Entfaltung rankender Pflanzen: Schwungvoll ziehen sich Blüten und Fruchtstände des Schlafmohns an der Wandung entlang.

Verschiedene Gestalter des Jugendstils beschäftigten sich anhand zeitgenössischer wissenschaftlicher Publikationen mit den Wachstums- und Reizbewegungen von Pflanzen. Der Mohn war aufgrund seiner zarten Formen ein beliebtes Motiv: »... so sehen wir z.B. den uns schon aus dem Altertume bekannten Mohn wieder als Lieblingsblume emporsprießen, allerdings nicht allein die Blüte, sondern auch die ebenso entzückenden Blätter, die Fruchtkapseln und die sich auf langen Stengeln wiegenden Knospen« (G. E. Pazaurek, Die Lieblingspflanzen in den dekorativen Künsten. In: Westermanns Deutsche Monatshefte 44, 1900, Bd. 88, S. 30).

Auf dieser Schale stehen geschlossene, »harte« Kapselformen, die auch die Schmalseiten zieren, neben sich üppig entfaltenden, zarten Blüten und scharfzackigen Blättern. Der angeschnittene »Bildausschnitt« ist von japanischer Druckgraphik beeinflußt, die sich in Europa Ende des 19. Jahrhunderts ebenso großer Popularität erfreute wie die ostasiatischen Gefäßformen (vgl. Kat. Nrn. 1–3). Aufgrund des Opiums, das aus dem Schlafmohn (*Papaver somniferum*) gewonnen wird, wurde er um die Jahrhundertwende auch als inspirierendes Narkotikum geschätzt.

Die Hohlglasfabrik Legras & Cie. gehörte bis zum Ausbruch des Ersten Weltkrieges zu den größten Glasfabriken Frankreichs. Von etwa 1900 bis 1909 wurde die Firma von François-Théodore Legras, ab 1909 von dem Glaschemiker Charles Legras geleitet. Nach 1919 firmiert der Betrieb nicht mehr unter dem Namen der Familie. Heute sind Firmenunterlagen verloren, die eine einwandfreie Zuordnung oder Datierung der Produktion und eine Identifizierung der Entwerfer erlauben.

Vergleichsstücke: Klesse/Mayr 1981, Nr. 238 (Dekor). – Cappa 1983, S. 176, Abb. 216. – Cappa 1991, Nr. 505 (Pendant)
Literatur: Hennig 1983, Nr. 134. – Zu Legras: Schmitt 1989, S. 188ff. – Cappa 1991, S. 273ff.

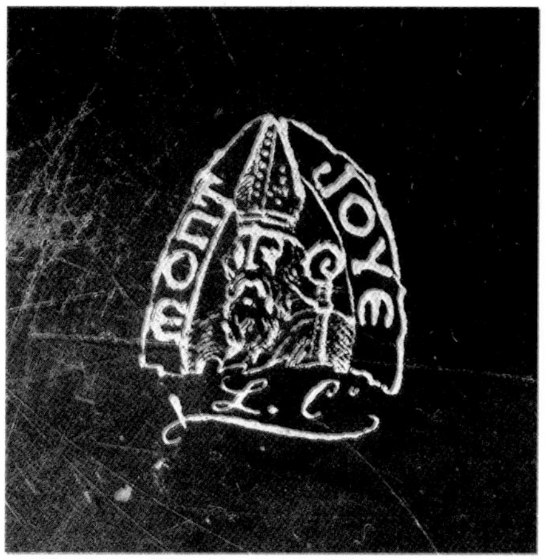

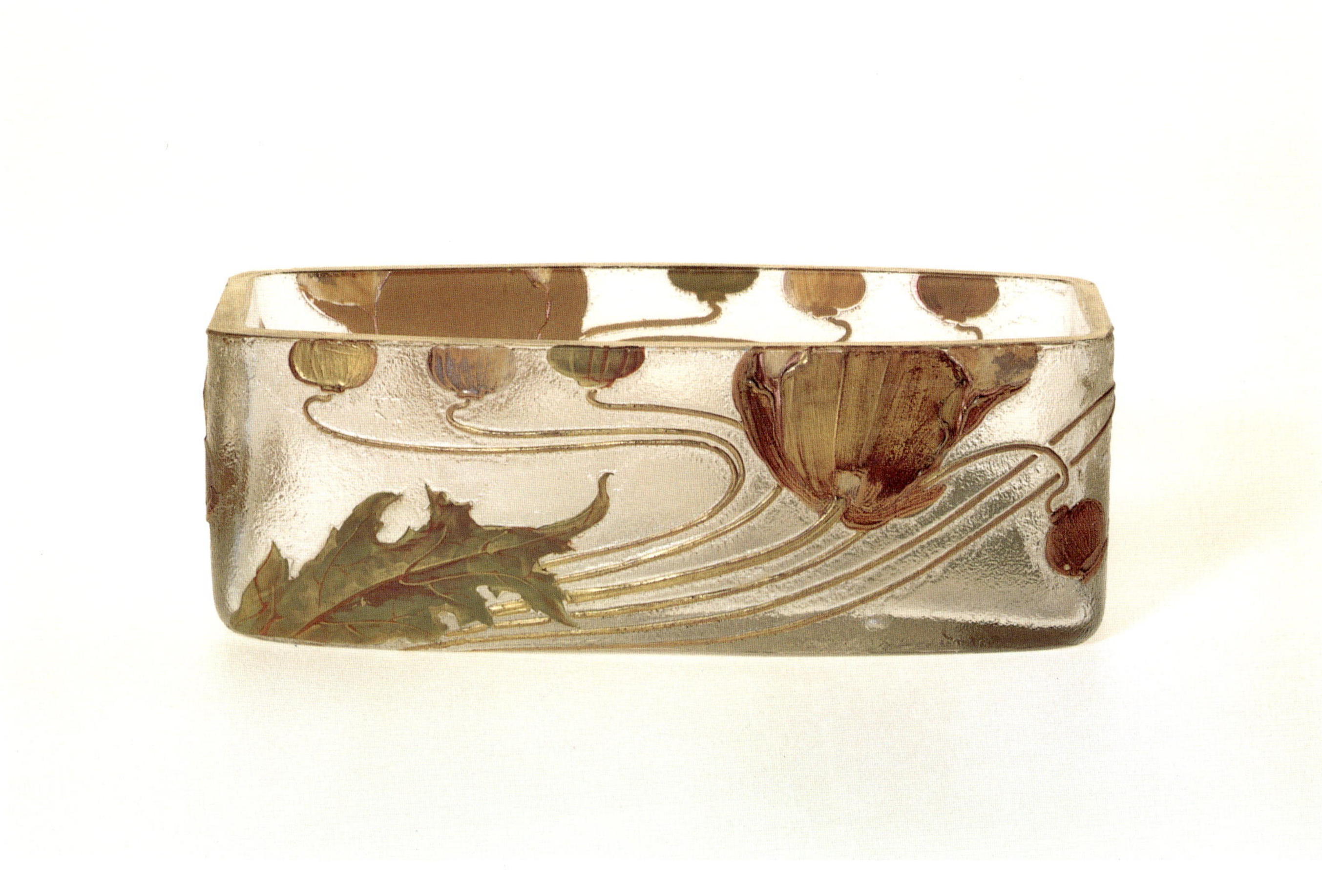

6 Vase mit Iris- und Rohrkolben-Dekor

Entwurf: vermutlich Désiré Christian, Meisenthal, um 1895
Ausführung: Burgun, Schverer & Co., Meisenthal
Unbezeichnet
Dickwandiges, mehrschichtig farbloses und beinfarbenes Glas mit blauen, am Fuß braunen Farbeinschmelzungen, formgeblasen. Fuß angeschraubt. Dekor geätzt, partiell Kupferbeize, Binnenzeichnung geschnitten, Konturen vergoldet
Höhe: 36 cm
Inv. Nr. 1896,14

Laut Inventareintrag wurde diese Vase 1896 zusammen mit einem heute verlorenen »Glaskübel« von der Firma Burgun, Schverer & Co. direkt in Meisenthal erworben. Der originale Fuß des Gefäßes trug, laut Inventarnotiz, das Firmensignet, der heutige Fuß scheint später ergänzt worden zu sein.

Die Manufaktur Burgun, Schverer & Co. war Ende des 19. Jahrhunderts die bedeutendste Manufaktur für Ziergläser in Elsaß-Lothringen. Die Hütte lag nach dem Deutsch-Französischen Krieg von 1870/71 im nördlichen Teil Lothringens, der dem Deutschen Kaiserreich zugesprochen worden war. Seit etwa 1877 war Désiré Christian (1846–1907) Leiter der Dekorationswerkstätten.

Im Jahre 1866 hatte Emile Gallé ein Praktikum in der Hütte absolviert, kannte daher deren Möglichkeiten und Kapazitäten, 1874 wurde dort ein Atelier eingerichtet, das für ihn arbeitete (vgl. Kat. Nr. 1). 1885 schloß er einen Vertrag mit der Hütte, worin er sie verpflichtete, Rohgläser nach seinen Angaben zu fertigen und die Dekoration von Désiré Christian selbst, oder unter dessen Aufsicht, vornehmen zu lassen. Dieser Vertrag mit der Hütte bestand bis 1895, im Jahr darauf machte sich Désiré Christian selbständig. Diese Vase entstand am Ende der Tätigkeit Christians für die Hütte Burgun, Schverer & Co., ihr Dekor ist ohne den Einfluß Gallés nicht denkbar.

Das Einschmelzen von Farben auf ein Grundglas, wie es die hier abgebildete Vase zeigt, erlaubt einen relativ gezielten Einsatz von Effekten: Fein pulverisiertes Farbglas wird auf das noch heiße Werkstück an der Glasmacherpfeife aufgebracht und verbindet sich durch erneutes »Einwärmen« im Ofen fest mit dem Grundglas. Wird das Werkstück, wie hier, mit weiteren Glasschichten überfangen, spricht man von Farbeinschmelzungen. Dabei ist der Vorgang, wie so oft, vor allem ein glastechnisches Problem, muß das Glas doch die Spannungen, die durch die unterschiedlichen Phasen des Aufwärmens und Abkühlens und den Kontakt mit der neuen Glasmasse entstehen, verkraften. Bei dieser Vase wurde farbloses Grundglas mehrfach überfangen, so daß z.B. die blauen Farbschlieren nunmehr in der Tiefe der Wandung eingebettet sind. Das Grundglas ist nur noch am Rand sichtbar.

Der nach diesen aufwendigen Arbeitsprozessen erzielte Farbton der Vase sollte vermutlich die geäderte Oberfläche von Alabaster imitieren. Dafür spräche auch die klassische Form des Gefäßes, die antiken Amphoren nachgebildet ist. Schwertlilien (*Iris*) und Rohrkolben (*Typha*), beides Pflanzen, die am Wasser gedeihen, gehörten zu den beliebten Motiven in der damals für die europäische Kunst entdeckten japanischen Druckgraphik. Die Schwertlilie galt in Japan als Symbol des Sieges und kaiserlicher Erhabenheit (Hakenjos 1982, S. 176).

Vergleichsstücke: Kunst und Kunsthandwerk III, 1900, S. 381 (ähnliches Stück Désiré Christians)
Literatur: Kat. Berlin 1966, S. 193, Nr. 335 (ohne Abb.). – Zu Désiré Christian: Schmitt 1989, S. 52 ff. – Cappa 1991, S. 322 ff. – Zu Burgun, Schverer & Co.: siehe Kat. Nr. 1.

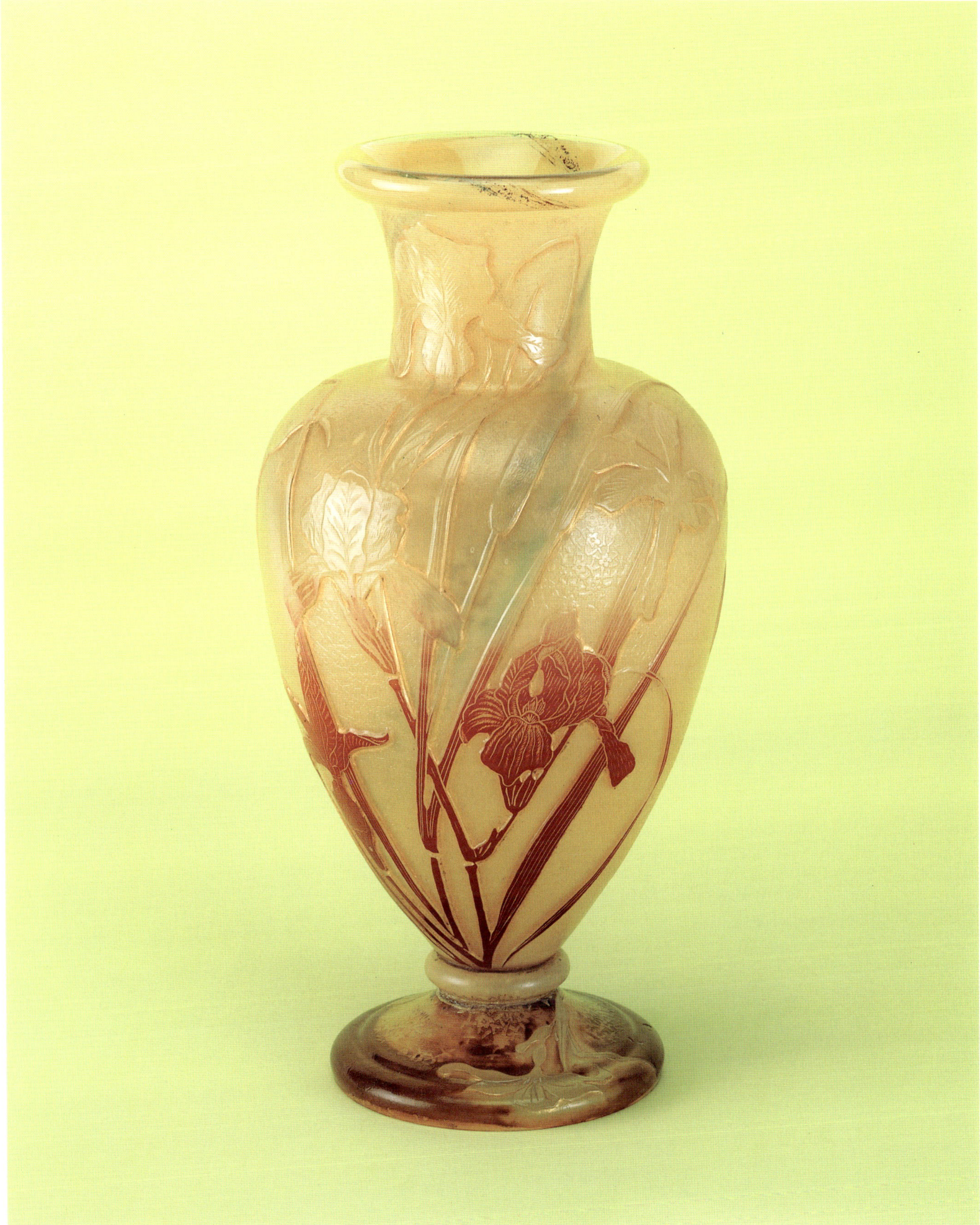

7 Vase mit Glockenblumen-Dekor

Entwurf: vermutlich Désiré Christian, Meisenthal, 1895–1900
Ausführung: Burgun, Schverer & Co., Meisenthal
Bezeichnung: »VERRERIE D'ART DE LORRAINE B S & Co. déposé« mit Lothringerkreuz, Eichenlaub und Distel (Ritzsignatur am Boden, vergoldet)
Farbloses Glas mit violettem Überfang, formgeblasen. Dekor geätzt und geschnitten, Oberfläche teilweise martelliert. Fassung Silber (ungemarkt)
Höhe: 20,5 cm
Inv. Nr. O1976,145

Schon bevor Désiré Christian sich 1896 selbständig machte, waren Entwürfe von seiner Hand entstanden, deren Nutzung ihm vertraglich zugestanden wurde, solange sie weder von Emile Gallé noch von der Hütte Burgun, Schverer & Co. beansprucht wurden (vgl. Kat. Nr. 1).

Christians eigene Schöpfungen waren stark beeinflußt von Gallés Naturphilosophie und Motivik. Die Glockenblume ist, verglichen mit den Pflanzen anderer hier vorgestellter Gläser, eine bescheidene, weder durch ihre Form noch durch ihre Herkunft besonders ausgezeichnete Blume. Auch Gallé hat neben symbolhaltigen und exotischen Blumen immer wieder heimische Pflanzen als Vorlage für seine Glasdekore herangezogen. In der Wahl solcher Feld- und Wiesenblumen folgten beide Anregungen des englischen Kunstgewerbereformers John Ruskin, der schon ein halbes Jahrhundert zuvor gefordert hatte, in den eigenen Garten zu gehen und sich dort als Modell zu nehmen, was einem gefalle. Die Glockenblume (*Campanula*) empfahl sich für eine Umsetzung in Glas besonders gut, weil ihre zarten Blütenkelche schon von Natur aus fast transparent sind.

Der sogenannte Marteléschliff schafft eine Oberflächenstruktur ähnlich der von gehämmertem Metall (frz. *martelé* = gehämmert). Die Bearbeitung erfolgt mit Hilfe einer kleinen, aber breiten Schleifscheibe und ist recht zeitaufwendig, die Technik eignet sich daher nicht für die Serienproduktion (vgl. Kat. Nr. 15). Das Grundglas dieses Zierväschens ist auf diese Weise strukturiert, dadurch ergibt sich eine reiche Lichtbrechung auf der Oberfläche und eine diffuse Farbwirkung. G. E. Pazaurek hat später im Rahmen einer Diskussion über materialgerechte Verarbeitung den Marteléschliff als »materialwidrigen Übergriff« verurteilt, da das Glas zerspringen müsse, wollte man es tatsächlich mit dem Hammer bearbeiten (Pazaurek 1912, S. 84).

In der Signatur der Glashütte Burgun, Schverer & Co. erscheint neben dem doppelbalkigen Lothringerkreuz, Symbol der lothringischen Einheit, und den Eichenblättern (*chêne lorrain*) die Distel (*chardon lorrain*), das Wappen Altlothringens und seiner Hauptstadt Nancy, das die Devise »Qui s'y frotte, s'y pique« (»Wer mich anrührt, sticht sich«) trug. Dies war seinerzeit durchaus politisch gemeint: im 1871 französisch verbliebenen Teil Elsaß-Lothringens als Zeichen des Widerstandswillens, im von den Deutschen okkupierten Landesteil als Zeichen innerer Verbundenheit mit dem französischen Kernland. Als erster hat Emile Gallé die Distel in diesem Sinne als mehrdeutiges Dekormotiv eingesetzt.

Womöglich standen im Falle der Meisenthaler Hütte auch kommerzielle Gründe hinter diesem Ausdruck der Zusammengehörigkeit in der Signatur ihrer Produkte: Da lothringische Kunstgläser sich seinerzeit großer Popularität erfreuten, wollte man womöglich an diesem Markterfolg partizipieren und betonte die alte Verbundenheit auch in der französischen Wortwahl. Das Wort »déposé« in der Signatur deutet an, daß das Stück als Warenmuster eingetragen und damit gesetzlich geschützt war (vgl. Kat. Nr. 4).

Vergleichsstücke: Kat. Mainz 1990, Nr. 12 (gleiche Form, gleiche Fassung) und Nr. 17 (Pendant, jeweils mit weiterer Literatur)
Literatur: Unveröffentlicht. – Zu Désiré Christian sowie Burgun, Schverer & Co.: siehe Kat. Nr. 1.

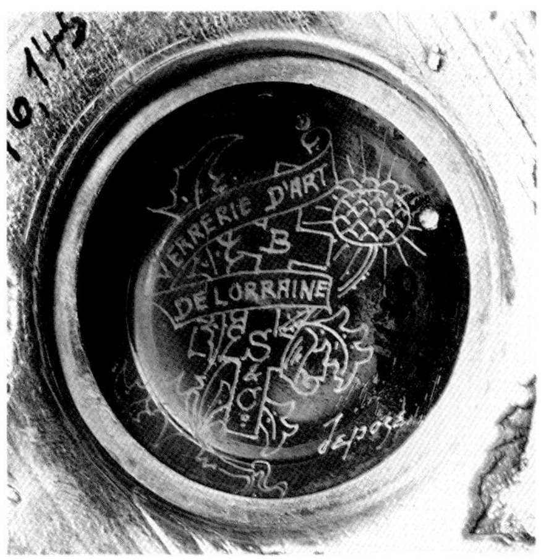

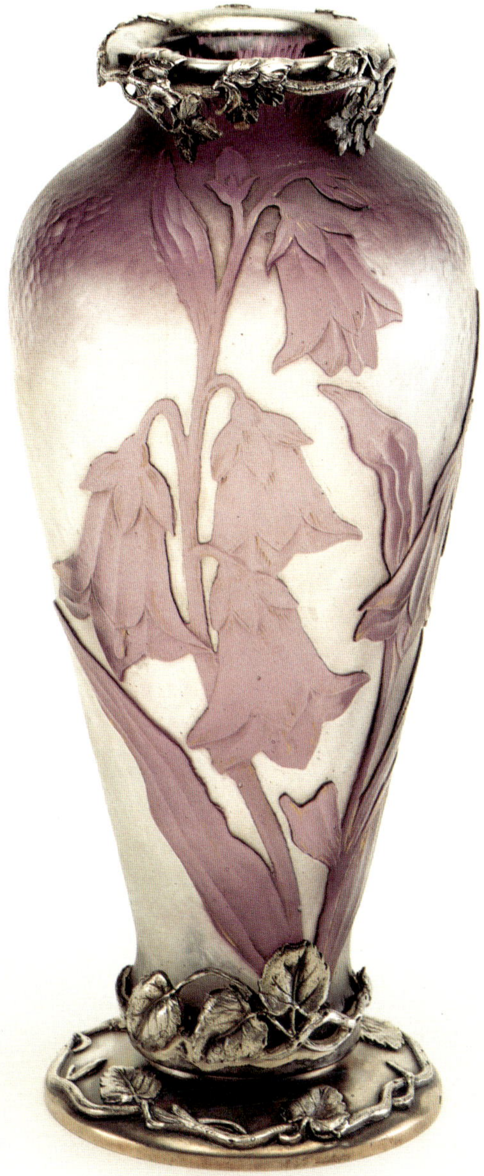

8 Stangenvase mit Libellen-Dekor

Verreries Réunies de Vallérysthal et Portieux, Trois-Fontaines, um 1895
Bezeichnung: »Vallerysthal«
(am Boden Feder in Gold)
Farbloses Glas mit gelblichem, zum Mündungsrand hin rötlichem Überfang, formgeblasen. Oberfläche partiell geätzt. Bemalung in Opakemails und Gold
Höhe: 49,5 cm
Inv. Nr. O1978,416

Im »Sturzflug« stoßen fünf Libellen am schmalen Hals dieser Vase herab, lediglich das unterste Tier hat Raum genug, Körper und Flügel voll zu entfalten. Die schollenförmig geätzte, eisartige Gefäßoberfläche unterstreicht die unruhigen, nervösen Bewegungen der Tiere.

Der Dekor dieser Vase stammt wahrscheinlich aus der Hütte Burgun, Schverer & Co. (vgl. Kat. Nr. 1), von dessen künstlerischem Leiter Eugène Kremer (1867–1941), dem Nachfolger Désiré Christians. Ursprünglich geht er vermutlich auf Emile Gallé selbst zurück. Anscheinend wurden Formmodelle und Dekore zwischen den beiden benachbarten Hütten in Meisenthal und Vallérysthal ausgetauscht (siehe: Klesse/Mayr 1981, S. XXVI). Das Motiv orientiert sich erneut an der seinerzeit populären japanischen Druckgraphik. Mit ihren schlanken, biegsamen Körpern boten Libellen aber auch graphisch interessante Vorlagen, ihre im Licht schillernden Flügel waren u.a. Vorbilder für die irisierten Gefäßoberflächen des Jugendstils; nicht zuletzt entsprach die Ambivalenz ihrer Natur und ihres Erscheinungsbildes den Vorstellungen der Zeit, schlüpft das farbenprächtige Tier doch aus häßlichen, im Sumpf verborgenen Larven und ist trotz seiner Schönheit ein räuberisches Insekt – was in der Form dieser Vase spannungsreich unterstrichen wird.

Die Art der Bemalung in leuchtend farbigen Emails und Gold besitzt Vorläufer in den frühen Arbeiten Gallés. Die Form solcher Vasen, mit gedrücktem Kugelbauch und extrem langem Hals, ist die vielleicht typischste des französischen Jugendstilglases überhaupt. Ein Grund für die ausgefallene Formgebung mag in dem Wunsch zu suchen sein, autonome Kunstwerke zu schaffen, die einer Benutzung entgegenstehen und nur der Zierde dienen. Hinzu kam, daß sich solche Formen in Glas ohne weiteres, nicht jedoch in anderen Materialien wie Keramik oder Metall umsetzen ließen.

Die um 1835 gegründete Hütte Vallérysthal gehörte in den 70er Jahren des vorigen Jahrhunderts zu den größten Hohlglashütten Europas. Nach dem Deutsch-Französischen Krieg 1870/71 lag sie im deutschen Teil Elsaß-Lothringens, 1872 wurde die in den französischen Vogesen gelegene Hütte Portieux hinzuerworben, vermutlich, um auch den französischen Markt zu gewinnen. Anfang der 90er Jahre kam es möglicherweise zu einer Zusammenarbeit mit Burgun, Schverer & Co. in Meisenthal, mit Désiré Christian und, nachdem dieser sich 1896 selbständig gemacht hatte, mit seinem Nachfolger Eugène Kremer. Nicht zuletzt diese Verbindung würde den Einfluß der Glaskunst Nancys auf die Produktion von Vallérysthal erklären.

Vergleichsstücke: Kat. Mainz 1990, Nr. 354 (mit weiterer Literatur)
Literatur: Unveröffentlicht. – Zu Eugène Kremer: Ausst. Kat. Köln 1982 (vor allem S. 35ff.). – Zu Vallérysthal: Schmitt 1989, S. 322ff. – Cappa 1991, S. 458ff.

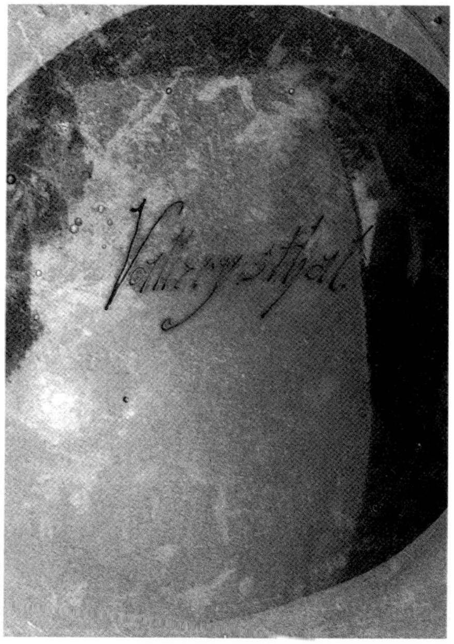

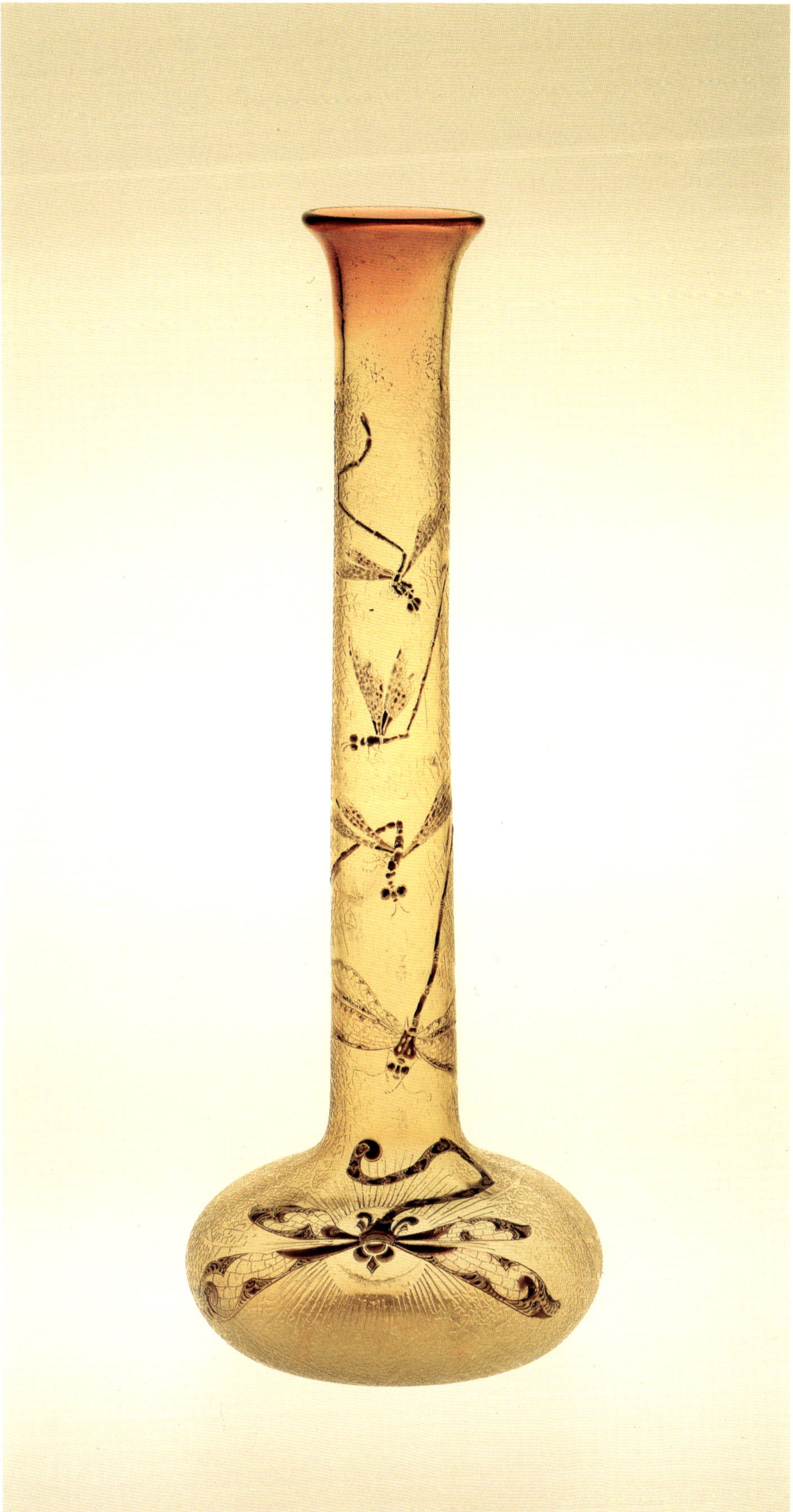

9 Balustervase mit Herbstzeitlosen-Dekor

Entwurf: Emile Gallé, Nancy, 1897/98
Ausführung: Cristallerie E. Gallé, Nancy
Bezeichnung: »Gallé« (ornamentaler Schnitt auf der Wandung)
Dickwandiges Glas, farbige Einschmelzungen, Einlagen aus Silberfolie, Teilüberfang am Boden, formgeblasen und frei geformt. Marqueterie-Technik, geschnitten
Höhe: 44,5 cm
Inv. Nr. O1990,473

»Ich habe Kelchblüten geschaffen, die nach Luft und Tageslicht verlangen«, schrieb Emile Gallé zum Zeitpunkt der Entstehung dieser Vase an Victor Champier (zitiert nach: Ausst. Kat. Zürich 1980, S. 48). In einem früheren Brief an Robert de Montesquiou hatte er die Herbstzeitlosen (*Colchicum autumnale*), die erst zur Blüte kommen, wenn sich das Jahr seinem Ende zuneigt, mit dem Wiederauferstehungsgedanken in Verbindung gebracht und die Blüten, die ohne jedes Blatt aus der Erde herauswachsen, mit einer nackten Seele verglichen (Ausst. Kat. Paris 1986, S. 189). Dieser symbolistische Assoziationsreichtum ist kennzeichnend für die reifen Werke Gallés und unterscheidet seine Arbeiten von denen der anderen lothringischen Glasproduzenten der Zeit. »La matière pour nous est matière de poésie« (»Der Werkstoff ist für uns Stoff für Poesie«) hat Gallé 1901 als Inschrift eines seiner Gefäße gewählt.

Schon die Form dieser Vase gleicht dem fast geschlossenen, schlanken Blütenkelch einer Herbstzeitlosen. Die aufgefächerten Blütenköpfe auf der Wandung scheinen aus dem dunklen Sockel des Gefäßes mit allen ihren Fasern dem Licht entgegenzustreben, die fließenden, gespannten Umrißlinien des Gefäßes unterstreichen noch diese Bewegungsrichtung. In dem Nachlaß Gallés, heute im Pariser Musée d'Orsay, befindet sich eine Seite aus einem Musterheft, die eine Gruppe von Gläsern mit Herbstzeitlosen-Dekor zeigt. Eine handschriftliche Notiz weist darauf hin, daß sie 1897 hergestellt und 1898 auf den Markt gebracht wurde (Thiébaut 1993, S. 31, Abb. 25). 1898 ließ Gallé ein hüttentechnisches Dekorationsverfahren unter dem Begriff *marqueterie de verre* patentieren, für das diese Vase ein frühes Beispiel ist. Diese Technik erlaubte die Schaffung von Farbkontrasten, die mit den herkömmlichen »heißen Techniken« bei der Glasverarbeitung nicht zu gewinnen waren. Es bezeichnet das Aufschmelzen vorgefertigter farbiger Farbglasteile (hier z. B. der Blütenblätter) in vielen Arbeitsgängen auf das Werkstück, weniger ein handwerkliches als ein technisches Problem, denn die Glasmassen müssen sich untereinander sowie das mehrmalige Erhitzen und Abkühlen »vertragen«, Vorgänge, die das Material strapazieren. Der Glasofen, den Gallé auf der Pariser Weltausstellung des Jahres 1900 errichten ließ, war umgeben von Glasbruch, damit wollte er dem Publikum deutlich machen, mit welchem Preis seine Meisterwerke entstanden (siehe: Rosenthal 1927, S. 16).

Die Idee zur *marqueterie de verre* dürfte Gallé bei seiner gleichzeitigen Entwurfstätigkeit für Möbel entwickelt haben, dort ist sie eine traditionelle Dekorform. Das Glas erlaubt freilich aufgrund seiner Transparenz noch weitergehende, »räumliche« Effekte. Die *marqueterie de verre* gehörte zu denjenigen Erfindungen Gallés, die eine gewisse kreative Herausforderung an den ausführenden Glasmacher darstellten, konnte dieser doch Details relativ frei erarbeiten, selbst also schöpferisch tätig werden. Eine solch anregende Arbeitsweise betrachtete Gallé, wie andere seiner Zeitgenossen, als ein Mittel gegen die »entfremdete Arbeit« des Industriezeitalters.

Vergleichsstücke: Ausst. Kat. München 1980, Nr. 236. – Ausst. Kat. Zürich 1980, Nr. 38 (mit weiteren Vergleichsstücken). – Klesse/Mayr 1981, Nr. 163. – Kat. Düsseldorf 1989, Nr. 229 (gleiche Serie) Literatur: Unveröffentlicht. – Zu Gallé: siehe Kat. Nr. 1.

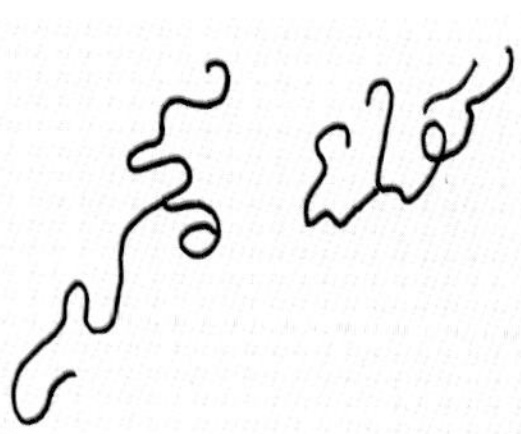

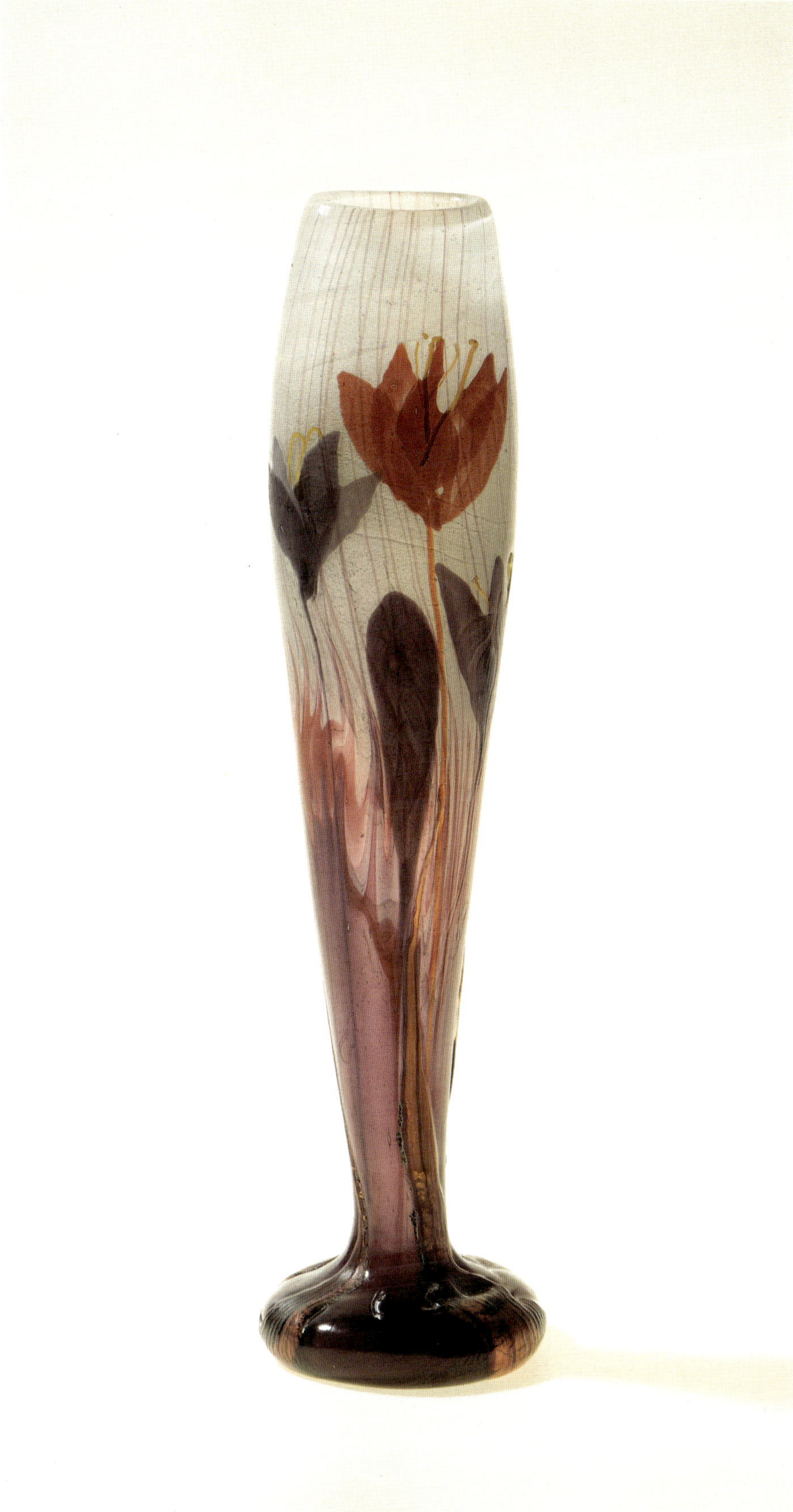

10 Vier Gefäße mit figürlicher Malerei

Entwurf: Max Rade, Dresden (a–c), unbekannter Entwerfer (d), um 1900
Ausführung: Petersdorfer Glashütte Fritz Heckert, Petersdorf
Bezeichnungen: »F. H. 464/4. MR« (a), »F. H. 479/4 MR« (b), »F. H. 130/9. MR II.« (c), »F. H. 130/3 I« (d)
Farbloses und violettes Glas, formgeblasen, irisiert. Bemalung in Opakemails
Höhe: 21 cm (a), 15 cm (b), 7,7 cm (c), 21 cm (d)
Inv. Nrn. Dgs 6 (a), O1980,140 (b), O1980,44 (c), O1976,257 (d)

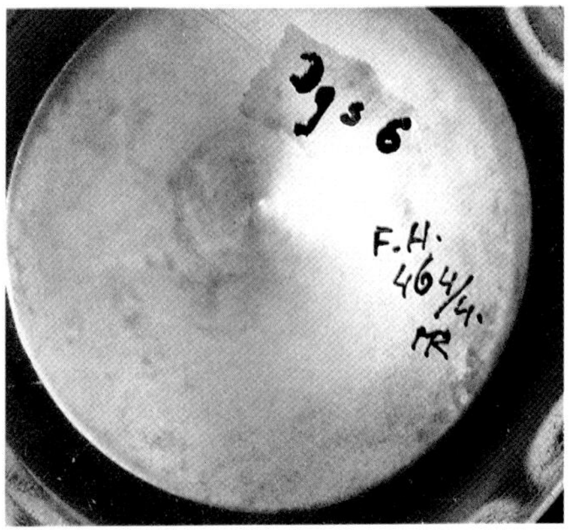

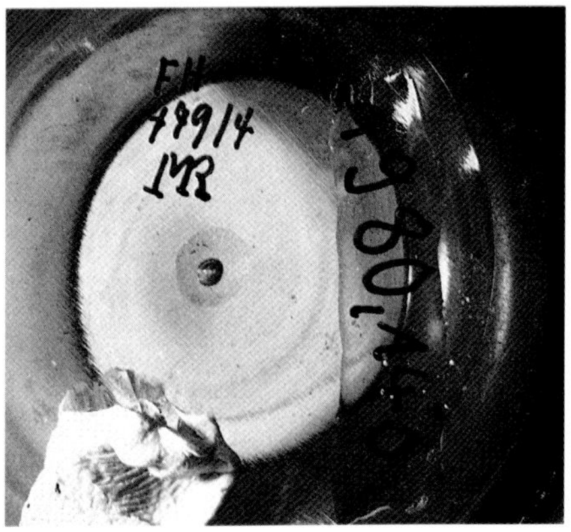

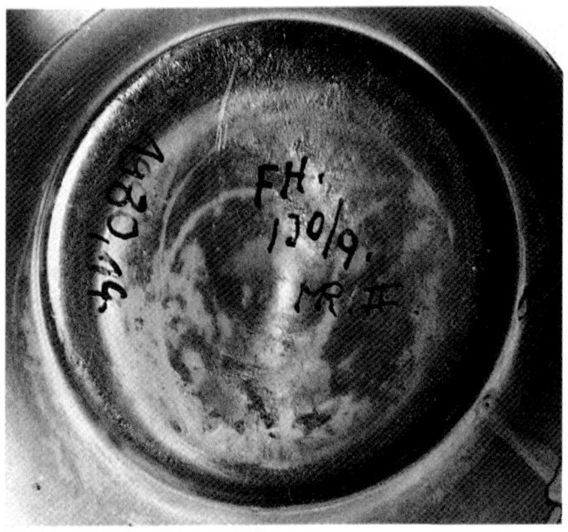

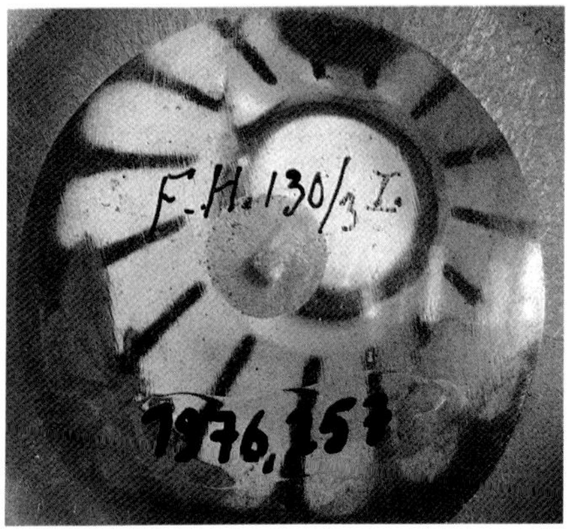

Der Dresdener Dekorationsmaler und Musterzeichner Max Rade (1840–1917) war seit 1875 Professor für Ornamentmalerei (später: Dekorationsmalerei) und Musterzeichnung an der Kunstgewerbeschule in Dresden. In dieser Zeit veröffentlichte er verschiedene illustrierte Werke als Malvorlagen. Zwischen 1898 und 1900 war er als Entwurfszeichner für die Heckertsche Glasfirma im schlesischen Petersdorf tätig, später auch für Carl Schappel im nordböhmischen Haida (vgl. Kat. Nr. 54). Seit 1901 war Rade stellvertretender Direktor an der Dresdener Akademie, ein Amt, das er bis 1912 innehatte, 1906 erhielt er den Titel »Hofrat« (Jahresberichte der Königlich Sächsischen Kunstgewerbeschule und des Kunstgewerbemuseums in Dresden, Dresden o. J. [1881–1913]).

Rades flächige und anscheinend durchwegs gegenständliche Dekore umfassen zeittypische, symbolistische Motive, die im einzelnen noch zu deuten sind und die womöglich teilweise auf literarische Vorlagen zurückgehen. Die Doppelhenkelvase links im Bild, eine »ägyptisierende« Form, trägt als Dekor Teichrosen (?) und einen Wasservogel. Die hochschultrige Vase daneben, deren Farbigkeit eine nächtliche Szene suggeriert, zeigt eine halb im Wasser liegende Nixe vor der Scheibe des Vollmondes, sie hält eine Korallenkette in ihrer erhobenen Linken. Das kleine Väschen zeigt eine rothaarige Nymphe mit Mondsichel im Haar, die »antikisierende« Kanne rechts im Bild, mit ihrer dreipassigen Öffnung, trägt einen Dekor aus Narzissen (?), Faltern und Knospenzweig, sie weist am Boden nicht das »MR« Rades auf, ist aber in seinem Stil, vielleicht von einem Glasmaler, konzipiert worden.

In Komposition und Silhouettenbetonung sind diese Motive deutlich inspiriert von der zeitgenössischen, von ostasiatischen Vorbildern geprägten Druckgraphik, starke Farbigkeit und Umrißbetonung verleihen den Dekoren plakative Wirkung. Das Gefäß dient als Bildträger, besitzt eine ausgesprochene »Schauseite«, wie dies bei historistischen Dekoren häufig anzutreffen ist. Rades Dekore sind modisch, aber als spezifische Glasdekore keineswegs modern (vgl. Kat. Nr. 12).

Die Petersdorfer Glashütte Fritz Heckert wurde 1866 gegründet. Der anhaltende Erfolg der Raffinerie, die seit 1889 eine eigene Glashütte besaß, basierte um die Jahrhundertwende offenbar auf dem unternehmerischen Geschick von Otto Thamm, dem Schwiegersohn des Firmengründers, der sich auf ausgedehnten Reisen ein Bild vom Marktgeschehen machte und vielerorts persönliche Kontakte knüpfte, die dem Vertrieb zugute kamen.

Die Veredelung der Gläser der Petersdorfer Glashütte erfolgte mit orientalischen, antiken, venezianischen, aber auch, wie hier, mit zeitgenössischen Dekoren, mitunter ohne Rücksicht auf die historisierende Gefäßform (a, d). Diese Art gegenständlicher, typisierter Dekore fiel im Rahmen der Gegenreaktion auf den Jugendstil (vgl. Einleitung S. 19) schnell in Ungnade. G. E. Pazaurek vermerkte 1924: »Was Max Rade-Dresden, Dr. Willi Meitzen und selbst einzelnes von dem was Ludwig Sütterlin-Berlin vor 20 Jahren auf Gläsern gemalt haben, wird von der heutigen Generation nur noch mit Achselzucken und Naserümpfen quittiert.« (Pazaurek 1925, S. 82)

Vergleichsstücke: Schmitt 1989, Nr. 76 (a und d, mit Angabe weiterer Vergleichsstücke). – Glasmuseum Passau
Literatur: Kat. Berlin 1977, Nr. 260 (a, mit Abb.). – Kat. Berlin 1988, Nr. 344 (b, mit Abb.). – Unveröffentlicht (c). – Kat. Berlin 1977, Nr. 259 (d, mit Abb., irrtümliche Inv. Nr. und Signaturangabe). – Zu Heckert und Rade: Schmitt 1989, S. 152 ff. – Cappa 1991, S. 221 ff. – Kat. Passau 1993, S. 63f. und S. 74.

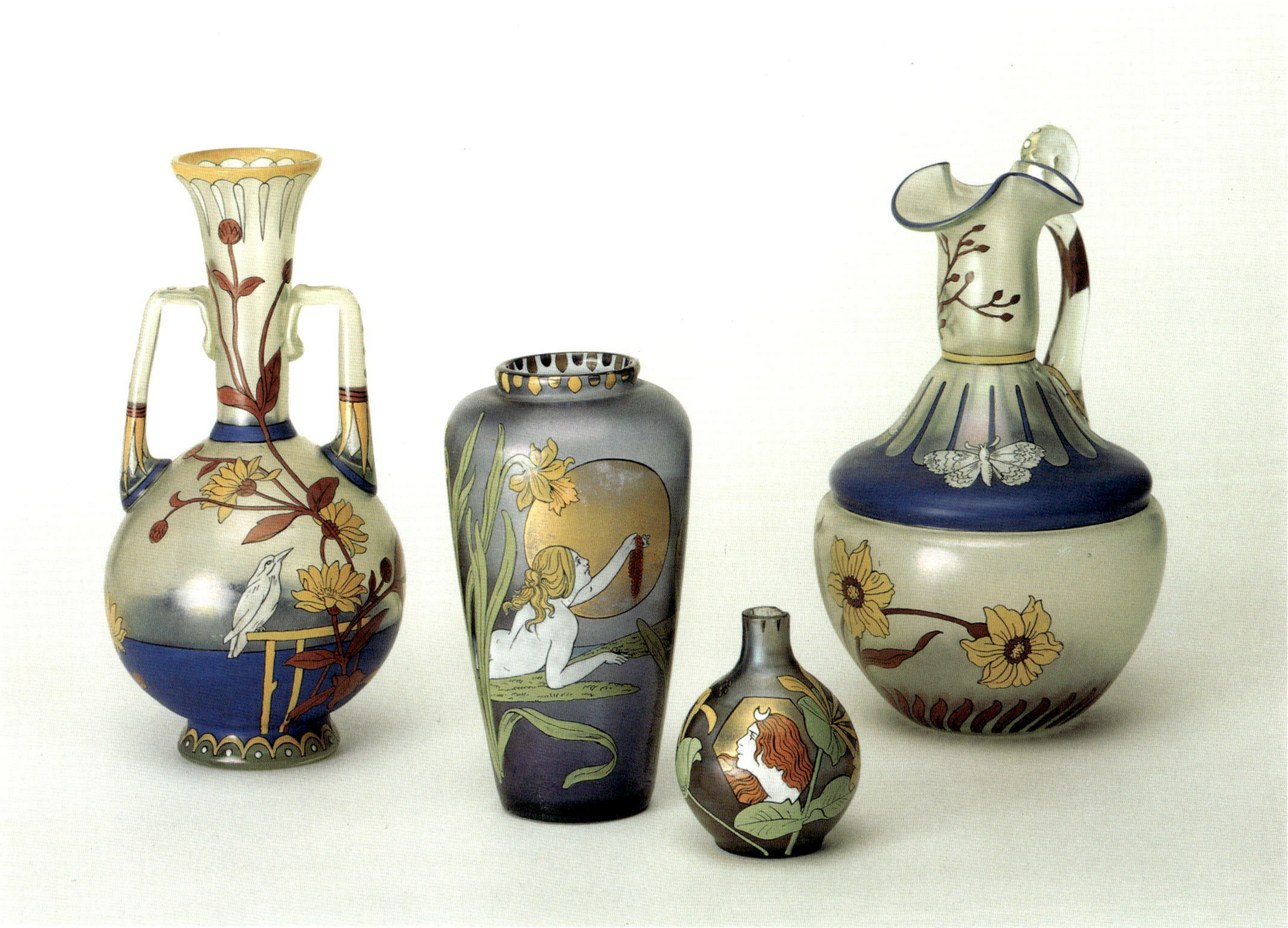

11 Vase mit hängenden Blüten

Petersdorfer Glashütte Fritz Heckert, Petersdorf, um 1900
Bezeichnung: »F. H. 493/7 H 62«
(Ritzsignatur am Boden)
Farbloses Glas, formgeblasen, irisiert.
Bemalung in Transparent- und Opakemails, Zeichnung in Schwarzlot
Höhe: 21,3 cm
Inv. Nr. Dgs 9

Die Form dieser Vase und ihre vom Öffnungsrand ausgehende Malerei zeigen Einflüsse zeitgenössischer Keramikdekore. Die Ausbildung vieler Glasgestalter als Keramiker legt diese Verwandtschaft in der Veredelung von Ziergefäßen ebenso nahe wie die Ähnlichkeit der Gefäßformen und ist in der Zeit häufig zu beobachten. Schmuck aus hängenden Blüten findet sich auch als Überfangdekor auf Gläsern der *École de Nancy*. Der Entwerfer dieses Dekors aus hängenden Blütenrispen (der Gleditschie?) für die Petersdorfer Glashütte konnte bislang nicht ermittelt werden. In sorgfältiger Abstimmung von Blau-, Grün- und Violett-Tönen erzielte er eine kühle Farbigkeit, die durch den Perlmuttschimmer der abschließenden Irisierung noch unterstrichen wird.

Gläser mit farbigen Verläufen waren um die Jahrhundertwende beliebt. Zunächst in Frankreich produziert, übernahmen böhmische Hütten rasch die Anregung: Die Harrachsche Glashütte in Neuwelt zum Beispiel, dem schlesischen Petersdorf gegenüber auf der böhmischen Seite des Riesengebirges gelegen, war bekannt für ihr sogenanntes Anlaufglas, das hüttentechnisch nuancierte Verläufe von farblosem zu farbigem (allerdings nie blauem) Glas aufweist. Ein ähnlicher Effekt wurde bei dieser Vase durch die Bemalung mit blauem Transparentemail erzielt.

Womöglich erst während des Ersten Weltkrieges entstanden in der Hütte auch Gefäße nach französischem Vorbild in geätztem Überfang, um den Ausfall französischer Importgläser zu kompensieren (für die sächsischen Glashüttenwerke Weißwasser ist dies dokumentiert, Diamant XL, 1918, Nummer 9, S. 114f.). Daneben wurden in der Petersdorfer Glashütte weiterhin historisierende Dekore geschaffen, wie die »indische« Jodhpur-Serie nach Metallgefäßen aus der Sammlung des Berliner Professors F. Reuleaux (Diamant XL, 1918, Nummer 9, S. 115, und Keramische Monatshefte, 1905, Heft 12, S. 191), die bis weit in die 20er Jahre hinein produziert wurde (Walther Dreßler, Die Glasindustrie des Riesengebirges. In: Die Schaulade 2, 1926, Heft 5, S. 337).

Nach Fritz Heckerts Tod im Jahre 1890 übernahm sein Schwiegersohn Otto Thamm die Leitung der Firma. Durch die Heranziehung auswärtiger Entwerfer hat er offenbar gezielt den Anschluß an zeitgemäße Gestaltungstrends gesucht und sich dabei vor allem an Ausbildungsinstitute in Dresden und Berlin gewandt (vgl. Kat. Nrn. 10, 12). Seit 1900 stellte die Firma regelmäßig auf der Leipziger Messe aus. Nach Thamm leitete Heckerts Sohn Bruno zwischen 1905 und 1910 die Firma, ihm folgte als Direktor Adolf Schoeps. Kontakte nach Berlin scheinen weiterhin bestanden zu haben, so wandte sich Schoeps in den Kriegsjahren 1914 und 1916 an den Direktor der Berliner Kunstgewerbeschule Bruno Paul mit der Bitte um Vermittlung geschickter Zeichner (siehe: Hochschule der Künste, Berlin, Archiv: Generalverwaltung der Königlichen Museen, Kunstgewerbemuseum, Jahresberichte der Unterrichtsanstalt, 1914: Nr. 1274, und 1916: Nr. 737).

Vergleichsstücke: Kat. Mainz 1990, Nr. 119. – Bacri 1992, S. 93 (ähnlicher Dekor)
Literatur: Hennig 1983, Nr. 9. – Zu Heckert: siehe Kat. Nr. 10.

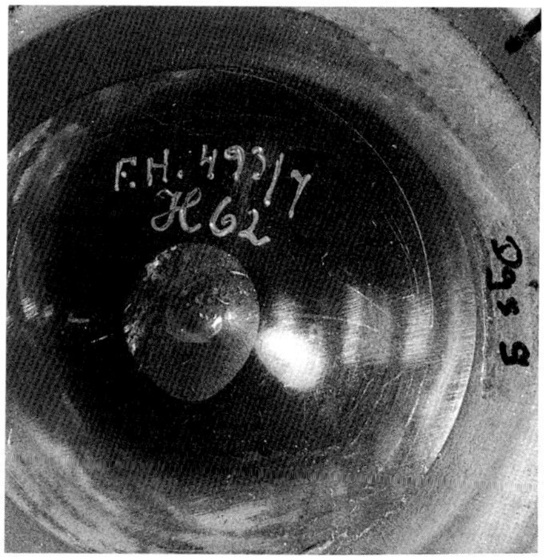

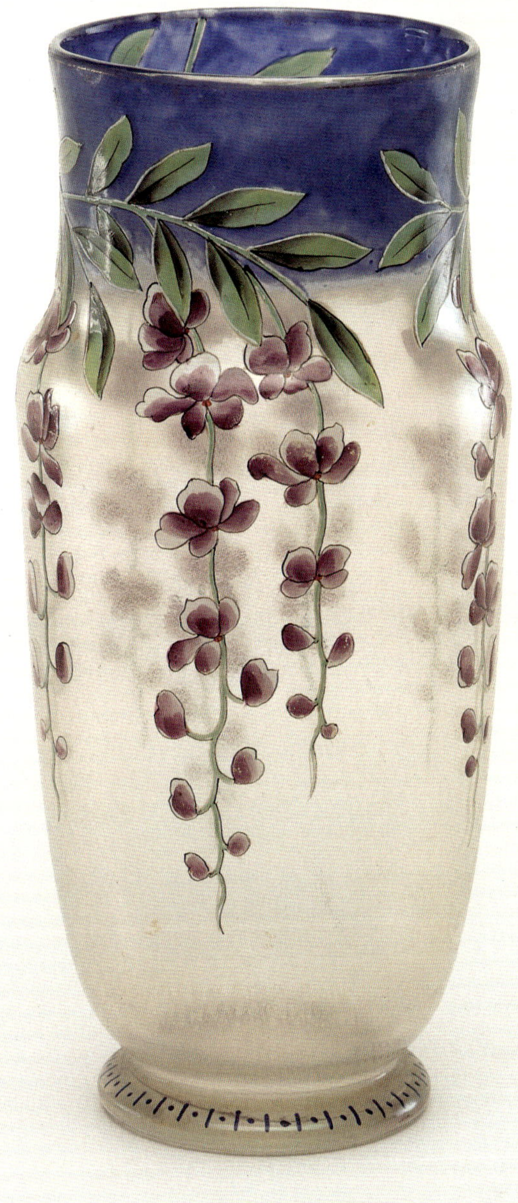

12 Zwei Vasen mit stilisiertem Dekor

Entwurf: Ludwig Sütterlin, Berlin, um 1895 (a), um 1902 (b)
Ausführung: Petersdorfer Glashütte Fritz Heckert, Petersdorf
Unbezeichnet
Glas formgeblasen. Bemalung mit Transparent- und Opakemails
Höhe: 20,6 cm (a), 27,2 cm (b)
Inv. Nrn. Dgs 7 (a), O 1974,197 (b)

Wie Max Rade (vgl. Kat. Nr. 10) gehörte auch Ludwig Sütterlin zu den von der Firma Fritz Heckert engagierten Entwerfern »neuen Stils«, ihre zeitgemäßen Dekore trugen wesentlich zum Achtungserfolg der Firma um die Jahrhundertwende bei. Der Berliner Maler und Graphiker Ludwig Sütterlin (1865–1917) besuchte als Schüler die »Unterrichtsanstalt« des Berliner Königlichen Kunstgewerbemuseums. Von 1904 bis zu seinem Tode war er selbst Fachlehrer für Schriftkunst an dieser Schule sowie für Buchdruckerei an der Berliner Handwerkerschule. Außer Entwürfen für Gläser schuf er auch solche für Plakate und Lederarbeiten. 1912 ist Sütterlin in der Mitgliederliste des Deutschen Werkbundes zu finden (Jahrbuch des Deutschen Werkbundes 1, 1912, unpaginiert). Die von ihm aus der gotischen Schrift entwickelte »Sütterlin«-Schrift war von 1935 bis 1941 die an deutschen Schulen gelehrte Grundschrift.

Anläßlich der Weltausstellung 1904 im amerikanischen St. Louis hieß es in der Fachpresse über Sütterlins Gläser: »Die Glaswaren der Glashütte von Fritz Heckert in Petersdorf i. R. nach Entwürfen von Sütterlin werden auf der Weltausstellung in St. Louis als einheimisches Kunsterzeugnis Kunde geben von schlesischem Gewerbefleiß und dem nicht genug zu schätzenden Bestreben, den neuen Kunstanschauungen der Gegenwart Rechnung zu tragen durch selbständige Neuschöpfungen. Diese Sütterlinschen Glassachen sind auch kürzlich auf der keramischen Ausstellung des Oberlausitzer Kunstgewerbevereins in Görlitz ausgestellt gewesen und konnten sich neben den französischen, amerikanischen etc. Arbeiten dreist sehen lassen. Der eigentümliche Reiz dieser Sachen besteht in leuchtenden Überfangglasuren auf mattem oder schwach irisierendem Grunde, die in einfacher Zeichnung sich abheben. Diese Zeichnungen zeigen so recht deutlich, zu welchem Rufe die moderne Linienführung bereits gekommen ist ... die Linien fliessen an den meisten Sachen so schön und ungezwungen, ohne Künstelei und Schnörkelei, dass die Arbeiten einen vornehmen, innigen und doch freudigen Eindruck machen, so recht nach dem Charakter des Glases.« (Die Glashuette 34, 1904, Nummer 20, S. 285) Die Gläser Sütterlins waren bereits 1902 auf der ersten internationalen Kunstgewerbeausstellung in Turin mit der Silbernen Staatsmedaille ausgezeichnet worden (Die Glashuette 34, 1904, S. 606), auf der Weltausstellung in St. Louis erhielten sie eine Goldmedaille (Keramische Rundschau XII, 1904, S. 1075).

Diese beiden Vasen belegen Sütterlins graphische Begabung, sein Empfinden für rhythmische Gliederung und ornamentale Wirkung. Die linke Vase bietet ein gutes Beispiel für die gelungene Verteilung eines dekorativen Rapports auf eine Gefäßwandung – die gegenläufige Bewegung von Blütenköpfen und -blättern sowie die schräg verlaufenden Blütenstiele geben dem Dekor Dynamik und akzentuieren die Form. Die rechte Vase zeigt einen strenger stilisierten linearen Dekor im Stil der »organischen« Linienführung eines Henry van de Velde oder Joseph Maria Olbrich. Dieses Glas wurde von G. E. Pazaurek 1902 im Rahmen einer Gruppe von Sütterlin-Gläsern veröffentlicht.

Eine Vase mit stilisierten Rosen, wie die in der Abbildung links (a), nur in anderer Farbigkeit, besitzt das Museum im nordböhmischen Liberec (Reichenberg). Dort trägt das Gefäß noch sein originales Klebeetikett mit dem Hinweis auf den Entwerfer Sütterlin. Anscheinend wurden Arbeiten nach seinen Entwürfen ausschließlich mit solchen Klebeetiketten versehen, und nicht, wie im Fall von Max Rade (vgl. Kat. Nr. 10), vom Glasmaler signiert. Aus diesem Grund lassen sich heute nicht alle Entwürfe Sütterlins mit Sicherheit identifizieren. Laut Inventareintrag gelangte die Vase in Reichenberg 1895 als Geschenk der Fachschule Haida in das Museum, wo sie als Studienobjekt gedient haben mag. Dieser Umstand würde bedeuten, daß Sütterlin bereits früher als bislang angenommen (ab 1900) für die Firma Fritz Heckert Gläser entworfen hat.

Vergleichsstücke: Severočeské Muzeum, Liberec, Inv. Nr. S420 (a). – Pazaurek 1902, S. 33 (b)
Literatur: Kat. Berlin 1977, Nr. 180 (b, mit Abb.). – Kat. Berlin 1988, Nr. 344 (a und b, mit Abb.). – Zu Heckert und Sütterlin: siehe Kat. Nr. 10.

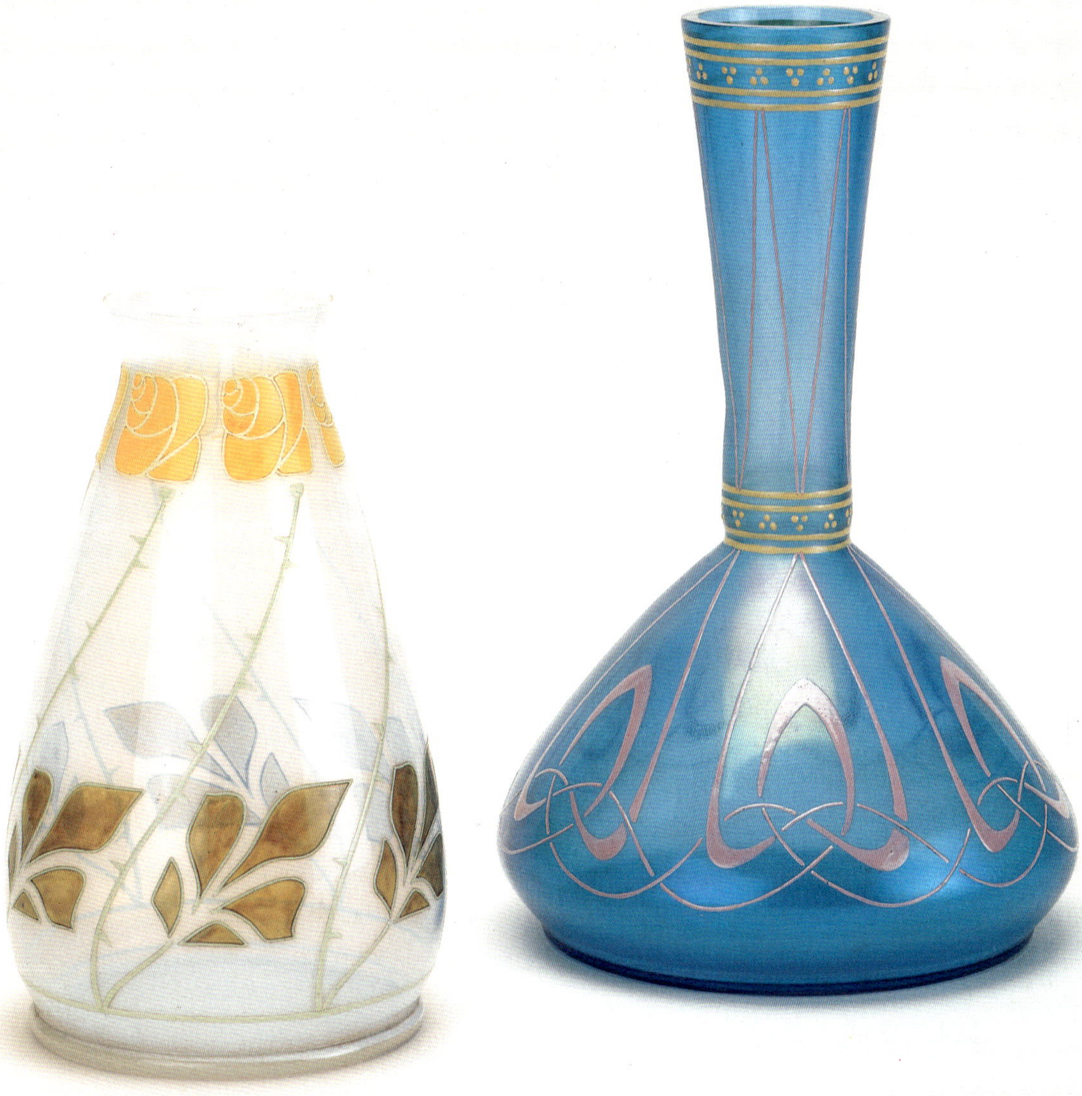

13 »Vase parlante« mit Orchideen-Dekor

Entwurf: Emile Gallé, Nancy, vor 1900
Ausführung: Cristallerie E. Gallé, Nancy
Bezeichnung: »GALLÉ Exp. 1900« und Verszeilen
Farbloses Glas mit farbigen Einschmelzungen, formgeblasen, geätzt. Marqueterie-Technik, Inschrift graviert und kalt koloriert
Höhe: 20,3 cm
Inv. Nr. 1900,565

Neben allen glastechnischen Erfindungen Emile Gallés und seiner Mitarbeiter waren die *verreries parlantes* eine konzeptionelle Neuerung in der Glasgestaltung: Ähnlich manchen Malern des französischen Symbolismus, die, angeregt durch japanische Druckgraphik, ihre Gemälde mit Zitaten versahen, ergänzte auch Gallé den pflanzlichen Dekor seiner Gefäße mit Versen. Dies erregte gleichermaßen Aufsehen und Kritik und fand nur gelegentlich bei Gläsern der Hütten Daum Frères und Muller Frères (vgl. Kat. Nrn. 15, 32) Nachahmung.

»Ich halte fest an meiner Art und Weise«, verteidigte sich Gallé gegenüber seinen Kritikern, »ob man nun darüber spotten mag oder nicht – wie die Künstler des Mittelalters, denen Glaube und Ideen ein festes Fundament gaben – meine Vasen mit Zitaten zu versehen, um den, der sie erwirbt, zu erbauen. Warum soll man einem künstlerischen Gestalter ein Libretto verweigern, das doch den Musikkomponisten zweifellos inspiriert?« (Zitiert nach: Ausst. Kat. Zürich 1980, S. 48) Tatsächlich haben ihn diejenigen Kritiker, die vom »Geiste des Materials« her argumentierten, mißverstanden, denn Gallé stellte das Material immer in den Dienst einer Idee. Einen »Glaspoeten« nannte ihn G. E. Pazaurek und kommentierte den zu der Zeit üblichen Vergleich von Gallé mit Tiffany: »...aber was sind die Lüstergläser Tiffanys, deren Effekt von der Gnade des Zufalls abhängt, gegenüber Gallés Vasen, an deren jeder ein Stückchen Seele ihres Meisters anhaftet« (G. E. Pazaurek, Emile Gallé. In: Das Kunstgewerbe in Elsass-Lothringen V, 1904/05, S. 172).

Bei dieser Vase schrieb der französische Dichter Pierre Quillard (1864–1912) das »Libretto«, das 1897 in der Gedichtsammlung »La lyre héroique et dolente« veröffentlicht worden war. Gallé modifizierte hier Verszeilen des Gedichtes »L'aventurier«, deren Aussage in unmittelbarem Bezug zum Blumenmotiv der Vase steht. Sie lauten »Fleurs, éternelles fleurs / Vos parfums trop doux pour / que j'aime à mourir« (»Blumen, unsterbliche Blumen, euer Duft ist so süß, daß ich dafür sterben möchte«). Orchideen waren im Fin de siècle auch wegen ihres betörenden Duftes beliebt. Mit ihrer Pracht und ihrem geheimnisvollen Innenleben hatten sie Gallé bereits in den 80er Jahren beschäftigt – die exotischen wie auch die heimischen Exemplare. Im Jahre 1900 hielt er z.B. im Rahmen eines Botanik-Kongresses einen Vortrag über die lothringischen Orchideenarten.

Die bauchige Gestalt des hier vorgestellten Gefäßes hat vermutlich ostasiatische Trichtertöpfe zum Vorbild, zugleich ähnelt sie der Form der Orchideenblüte. Hinsichtlich der Farbigkeit hatte Gallé offenbar außer der der Blüte auch die des Rosenquarzes im Auge, den er in mehreren Gefäßen der 90er Jahre imitiert hat.

Diese Vase war auf der Pariser Weltausstellung auf Gallés viel beachtetem Stand in einer Vitrine ausgestellt, als deren Motto er »Repos dans la Solitude« (»Rast in Einsamkeit«, nach einem Text des Markus-Evangeliums) gewählt hatte (vgl. Abb. 8). Zu dieser Präsentation veröffentlichte Gallé eigens einen Führer, um dem Besucher ihre Komplexität zu erläutern.

Vergleichsstücke: Pazaurek 1902, unpaginiert (Farbbeilage 1)
Literatur: Kat. Berlin 1966, Nr. 243 (mit Abb.). – Hakenjos 1982, Nr. 231. – Ausst. Kat. Paris 1986, Nr. 121 (mit Abb.). – Zu Gallé: siehe Kat. Nr. 1.

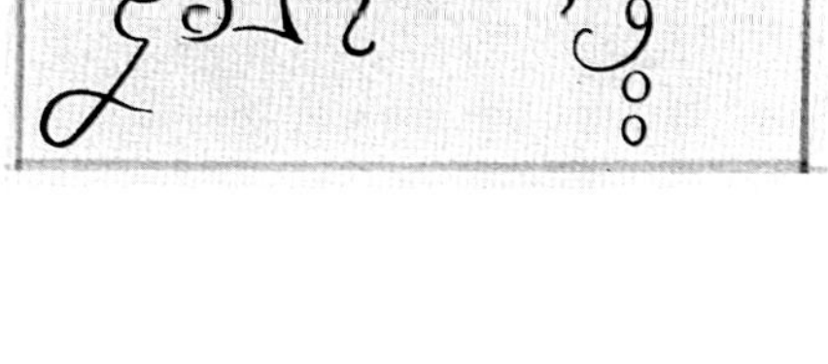

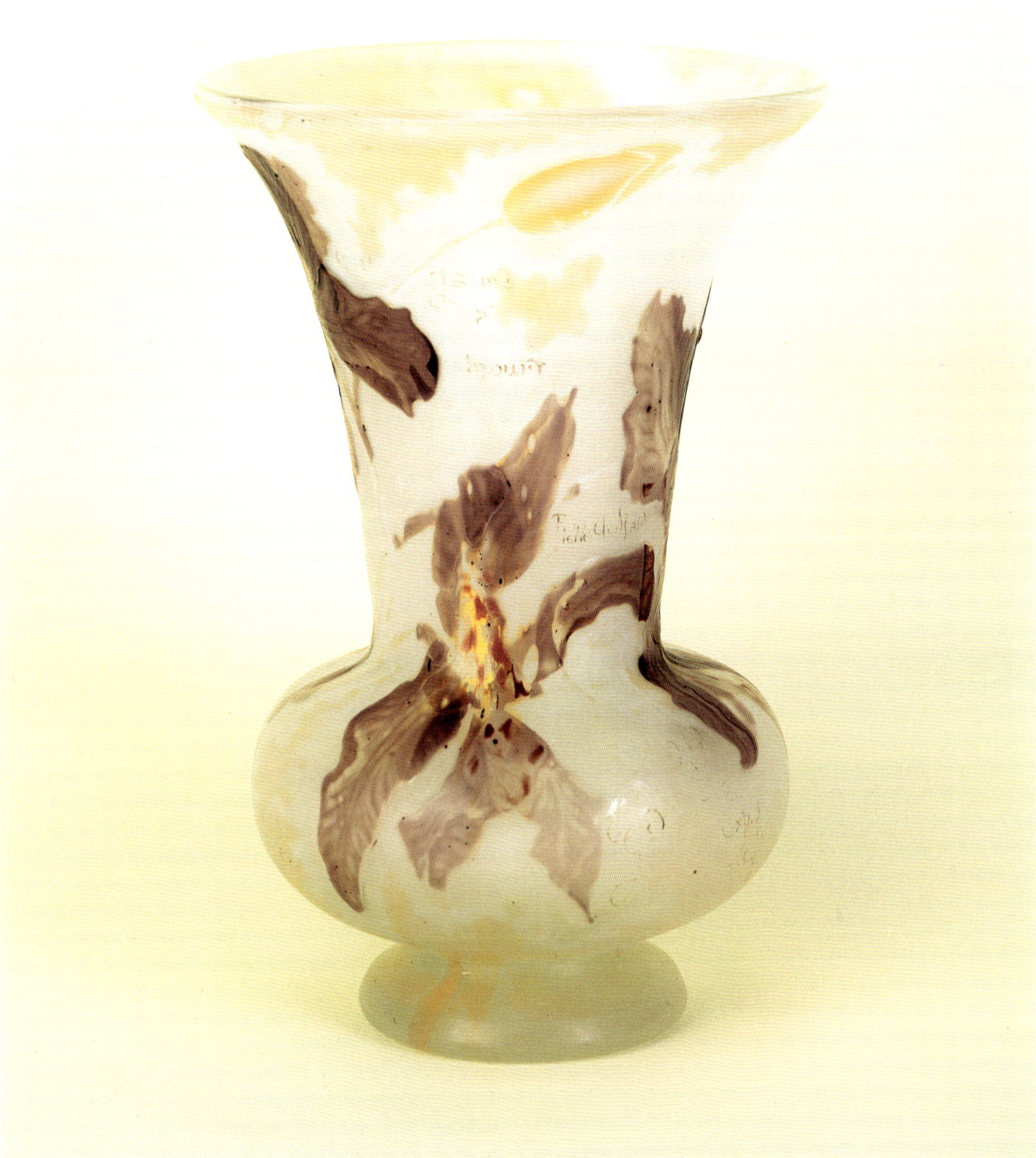

14 »Vase parlante« mit Engelwurz-Dekor

Entwurf: Emile Gallé, Nancy, vor 1900
Ausführung: Cristallerie E. Gallé, Nancy
Bezeichnet: »Gallé Expo 1900«
(am Sockelwulst geschnitten, graviert und ursprünglich vergoldet)
Hellgrünes Glas, bräunlicher Überfang, formgeblasen und frei geformt. Geätzt, Marqueterie-Technik, geschnitten
Höhe: 47,7 cm
Inv. Nr. 1900,566

Als Julius Lessing im Jahre 1900 die Weltausstellung in Paris besuchte, erwarb er dort eine Reihe kunsthandwerklicher Arbeiten für die Sammlung des Berliner Kunstgewerbemuseums, darunter drei Gefäße Emile Gallés (vgl. Kat. Nr. 13). Zusammen mit seinen Mitarbeitern hatte Gallé auf dieser Weltausstellung wieder zahlreiche Preise und Auszeichnungen erhalten. Schon früher, in den 1890er Jahren, waren für die Berliner Sammlung Werke Gallés in Paris bei Siegfried Bing (vgl. Einleitung S. 10) angekauft worden.

Eines der auf der Weltausstellung erworbenen Werke ist die hier abgebildete Stangenvase, deren Wandung ein Stengel des Heilkrautes Engelwurz (*Angelica archangelica*) umschlingt und die an ihrem Fuß ein Verszitat des französischen Dichters Victor Hugo (1802–1885) trägt. In einer Photographie der Galléschen Präsentation auf der Pariser Weltausstellung ist sie rechts in einer Vitrine zu erkennen (vgl. Abb. 9). Zu dieser Vase gibt es ein Pendant, heute im Museum der *École de Nancy* in Nancy, das den Engelwurz in blühendem Zustand zeigt, ebenfalls mit einem Zitat Hugos versehen, und in der gleichen Vitrine ausgestellt war. Gallé stellte Pflanzen auf seinen Arbeiten häufig zyklisch dar, in mehreren Zuständen des Auf- und Verblühens, in diesem Fall scheint er den »Lebenszyklus« auf zwei Gefäße aufgeteilt zu haben.

Lessing schreibt in der Zeitschrift »Sprechsaal« über seine Neuerwerbungen auf der Weltausstellung: »Kunstgläser sind von den beiden, auf diesem Gebiete kunstgewerblichen Schaffens jetzt tonangebenden Firmen, Gallé in Nancy und Tiffany in New-York, angekauft. Die Eigenart beider ist bekannt und sie haben dieselbe immer mehr und mehr bis zur höchsten Kunstfertigkeit ausgebildet, die technische Schwierigkeiten kaum noch zu kennen scheint. Die Arbeiten zu beschreiben, ist nicht möglich, da ihre Wirkung und ihr Reiz vorzugsweise auf der Farbe beruhen, welche die Fabrikanten in allen nur denkbaren Tönen und Schattierungen unumschränkt beherrschen, für die nicht einmal zutreffende sprachliche Bezeichnungen vorhanden sind.« Dennoch versucht Lessing eine Beschreibung der hier gezeigten Vase: »Von den herrlichen Arbeiten Gallés sei als besonders eigenartig ein hohes, schlankes, cylindrisches Gefäß mit stumpfem grünem Grunde hervorgehoben, auf dem dunkeler getöntes Blattwerk in ziemlich starkem Relief aufliegt, über welches sich in ganzer Höhe ein lichter, glänzend gehaltener Stengel hinzieht, an dessen oberem Ende eine Anzahl rundlicher Früchte sitzt.« (Sprechsaal XXXIV, 1901, Nummer 7, S. 210)

Die Motivwahl bei der hier vorgestellten Vase – keine Zier-, sondern eine heimische Heilpflanze – erscheint ungewöhnlich, ist aber für die symbolistischen Werke Gallés charakteristisch. Zur Betonung und Ergänzung ihres floralen Sinngehaltes trägt auch diese Vase ein Zitat (vgl. Kat. Nr. 13), diesmal nach Victor Hugo: »Aimons l'Idée avec tous ses aspects, Puissance / Vérité, Liberté, Paix, Justice, Innocence / Victor Hugo« (»Laßt uns die Idee lieben, mit all ihren Aspekten, Macht, Wahrheit, Freiheit, Frieden, Gerechtigkeit, Unschuld«). Auch Victor Hugo glaubte an die Beseeltheit der Natur und war Gallé in dieser Hinsicht geistesverwandt.

Vergleichsstücke: Ausst. Kat. Zürich 1980, Nr. 117. – Ausst. Kat. Paris 1986, Nr. 126 (beide mit Abb. der Vase mit Blüten in Nancy)
Literatur: Kat. Berlin 1966, Nr. 245 (mit Abb. und älterer Literatur). – Ausst. Kat. Darmstadt 1976, Nr. 240 (mit Abb.). – Hakenjos 1982, Nr. 232. – Zu Gallé: siehe Kat. Nr. 1.

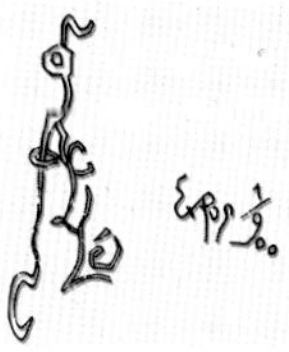

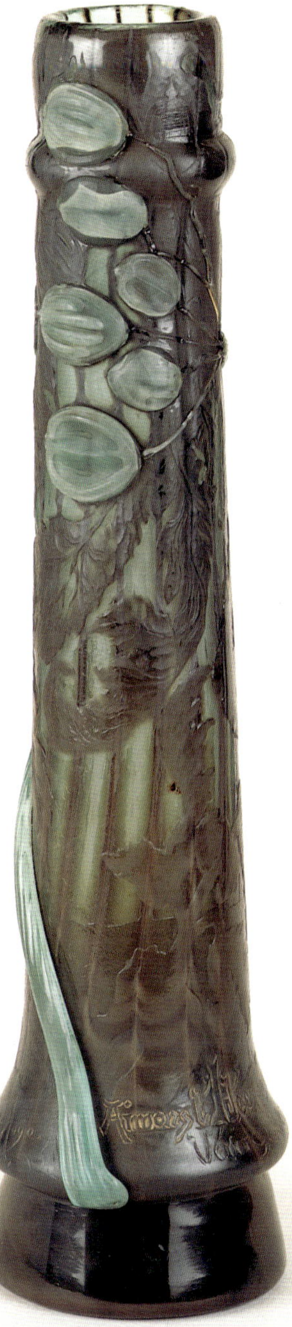

15 Bodenvase mit Papageientulpen-Dekor

Daum Frères, Verreries de Nancy,
vor 1900
Bezeichnung: »DAUM/NANCY« mit Lothringerkreuz
(vergoldete Nadelätzung am Boden)
Opalfarbenes Glas mit braunrotem und dunkelgrünem Überfang, formgeblasen.
Dekor geätzt, Oberfläche martelliert
Höhe: 59 cm
Inv. Nr. 1900,10

Diese Vase wurde im März des Jahres 1900 im Hohenzollern-Kunstgewerbehaus in Berlin erworben, einem Spezialgeschäft für Raumausstattung und modernes Kunstgewerbe (vgl. Einleitung S. 23).

Die Papageientulpe, die mit der hier dargestellten Pflanze möglicherweise gemeint ist, trägt ihren Namen aufgrund ihrer stark farbigen, geflammten Blätter. Auf dieser Vase springt der bewegte Umriß der einzelnen Blütenblätter ins Auge, die wie Vogelfedern wirken und im Zustand des Verblühens ausladend herabzusinken scheinen. Diese raumgreifende Bewegung korrespondiert mit der zur Schulter sich weitenden Gefäßform. Eine Zeichnung des Dekors von 1898 hat sich in der Sammlung Daum in Nancy erhalten (Daum 1980, Abb. S. 48).

Die Manufaktur Daum Frères war neben der Emile Gallés die bedeutendste Glasfirma der *École de Nancy* (vgl. Kat. Nr. 32). Ihre Produktion konzentrierte sich unter dem Einfluß Gallés ebenfalls auf Luxusglas mit floraler Motivik, doch entwickelte die Hütte durchaus eigenständige Veredelungstechniken. Im Jahre 1878 hatte der Notar Jean Daum (1825–1883) die »Verreries de Nancy«, eine Glashütte in der Hauptstadt Lothringens, erworben, die nach dem Krieg 1870/71 von emigrierten französischen Glasmachern aus den nunmehr vom Deutschen Reich besetzten Gebieten gegründet worden war. Dieser Hintergrund erklärt das emblematische doppelbalkige Lothringerkreuz in der Signatur der Firma, das auch von anderen Hütten verwendet wurde (vgl. Kat. Nr. 7). Jean Daums Söhne Auguste (1853–1909) und Antonin (1864–1930) übernahmen nach dem Tod ihres Vaters die Leitung der Firma, Antonin ab 1887 als deren künstlerischer Leiter. Seit etwa 1890 wurden Kunstgläser hergestellt.

Daum fand bald, neben Gallé, im Ausland Beachtung. 1893 war die Firma auf der Weltausstellung in Chicago vertreten, 1897 gewann sie in Brüssel eine erste Auszeichnung für ihre Kunstgläser. Die »Dekorative Kunst« berichtete 1898 über eine Ausstellung der *Amis des Arts* in Nancy: »Neben Prouvé tritt Antonin Daum höchst vorteilhaft hervor. Daum scheint jedes Jahr neue Fortschritte zu machen, sowohl in der Farbgebung seiner Vasen wie in ihren Formen.« (Dekorative Kunst I, 1898, Heft 2, S. 275) Auf der Weltausstellung des Jahres 1900 in Paris erhielten sowohl Gallé wie Daum einen Grand Prix für ihre Glasschöpfungen.

Nach Gallés Tod im Jahre 1904 übernahm die Manufaktur Daum die künstlerische Führung innerhalb der *École de Nancy.* Im Gegensatz zu den Etablissements Gallé gelang Daum auch der Anschluß an die neuen Gestaltungsformen der 20er Jahre (vgl. Kat. Nr. 74).

Vergleichsstücke: Kat. Düsseldorf 1985, Nrn. 45/46. – Kat. Mainz 1990, Nr. 39 (Technik). – Kat. Düsseldorf 1989, Nr. 245 (Dekor)
Literatur: Kat. Berlin 1988, Nr. 324 (mit Abb.). – Zu Daum: Schmitt 1989, S. 74 ff. – Cappa 1991, S. 97 ff.

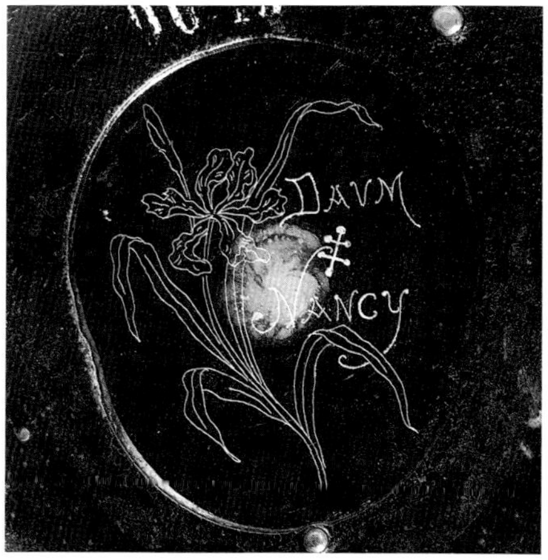

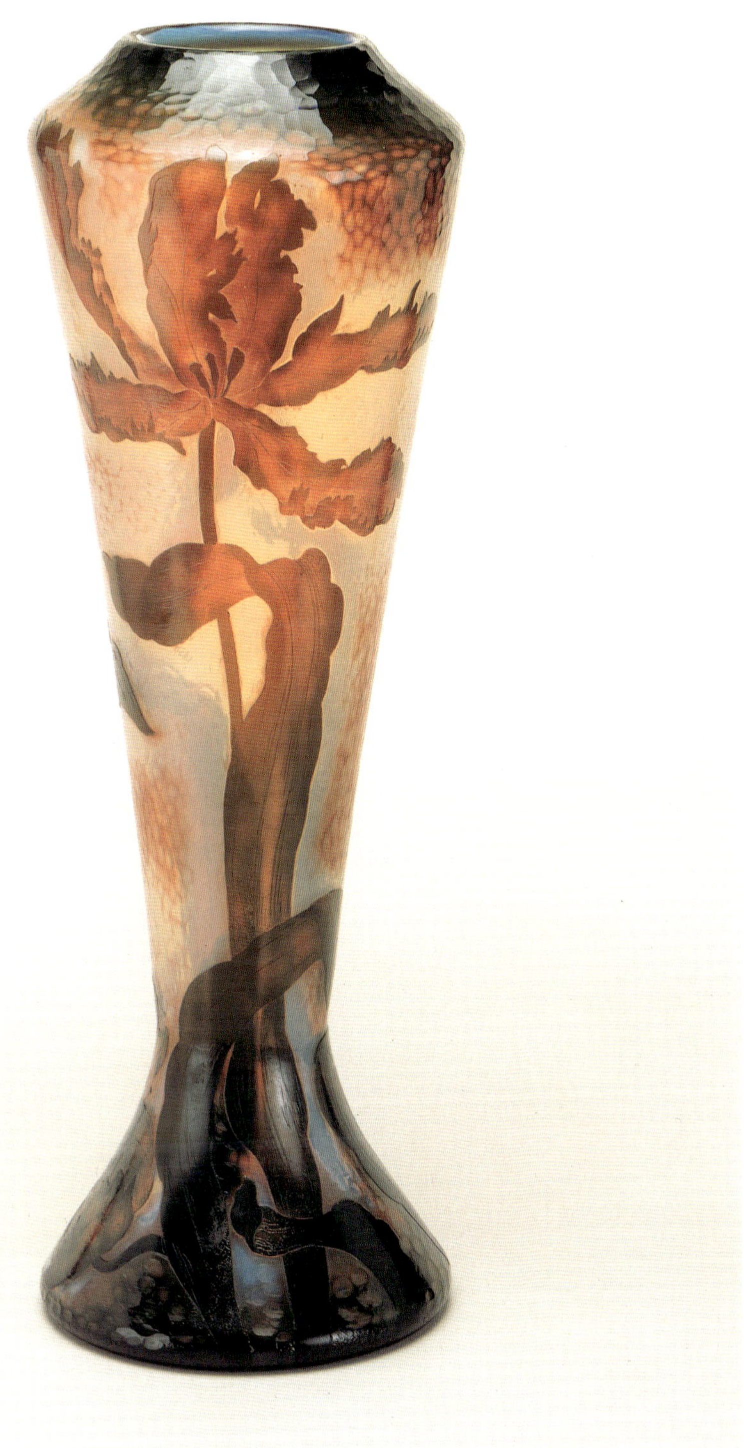

16 Große Vase mit Blütenblättern

Entwurf: Louis Comfort Tiffany,
New York, um 1900
Ausführung: Tiffany Glass and
Decorating Company, New York
Bezeichnet: »Louis C. Tiffany 09155«
(am Boden geätzt)
Gelbliches Glas, formgeblasen.
Farbauflagen, irisiert
Höhe: 38 cm
Inv. Nr. 1900,593

In einer Besprechung von Siegfried Bings neu eingerichtetem Pariser Geschäft »L'Art Nouveau« schwärmte Julius Meier-Graefe, Bings Mitstreiter für das moderne Kunsthandwerk, 1896 von Tiffanys Gläsern und den »Strömen nie gesehener Farben« auf seinen Gefäßen. »Man hat manchmal die Idee, so etwas wie die Entstehung der Welt bei diesen jauchzenden Farbensymphonien zu erleben; man hat die Vorstellung, dass es so im Anfang gewesen sein muss, als es noch keine feste Welt gab und alle Farben, die heute zu Dingen gehören, in einem unendlichen Meere schwammen.« (Das Atelier 6, 1896, S. 3)

In einem großen Artikel über Tiffany in der einflußreichen österreichischen Zeitschrift »Kunst und Kunsthandwerk« hat Bing 1898 selbst betont, »dass der völlig neue Décor, wie immens reich und complicirt er auch sein mag, dem Glas selber entnommen ist und dieses nicht vom Pinsel, noch von dem Schleifrade, noch von ätzender Säure berührt wurde. Ist das Object erkaltet, so zeigt es sich auch in seiner völligen Vollendung« (Kunst und Kunsthandwerk I, 1898, S. 111). Diese material»immanente«, hüttentechnische Verarbeitungsweise, die unmittelbar am Glasofen erfolgte, unterschied sich deutlich von der Glasveredelung des Historismus. Tiffany setzte damit in der Tat neue Maßstäbe, die von anderen Kritikern noch weitergehend interpretiert wurden: »Der Amerikaner hat in der Verwendung und Verbindung verschiedenfarbiger Glasflüsse eine Geschicklichkeit und Sicherheit erreicht, welche ihm gestatten, damit umzugehen, wie der Maler mit Pinsel und Farbe.« (Dekorative Kunst I, 1898, Heft 2, S. 92) Ein höheres Lob als diese Gleichsetzung mit dem unmittelbaren künstlerischen Ausdruck in der Malerei konnte einem Gegenstand des Kunstgewerbes zu dieser Zeit kaum zuteil werden.

Louis Comfort Tiffany (1848–1933), Sohn des New Yorker Juweliers Charles Louis Tiffany, wandte sich nach dem Studium der Malerei in New York und Paris sowie ausgedehnten Reisen in den späten 1870er Jahren mehr und mehr dem Kunsthandwerk zu. 1879 gründete er seine erste Firma, 1885 die Tiffany Glass Company, die unter wechselnden Namen von nun an unter anderem kunstvolle Fensterverglasungen, Lampen und Luxusgläser auf den Markt brachte. In Europa wurden seine Werke von einer Tiffany-Niederlassung in London und von Siegfried Bing in Paris vertrieben (vgl. Kat. Nr. 18).

Die hier abgebildete Vase erwarb der Direktor des Berliner Kunstgewerbemuseums Julius Lessing auf der Pariser Weltausstellung bei Siegfried Bing. Das »O« vor der Zahlenfolge der Signatur bezieht sich vermutlich auf die Sonderanfertigung für diese Ausstellung. Die frühesten Arbeiten Tiffanys für die Berliner Sammlung wurden bereits 1893 direkt bei seiner Firma in New York erworben, Wand- und Deckenleuchter, Fensterfüllungen, Wand- und Kaminbehänge, einige Gefäße – insgesamt siebzehn Arbeiten, von denen lediglich zwei erhalten sind. Anscheinend gehörte die Belieferung von Museen mit seinen neuesten Produkten anfänglich zu Tiffanys Marktstrategie (Neuwirth 1973, S. 384). 1895 erwarb Julius Lessing bei Bing in Paris eine weitere, heute ebenfalls nicht mehr vorhandene Arbeit. Im Jahr 1900 wurden dann weitere sechs Gefäße, darunter die hier abgebildete Vase, angekauft, diese blieben, wenn auch teilweise schadhaft, erhalten.

Vergleichsstücke: Kunst und Kunsthandwerk III, 1900, unpaginiert, S. 382 (ähnlicher Dekor). – Dekorative Kunst XI, 1903, S. 57. – Deutsche Kunst und Dekoration, Bd. VII, 1900/01, S. 96; XII, 1903, S. 183 (ähnliche Form)
Literatur: Kat. Berlin 1966, Nr. 238 (mit Abb.). – Robert Koch, Louis C. Tiffany und seine Glaskunst, Bern/Stuttgart 1976, Abb. 89. – Zu Tiffany: Ebenda.

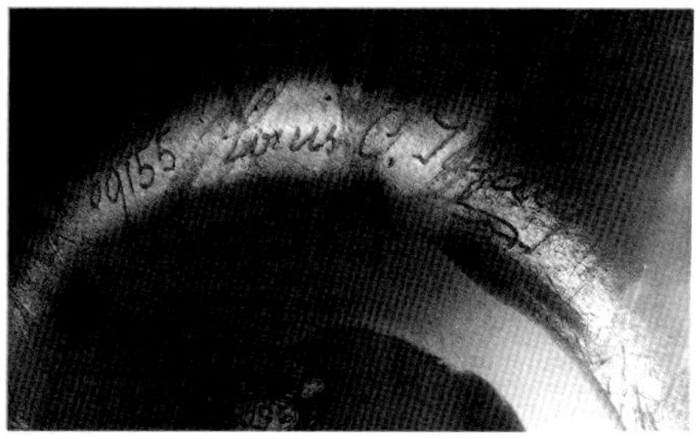

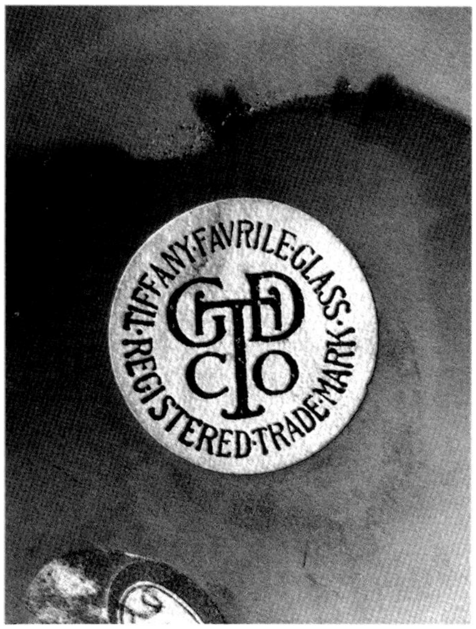

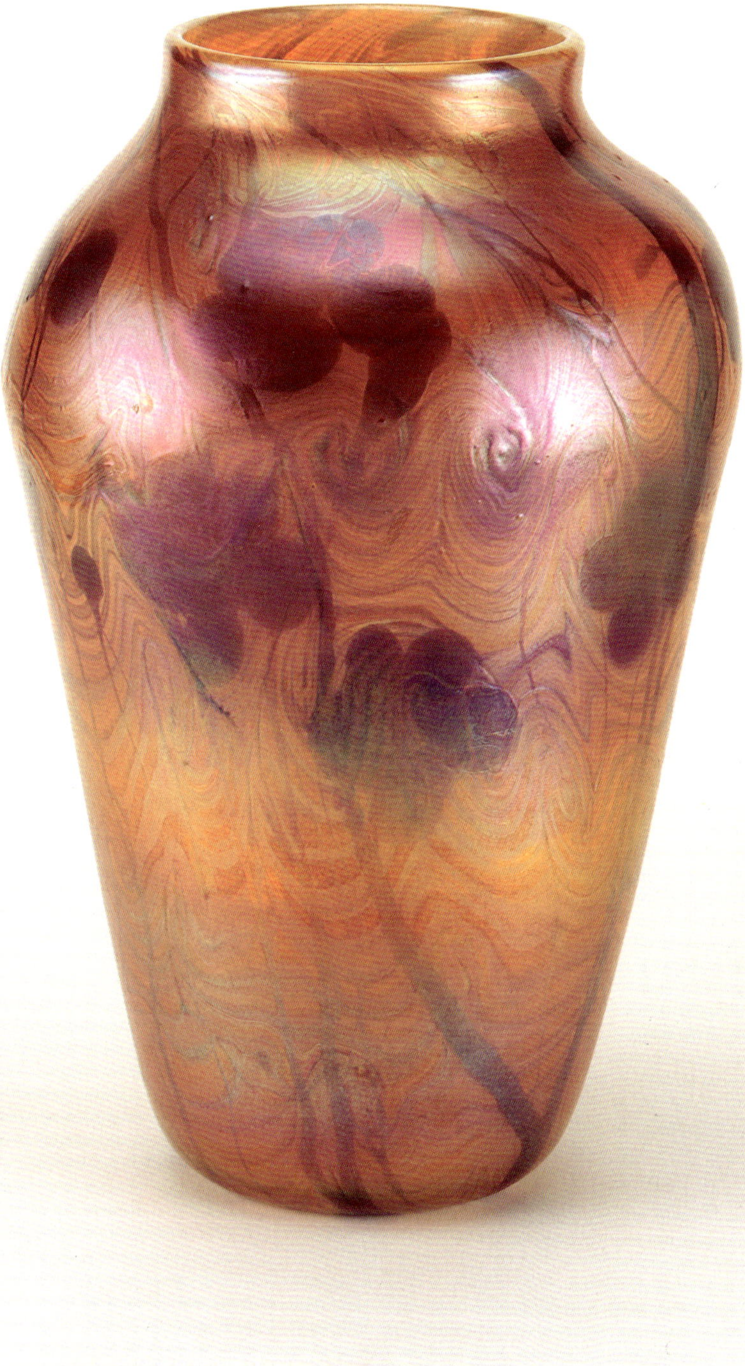

17 Zwei Väschen mit Noppen- bzw. Fadenauflagen

Entwurf: Louis Comfort Tiffany, New York, um 1900
Ausführung: Tiffany Glass and Decorating Company, New York
Bezeichnung: »LCT G 1235« (a) und »L. C. Tiffany-Favrile/1758 6994 N« (b, Vibrogravuren am Boden)
Favrileglas, formgeblasen und frei geformt
Höhe: 8,5 cm (a), 10,5 cm (b)
Inv. Nrn. O1978,26 (a), O1976,378 (b)

Aufschmelzungen von Glastropfen wie an dem linken Becherväschen (a) gehören zu den ältesten Glasveredelungsformen. Hier unterstreichen rüsselförmige Ausziehungen die geschmeidigen Umrißlinien der Form. Ziergefäße mit diesem Dekor hat Tiffany auf der Pariser Weltausstellung des Jahres 1900 gezeigt, ihr besonderer Effekt beruht auf der irisierenden Oberfläche, deren »Schillerfarben mit den Regenbogenfarben wetteifern« (Keramische Rundschau IX, 1901, S. 573). Mitunter konnten solche modernen, kostbaren Gläser Tiffanys noch eine üppige, historisierende Fassung erhalten (vgl. Abb. 4): Der Faun von der Hand des Berliner Hofgoldschmieds Hugo Schaper steht in der europäischen Tradition noppenverzierter Weingläser in figürlichen Fassungen.

Das beutelförmige Väschen rechts im Bild wurde vom Boden und vom Halsansatz aus mit schlaufenbildenden Glasfäden belegt, die mit einer Zange stellenweise zusammengezwickt wurden. Diese Arbeitsgänge sind an dem Stück ablesbar und wurden möglicherweise bewußt sichtbar gemacht, da so jedes Werk seinen individuellen Charakter erhielt. Obwohl in kleinen Serien produziert, besitzt jedes dieser Gefäße aufgrund seiner manuellen Fertigung kleine Varianten, spezifische Eigenheiten, und konnte somit als »Unikat« betrachtet (und verkauft) werden.

Hohe Preise erschwerten die »Popularisierung« der Arbeiten Tiffanys. Der Preis war bei ihm, wie bei Gallé, Ausdruck der erklärten Absicht, seine Gläser als autonome Kunstwerke durchzusetzen, deren künstlerischer Wert sich nicht allein aus der Kombination von Materialkosten und Arbeitsstunden addieren ließ. Von dieser auf Exklusivität beharrenden Preispolitik profitierte eine Glashütte wie die von Johann Lötz Witwe im südböhmischen Klostermühle, der es, nachdem G. E. Pazaurek 1898 im Reichenberger Museum eine Ausstellung von Tiffany-Gläsern gezeigt hatte, schnell gelang, im »Genre Tiffany« billigere Ziergläser herzustellen (vgl. Kat. Nr. 19).

Tiffanys Signaturen konnten bislang nicht entschlüsselt werden, er selbst hat daraus offenbar ein Geheimnis gemacht. In einem Brief aus dem Jahre 1926 heißt es lediglich, in der früheren Produktion stehe ein Buchstabe vor, in der späteren stehe er hinter der Nummernfolge (Mario Amaya, Tiffany Glass, London 1967, S. 67). Demnach wäre das hier abgebildete Noppenväschen früher entstanden als dasjenige mit den Rippenauflagen.

Vergleichsstücke: Ausst. Kat. Jugendstil aus Münchner Privatbesitz, München 1972/73, Nrn. 163/164. – Aukt. Kat. Ketterer, München, 160, 1991, Nr. 213 (a)
Literatur: Kat. Berlin 1977, Nr. 171 (a) und Nr. 168 (b, jeweils mit Abb.). – Zu Tiffany: siehe Kat. Nr. 16.

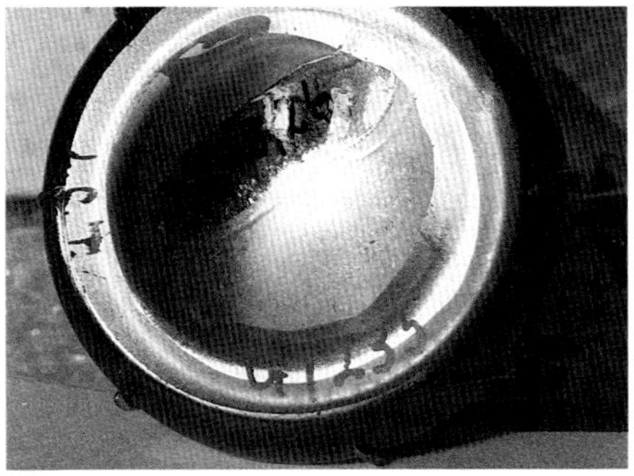

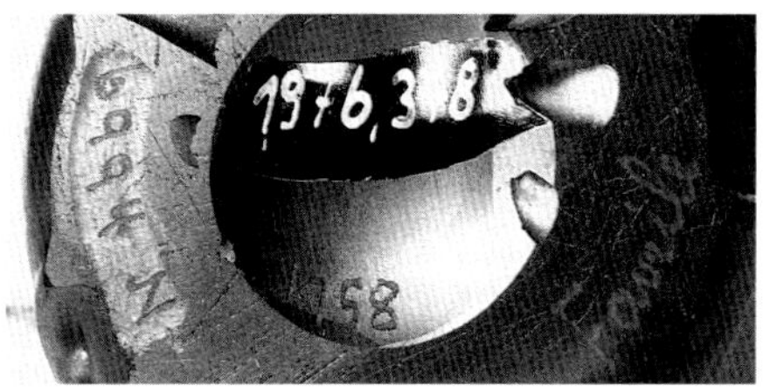

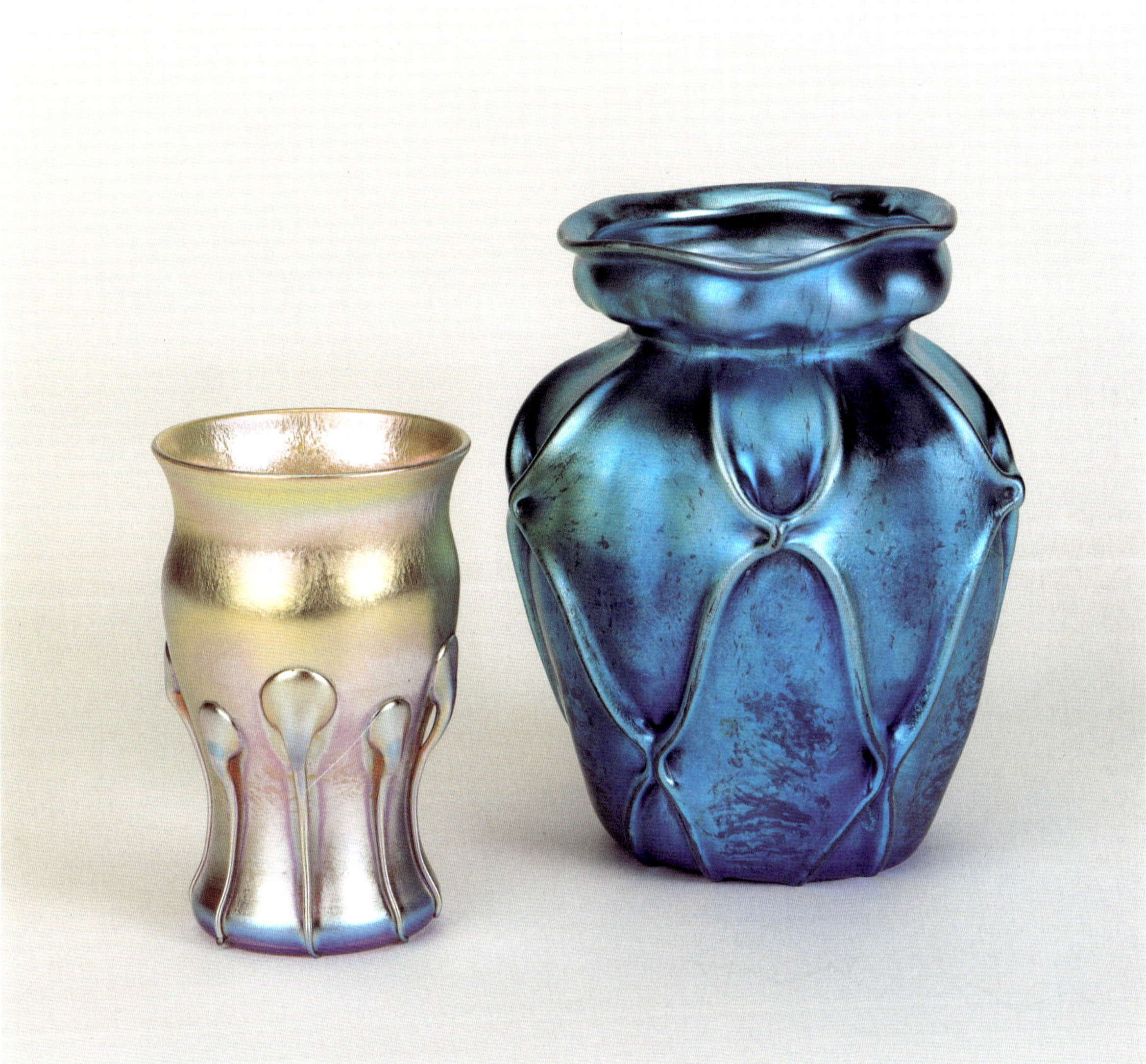

18 Glas in Blütenform

Entwurf: Louis Comfort Tiffany, New York, um 1900
Ausführung: Tiffany Glass and Decorating Company, New York
Bezeichnung: »L. C. T. 1165A« (Ätzsignatur am Boden) sowie rundes Klebeetikett »TIFFANY REGISTERED TRADEMARK FAVRILE GLASS«
Honigfarbenes, irisierendes Glas, formgeblasen und frei geformt
Höhe: 39,1 cm
Inv. Nr. O 1990,259

Tiffanys Ruhm in Europa beruhte auf der Vermittlung des Pariser Kunsthändlers Siegfried Bing (1838–1905). Dieser hatte in seinem 1896 erschienenen Buch »La culture artistique en Amérique« Tiffany den Franzosen als Vorbild empfohlen, sowohl was dessen Experimentierfreudigkeit als auch dessen Produktionsmethoden betraf. Später versuchte Bing, unter anderem durch Ausstellungen, einen Markt für Tiffanys Luxusobjekte in Europa aufzubauen, er organisierte Präsentationen in Reichenberg, Wien, Brünn und Budapest. In Berlin stellte die Kunsthandlung Keller & Reiner, ein Geschäft für gehobenes Kunsthandwerk, im Jahre 1900 Tiffany-Gläser »aus Bings Salon« aus (Dekorative Kunst VI, 1900, S. 376). Nach Bings Tod im Jahre 1905 ließ Tiffanys Präsenz in Europa deutlich nach (Gabriel P. Weisberg, Art Nouveau Bing, New York 1986). Bing bemerkte einmal über Tiffanys Werke, seine elegant geschwungenen Stiele, die halb geöffneten Kelche seiner Gefäße nähmen, statt sklavisch die Natur zu kopieren, das unerwartete Aussehen sich frei entfaltender Formen an (Siegfried Bing, La culture artistique en Amérique, Paris 1896, S. 90).
Die bekannteste »heiße« Veredelungstechnik Tiffanys ist das Favrileglas, das er im Jahre 1894 in das Handelsregister eintragen ließ. Der Name leitet sich vom lateinischen *fabrilis* = handgemacht her (Kat. Düsseldorf 1973, S. 470). Erstmals waren derartige Gläser 1896 auf der Weltausstellung in Paris zu sehen. Bei dieser Technik entsteht durch Bedampfen des Glases mit Metalloxyden ein seidig schimmernder Glanz auf der Oberfläche der Stücke. Bei der hier abgebildeten Blüte ist die äußere Haut der Irisschicht durch das Aufschleudern der Form gerissen, so entsteht am Kelchrand ein feines Netz von Haarrissen, das die Fragilität des Erscheinungsbildes noch unterstreicht.

Die Blüte war im Jugendstil ein besonders beliebtes Motiv, »ist sie doch selbst ihrer Form nach ein Gefäss, in dem der Nektar des Himmels, Tau, Regen, aufgefangen wird« (Martin Spieker, Die Pflanze und ihre dekorative Bedeutung. In: Ornament IX, 1904, S. 155). Tiffany wählte seit den 80er Jahren als Glasform gelegentlich Blüten, die er mehr oder minder abstrahierte. Wichtig war ihm dabei die natürliche Wirkung, Lebendigkeit und Geschmeidigkeit dieser Formen, ein Effekt, der bei seinen Glasbläsern große handwerkliche Meisterschaft voraussetzte. Hohe Kelchgefäße wie das hier vorgestellte hat Tiffany u. a. auf der Pariser Weltausstellung des Jahres 1900 gezeigt.

Vergleichsstücke: R. und L. Grover, Art Nouveau Glass, Rutland [3]1968, Abb. 147 (Form)
Literatur: Unveröffentlicht. – Zu Tiffany: siehe Kat. Nr. 16.

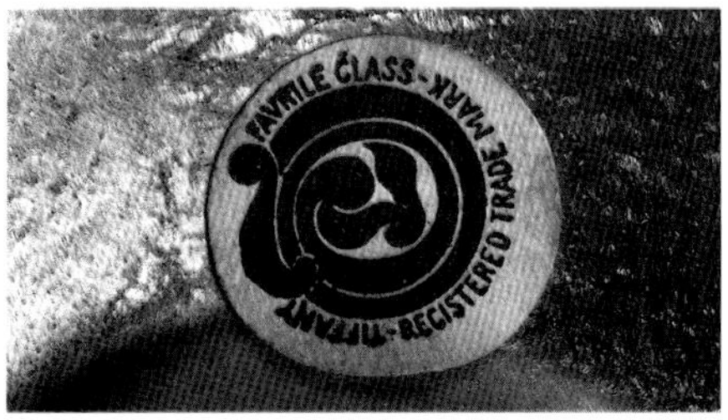

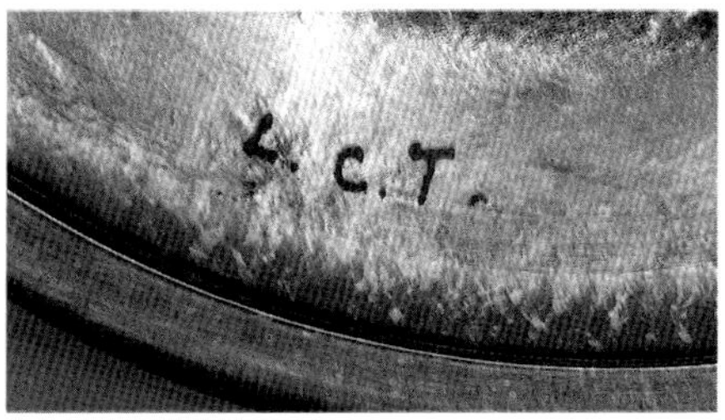

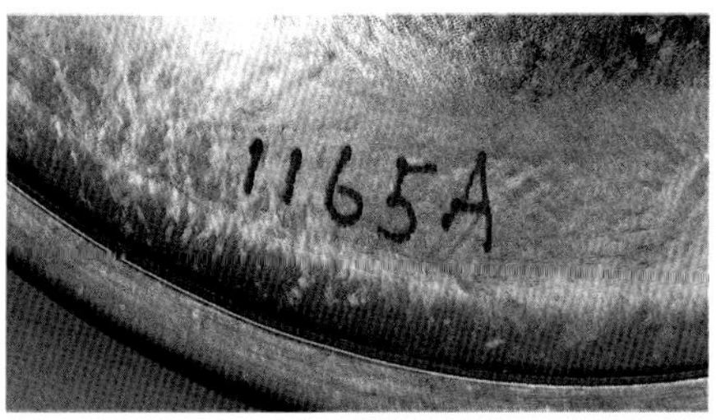

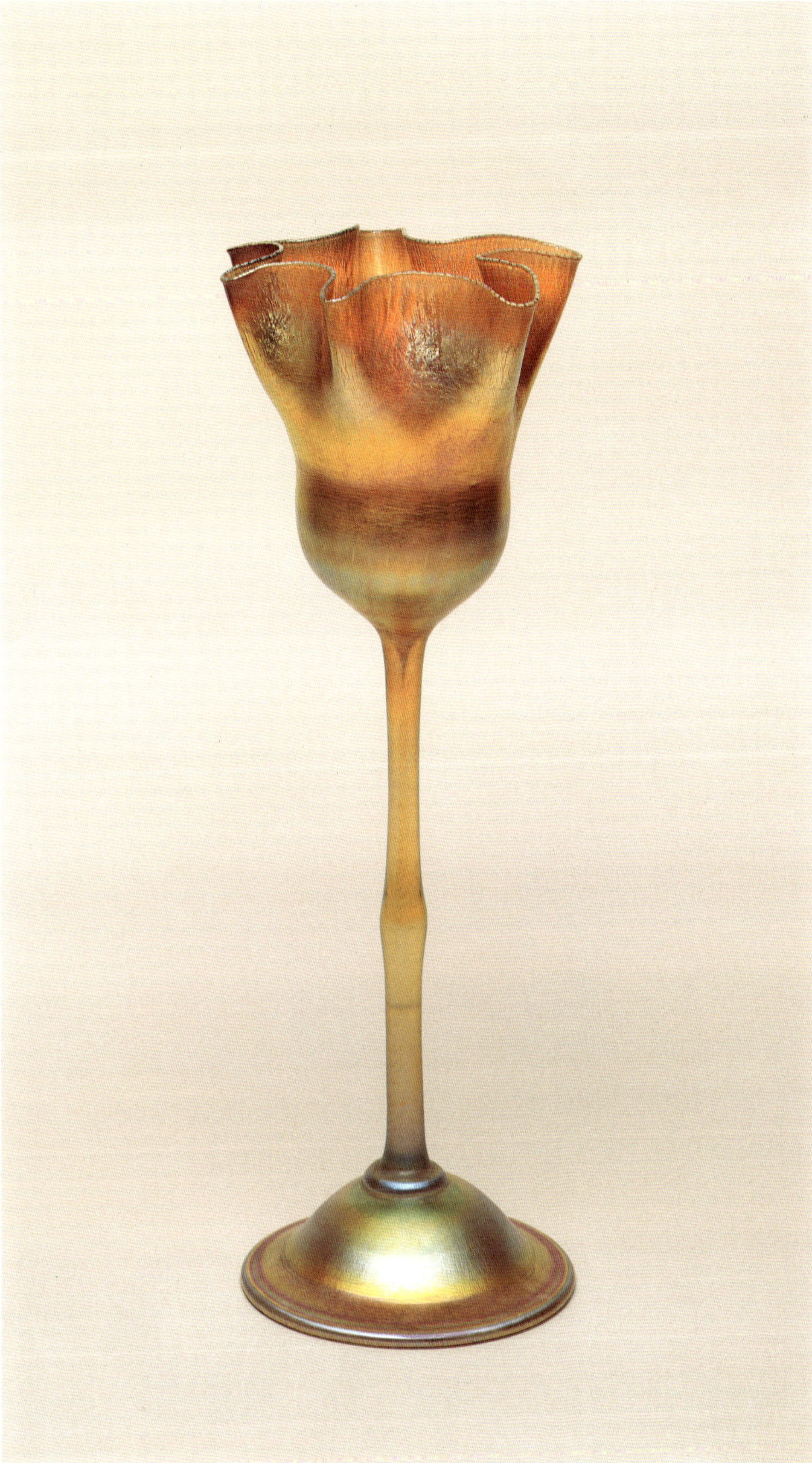

19 Vase mit »Phänomen«-Dekor in floraler Fassung

Glashütte Johann Lötz Witwe,
Klostermühle, 1900–03
Bezeichnung: »Loetz Austria«
(Vibrogravur am Boden)
Hellblaues Glas mit gelben Fadenauflagen, formgeblasen und frei geformt, irisiert. Dreiteilige Messingfassung
Höhe: 25,5 cm
Inv. Nr. O 1971,90

Angeregt durch Werke des Amerikaners Louis Comfort Tiffany (vgl. Kat. Nrn. 16–18) vertrieb die Glashütte Lötz Witwe im südböhmischen Klostermühle ihre sogenannten Phänomengläser als »Genre Tiffany« und war, da diese als Seriengläser konzipiert und daher erheblich preiswerter waren als Tiffanys Werke, damit sehr erfolgreich. Offenbar gelang es der Hütte sogar, den nordböhmischen Glasraffinerien (vgl. Kat. Nrn. 27, 28) empfindliche Konkurrenz zu bereiten. Von dort hieß es kurz nach der Jahrhundertwende: »Seit Jahren beeinflußt unseren Handel ganz besonders nachteilig die ... Nachahmungen der Kristall-Tiffanigläser, die wegen ihrer momentan sehr beliebten Ausstattung das Raffinieren durch Schleifen, Gravieren, Vergolden, Bemalen usw. - dem eigentlichen Bestandteile unserer industriellen Leistungsfähigkeit - fast ganz entbehrlich machen. Dazu kommt noch, dass speziell für Montierungszwecke grosse Mengen undekorierter Glaswaren, welche schon in der Form gemustert, gestreift, punktiert oder sonst mit einem Dessin versehen sind, zum Export gelangten und guten Absatz fanden. Die Fabrikation von Glassachen in Verbindung mit Metallmontierungen ist auch im vergangenen Jahre lebhaft betrieben worden und dürfte sich noch weiter entwickeln.« (Die nordböhmische Glasindustrie. In: Die Glashuette 34, 1904, Nummer 11, S. 143)

Der Dekor dieser Vase entstand, indem das Glas zunächst mit Fäden einer silber- oder zinnhaltigen Glassorte umsponnen und dann in ein Rippenmodel eingeblasen wurde, dadurch bildeten sich die Wellenlinien. Diese sogenannte Verzugtechnik gehört zu den beliebtesten abstrakten Dekorformen des Jugendstilglases. Dies Verfahren hatte als erster der Amerikaner Louis Comfort Tiffany in der Glasherstellung angewandt, zunächst, indem die Glasfäden in traditioneller Art mit einem kammartigen Gerät zu Bögen gezogen wurden, eine Technik, die schon in der Antike bekannt war. Bei der hier gezeigten Vase der Manufaktur Lötz ist dieser Dekor bereits produktionstechnisch rationeller, mittels einer Rippenform, entstanden. Abschließend wurde das Glas in einer sogenannten Iristrommel bei reduzierender Atmosphäre, d.h. bei Luftentzug, metallhaltigen Dämpfen ausgesetzt (irisiert). Nunmehr zeigen sich auf den gewölbten Flächen des Gefäßes metallisch schimmernde Glanzlichter.

Im Jahre 1898 wurde dieser Dekor in die Produktion der Manufaktur aufgenommen und erhielt die Bezeichnung »Phänomen Gre 6893« (Lötz I, S. 329). Er wurde in fast allen Farben produziert und gehörte, da vergleichsweise unaufwendig, zu den am häufigsten eingesetzten Dekoren dieser Jahre. Die Form, ebenfalls 1898 entwickelt (Lötz II, S. 32, Nr. 7580), scheint sich ähnlich großer Beliebtheit erfreut zu haben, womöglich beruhte ihre Popularität tatsächlich darauf, daß sie eine Metallfassung geradezu verlangte.

Diese Vase gehört zu den relativ seltenen signierten Stücken der Lötz-Hütte. Die Art der Signatur, wie sie diese Berliner Vase trägt, scheint nur zwischen den Jahren 1900 und 1903 verwendet worden zu sein.

Vergleichsstücke: Glasmuseum Passau
Literatur: Unveröffentlicht. – Zu Lötz: Ricke/Vlček/Adlerová/Ploil 1989. – Kat. Passau 1993, S. 29ff.

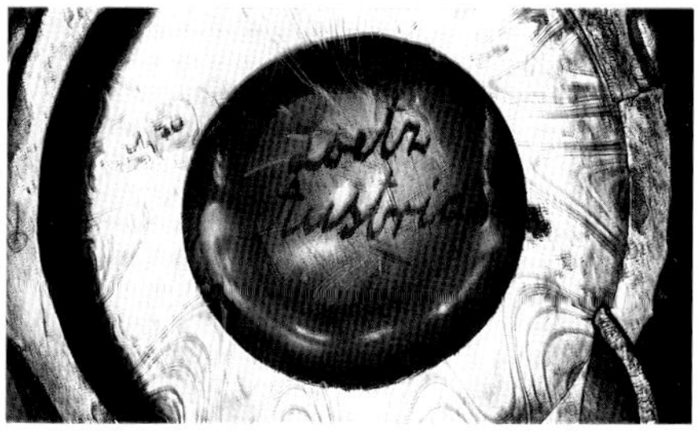

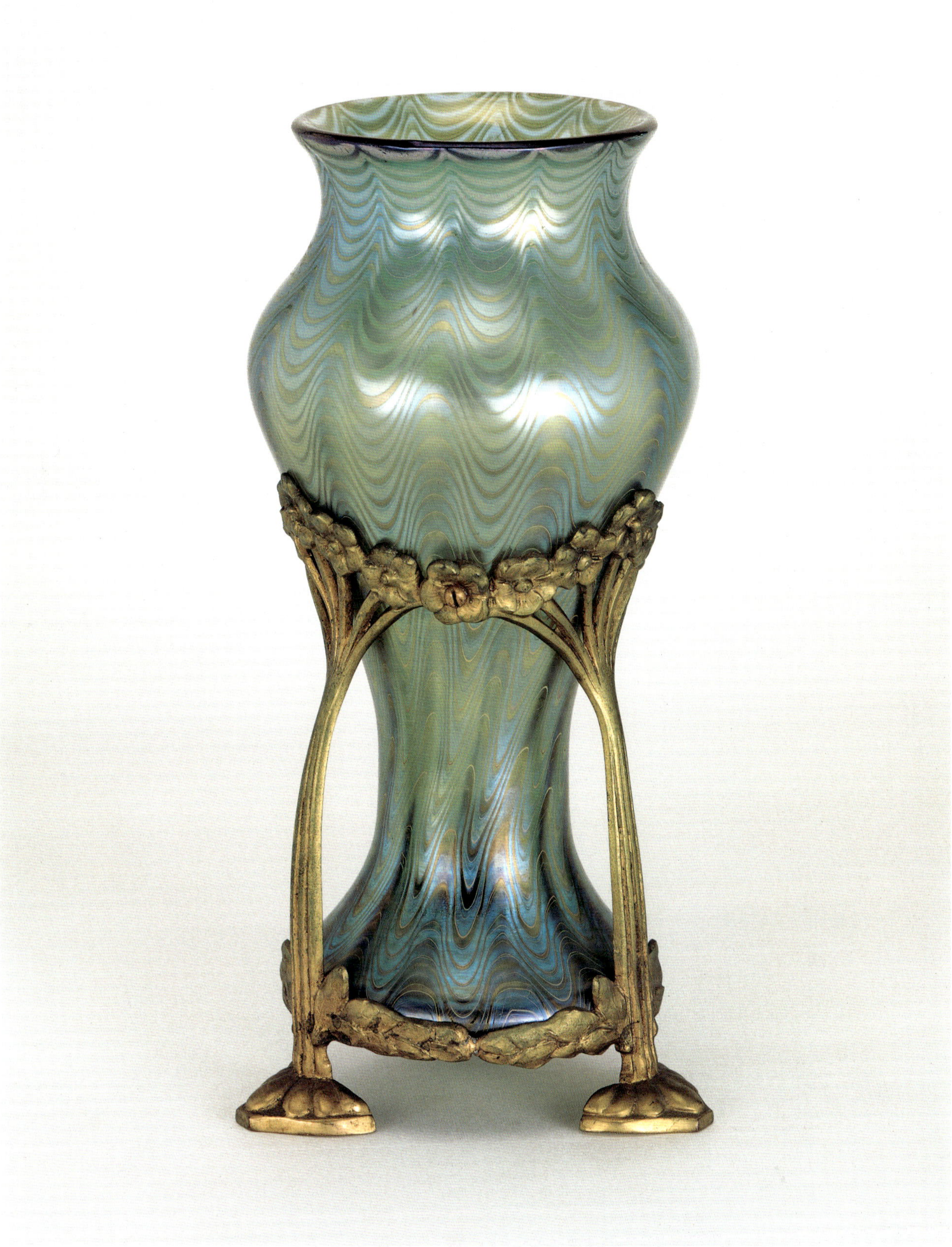

20 Drei Väschen »candia papillon«

Glashütte Johann Lötz Witwe,
Klostermühle, 1898/1900
Gläser unbezeichnet, Prägestempel
»J. ROHMEYER/BERLIN« (Fassung von a)
Farbloses Glas mit eingewalzten
silbergelben Glaskröseln, formgeblasen,
irisiert. Bemalung in Opakemails und
Gold (b)
Höhe: 14,7 cm (a), 14,5 cm (b), 9,5 cm (c)
Inv. Nrn. Dgs 190 (a), O1975,156 (b),
O1975,124 (c)

Im Jahre 1879 übernahm Max Ritter von Spaun (1856–1909), ein Schwiegersohn der Witwe des Hüttengründers Johann Lötz, die florierende Glashütte Lötz Witwe im südböhmischen Klostermühle. Unter seiner Leitung und der seines 1880 eingestellten Verwalters Eduard Prochaska (1851–1922) entwickelte sich die 1836 gegründete Firma zu der wohl bedeutendsten Manufaktur von Jugendstilglas in Böhmen. Anders als die meisten nordböhmischen Betriebe (vgl. Kat. Nrn. 27, 28) konzentrierte sich Lötz auf hüttenspezifische Dekore, Veredelungsformen, die unmittelbar während des Entstehungsprozesses am noch heißen Glas vorgenommen wurden. Beim Papillon-Dekor, wie ihn die drei hier vorgestellten Gefäße tragen, wurde Granulat aus farbigem Glas auf das zähflüssige, heiße Werkstück an der Pfeife aufgewalzt.

Das Kugelväschen (a, vgl. Lötz II, S. 88, Nr. 333) ist gefaßt zwischen zwei in Ginkgoblättern auslaufenden Henkeln. Die fächerförmigen Blätter dieses exotischen Baumes waren ein beliebtes Dekormotiv des Jugendstils. Die kugelige Glasform wurde bei Lötz erstmals 1895 produziert; da der Papillon-Dekor, einer der populärsten Dekore der Firma, jedoch erst 1898 in die Produktion eingeführt wurde, dürfte das Väschen aus der zweiten Produktionsserie des Jahres 1900 stammen. Der Bildhauer und Ziseleur Josef Rohmeyer (geb. 1858) ist zwischen 1885 und 1926 im Berliner Adreßbuch nachweisbar.

Das gesockelte mittlere Väschen (b, Musterschnitt nicht nachweisbar) trägt auf einer Seite einen in Emailfarben und Gold aufgemalten Pfau. Dieser Vogel, mit seinem schlanken, geschwungenen Körper und seinem prächtig schillernden Gefieder, gehörte zu den beliebtesten Motiven des Jugendstils. Die Motivanregung lieferte, wie bei anderen Vögeln, die ostasiatische Kunst. Der aus Blütenblättern und -köpfen geformte kleine Ziersockel ist ebenfalls eine ostasiatische Form der Gefäß»nobilitierung«. Von französischen Glasfirmen (Gallé, Daum) ist bekannt, daß sie eigens Sockel für ihre Gläser anfertigen ließen. Der Sockel unter diesem Väschen war ihm womöglich nicht ursprünglich zugedacht, da das Glas darin merkwürdig eingesunken steht. Vasen mit Reliefgold-Dekor in »japanisierendem Stil« hatte die Glashütte Lötz bereits im Jahre 1893 auf der Weltausstellung in Chicago ausgestellt, das Pfauenmotiv in Reliefgold ist in der Zeit auch auf Gläsern der Firma Riedel zu finden.

Das rechte Väschen (c, vgl. Lötz II, S. 31, Nr. 7569) eignet sich seiner Form nach ebenfalls für eine Fassung. Daß eine solche vorgesehen war, zeigen der geschliffene Rand und der Umstand, daß das Gefäß keinen Abschlag am Boden hat, also bei seiner Entstehung nicht von einer Glaspfeife auf eine andere »umgeheftet« wurde, was nur dann erforderlich ist, wenn dem Stück selbst Standfestigkeit verliehen werden muß. Ist es aber von vornherein für eine Montierung bestimmt, ist dieser Arbeitsgang nicht notwendig.

Vergleichsstücke: Glasmuseum Passau
Literatur: Hennig 1983, Nr. 190 (a). – Unveröffentlicht (b und c). – Zu Lötz: siehe Kat. Nr. 19.

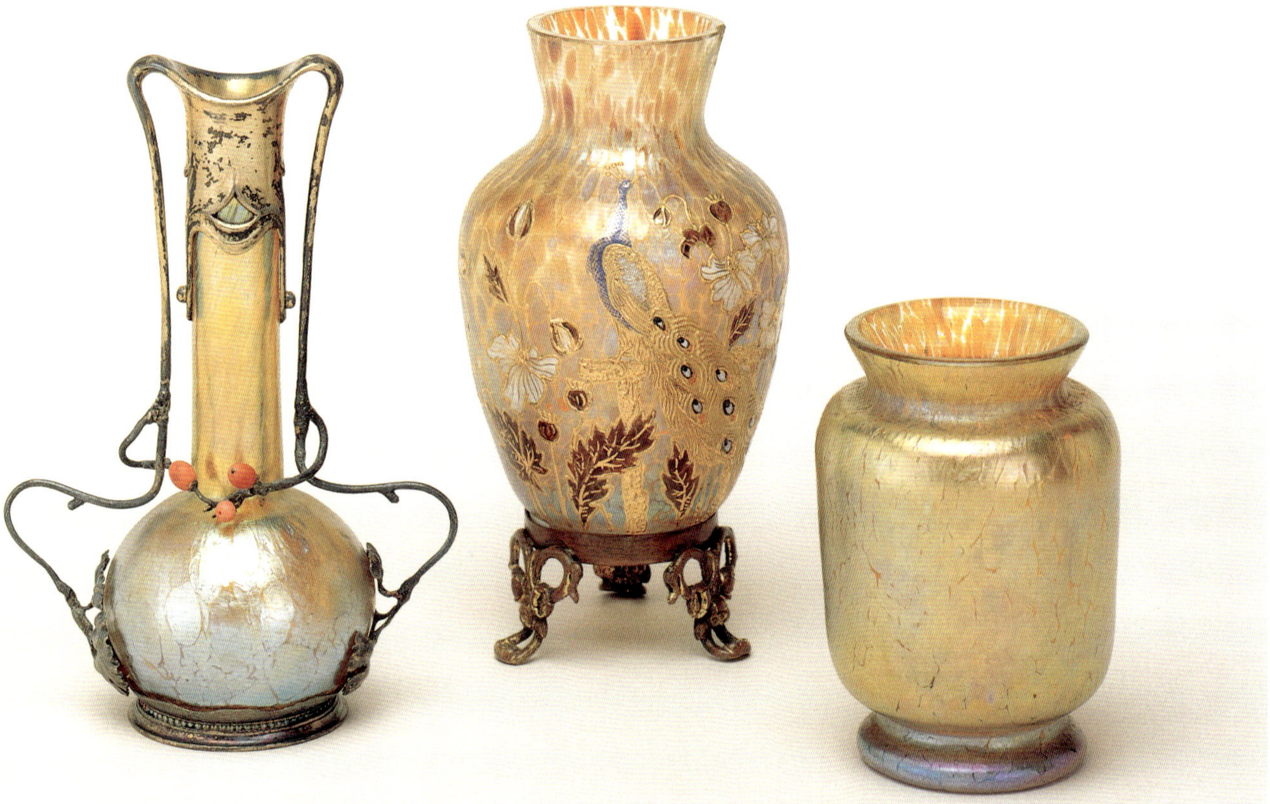

21 Zierglas »creta rusticana«

Glashütte Johann Lötz Witwe,
Klostermühle, um 1900
Unbezeichnet
Grünes Glas, formgeblasen und frei geformt. Fadenauflagen, irisiert
Höhe: 22 cm
Inv. Nr. Dgs 199

Die ausladende Lippe ist der Blickfang dieses Gefäßes. Ihre geschwungene Form und der gekerbte Rand werfen aufgrund der metallischen Irisierung lebhafte Lichtreflexe, ihre weich schimmernde, glatte Oberfläche steht in wirksamem Kontrast zur gefurchten, rauhen Außenhaut des Gefäßes. Die Form erinnert entfernt noch an orientalische Rosensprenggefäße; die hatte zuerst der Amerikaner Louis Comfort Tiffany (vgl. Kat. Nrn. 16–18) als Vorlage für die Gestaltung exzentrischer Ziergläser entdeckt. Auch die Nutzung dieses Lötz-Gefäßes ist kaum mehr vorstellbar. Varianten des Gefäßes tragen seitlich aufgeschmolzene Blätter (Kat. Dortmund 1992, Nr. 254) oder sind am Hals von einer Schlange umwunden (Neuwirth 1991, S. 41).

Über die rasche Adaption der amerikanischen Anregungen durch die Lötz-Hütte staunten schon die Zeitgenossen: »... sind doch selbst unseren Kunstfreunden die Gläser im Genre Tiffany, wie sie jetzt Max Ritter von Spaun in Klostermühle (Böhmen) herstellt, eine Überraschung« (Kunst und Kunsthandwerk II, 1899, S. 4). In einer Besprechung der Pariser Weltausstellung des Jahres 1900 hieß es weniger wohlwollend: »Wie aller guten Neuheiten sich alsbald die Fabrikanten billiger Ware bemächtigen, hat auch Louis C. Tiffany erfahren. In Paris kamen ihm am nächsten, ohne seine feinsten Schillergläser zu erreichen, die von der Firma Joh. Lötz Wwe., Klostermühle in Oesterreich, ausgestellten Hohlgläser.« (Keramische Rundschau IX, 1901, S. 573) Karl Scheffler kommentierte wenige Jahre später: »Tiffanys kostbare, stilvolle Handwerksästhetik ist durch alle Gassen der Industrie geschleift.« (Dekorative Kunst VI, 1903, Bd. 11, Heft 7, S. 253)

Tatsächlich ist die mitunter harsche Kritik an den Tiffany-Nachahmungen der Firma Lötz Witwe nur bedingt gerechtfertigt, entwickelte sie doch eine Fülle eigener Ideen (vgl. Kat. Nrn. 22–24), die sie qualitätvoll umzusetzen wußte. Den verschiedenen Glassorten wurden geheimnisvolle Namen verliehen, im Falle des hier abgebildeten Zierglases lautet er »creta rusticana«, wobei »creta« eine hütteneigene Bezeichnung für grünes Glas ist, »rusticana« sich vermutlich auf die knorpelige Struktur der Oberfläche bezieht. In einer Fachzeitschrift hieß es 1901 über die Lötz-Hütte, sie habe »kürzlich wiederum eine sehr hübsche Neuheit unter der Bezeichnung Creta rusticana an den Markt gebracht. Es sind Ziergeräthe in einer sehr großen Mannigfaltigkeit der Formen aus einem grünen, halbmatt gehaltenen, leicht irisierenden Glase, dessen ein wenig bewegte Oberfläche im Aussehen an Baumrinde erinnert« (Sprechsaal, 1901, S. 579).

Der gefragte Lüster-Effekt dieser Gläser fand jedoch schon damals gelegentlich skeptische Beurteilung: »Nur mit der grössten Zurückhaltung möge man dagegen die Metallreflex-Wirkungen in der Glasindustrie gelten lassen, obwohl die gegenwärtige Mode geradezu das Gegenteil fordert... Dass der herrliche Glanz der Tiffanygläser und ihrer österreichischen Nachfolger das grosse Publikum im ersten Moment geradezu verblüffte, wird man begreiflich finden. Aber je mehr diese Richtung überhand nimmt, umso dringlicher wird die Frage, ob die Lüsterwirkungen dem Glascharakter vollständig entsprechen, und ob wir es nicht vielmehr im Grund genommen mit einer Materialwidrigkeit zu thun haben.« (G. E. Pazaurek, Metallreflexe in der Keramik und Glasindustrie. In: Das Kunstgewerbe in Elsass-Lothringen II, 1901/02, S. 13 f.)

Vergleichsstücke: Kat. Köln 1973, Nr. 396 (irrtümlich als Pallme-König). – Uměleckoprůmyslové Muzeum, Praha. – Glasmuseum Passau. – Aukt. Kat. Ketterer, München, 165, 1991, Nr. 43; 171, 1992, Nr. 192
Literatur: Kat. Berlin 1977, Nr. 188 (mit Abb.). – Zu Lötz: siehe Kat. Nr. 19.

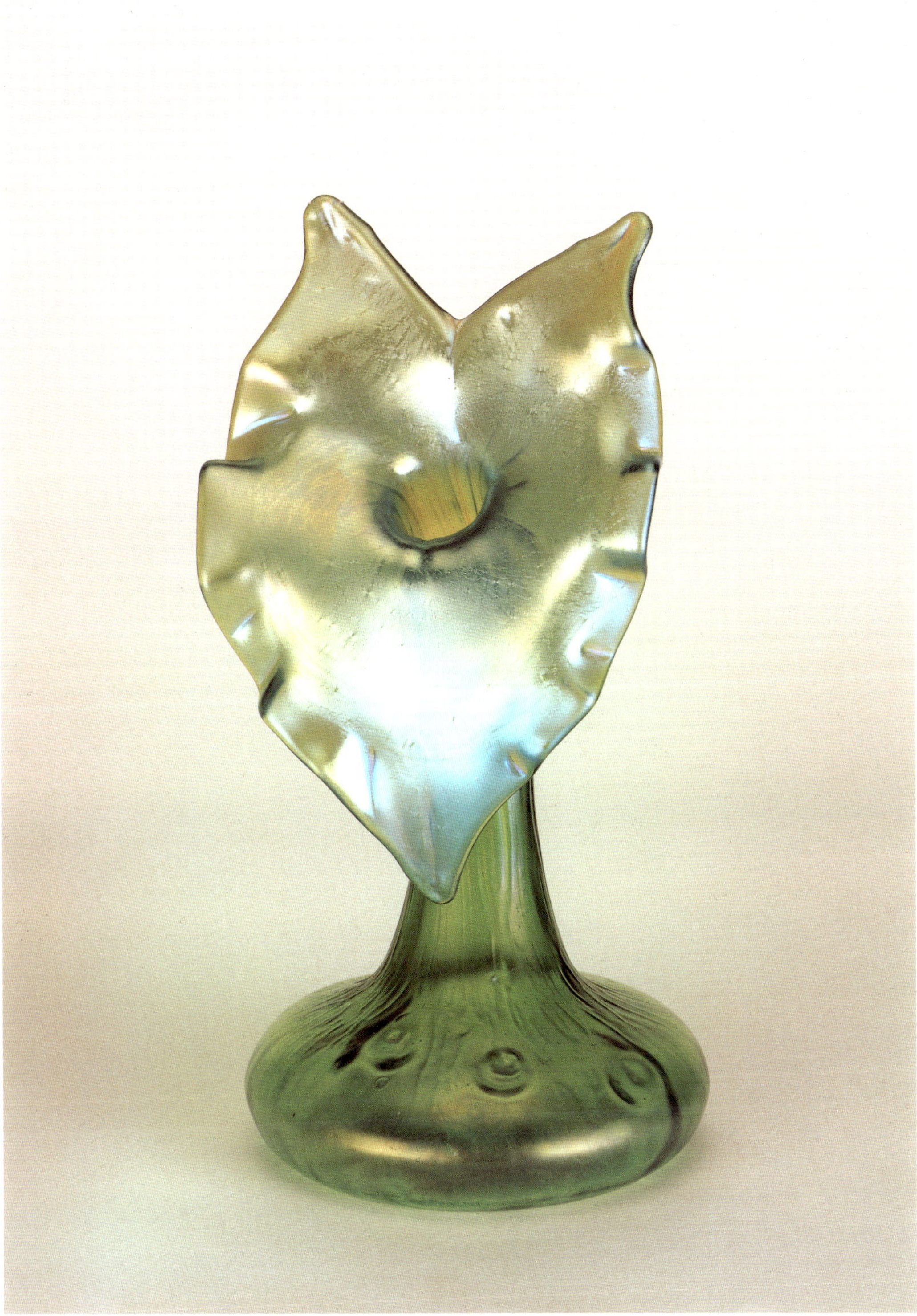

22 Zwei Gefäße

Entwurf: Marie Kirschner, 1903/04 (a), unbekannter Entwerfer (b)
Ausführung: Glashütte Johann Lötz Witwe, Klostermühle
Bezeichnung: »MK« zwischen zwei Sternen (a, geschnitten in die Abschlagnarbe), unbezeichnet (b)
Farbloses Glas, farbig verlaufend, unterfangen, optisch geblasen und frei geformt, irisiert
Höhe: 11,5 cm (a), 7 cm (b)
Inv. Nrn. O1987,3 (a), Dgs 227 (b)

Das Körbchen rechts im Bild wurde von der Berliner Malerin und Kunstgewerblerin Marie Kirschner (1852–1931) bei der Lötz-Hütte in Auftrag gegeben (Prod. Nr. Com. 1090/124, Lötz II, S. 347). Nach Angaben auf dem erhaltenen Musterschnitt, der Vorlage des Glasmachers, die Form, Größe und Dekor vorgaben, wurde diese Form in drei Dekorvarianten hergestellt. Das »Flügel«schälchen links ist unter den erhaltenen Musterschnitten nicht nachweisbar, aber sowohl ein ähnlicher Formtyp mit drei flach gedrückten Henkeln (Com. 85/5153, Lötz II, S. 312) als auch der petrolfarbene Farbverlauf sind in der Produktion der Hütte zu finden.

Marie Kirschner hat zwischen 1899 und 1913 fast dreihundert verschiedene Entwürfe in der südböhmischen Hütte Lötz Witwe fertigen lassen, bis 1925 wurden noch Formvarianten dieser älteren Entwürfe produziert. Sie weisen Marie Kirschner als vielseitige und eigenständige Gestalterin aus. Die Formen sind häufig, wie bei den hier abgebildeten Ziergefäßen, schlicht, der zarte Farbverlauf und die leicht bewegte Oberfläche verleihen den Arbeiten Lebendigkeit. Diese formale Einfachheit, die auf Gestaltungstendenzen der 20er Jahre vorausweist, scheint sie bewußt gewählt zu haben, um die Blumen in den Gefäßen zur Wirkung kommen zu lassen. Die Henkelschale, die man sich als Tafelzier vorstellen kann, nahm zum Beispiel kleine Blüten auf, deren Blattwerk mit dem Grün des Gefäßrandes korrespondierte.

Außer Entwürfen für Glas hat Marie Kirschner auch solche für Majolika, Textilien und Möbel geschaffen. Im Jahre 1887 zog die in Prag geborene Künstlerin nach Berlin, wurde dort Mitglied des »Vereins für Künstlerinnen und Kunstfreundinnen«, in dessen Vorstand sie 1896 gewählt wurde, und erhielt zahlreiche Aufträge für Innendekorationen. Der Kontakt zur Hütte Lötz Witwe entwickelte sich in den 90er Jahren des vorigen Jahrhunderts. Zunächst bemalte sie Gläser der Hütte, 1897/98 begann sie, selbst Gefäße zu entwerfen. Im Jahre 1900 erhielt sie, wohl im Hinblick auf eine weitere Zusammenarbeit, eine eigene Kommissionsnummer. Um die Kosten für ihre Auftragsarbeiten zu reduzieren, entwarf sie ebenfalls Gläser für die hütteneigene Produktion. Den Dekor wählte sie aus dem Angebot der Hütte, sie selbst hat anscheinend nur fünf Dekore herausgebracht. Ihre Entwürfe entstanden vielfach im Hinblick auf bevorstehende Ausstellungen, etwa die »Große Berliner Kunstausstellung« oder die Weltausstellung in St. Louis, wo sie mit einer Silbermedaille ausgezeichnet wurde; ein Jahr darauf, auf der Internationalen Ausstellung in Lüttich, erhielt sie eine Goldmedaille. Die in ihrem Auftrag produzierten Gläser signierte sie (a) und organisierte auch deren Vertrieb.

Diese Gefäße sind ein Beispiel für die Vielseitigkeit der Hütte Lötz Witwe, die aufgrund des Könnens ihrer Glasarbeiter ein breites Spektrum unterschiedlichster Formen und Dekore anbieten konnte.

Vergleichsstücke: Glasmuseum Passau
Literatur: Lötz I, Nr. 241 (a). – Hennig 1983, Nr. 227 (b). – Zu Marie Kirschner: Hennig in Lötz I, S. 198 ff. – Zu Lötz: siehe Kat. Nr. 19.

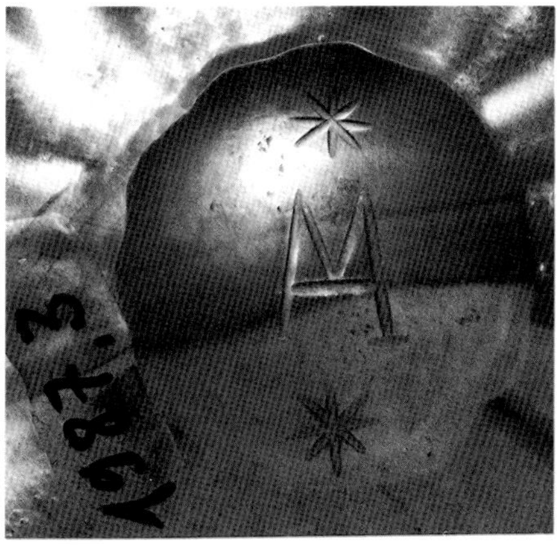

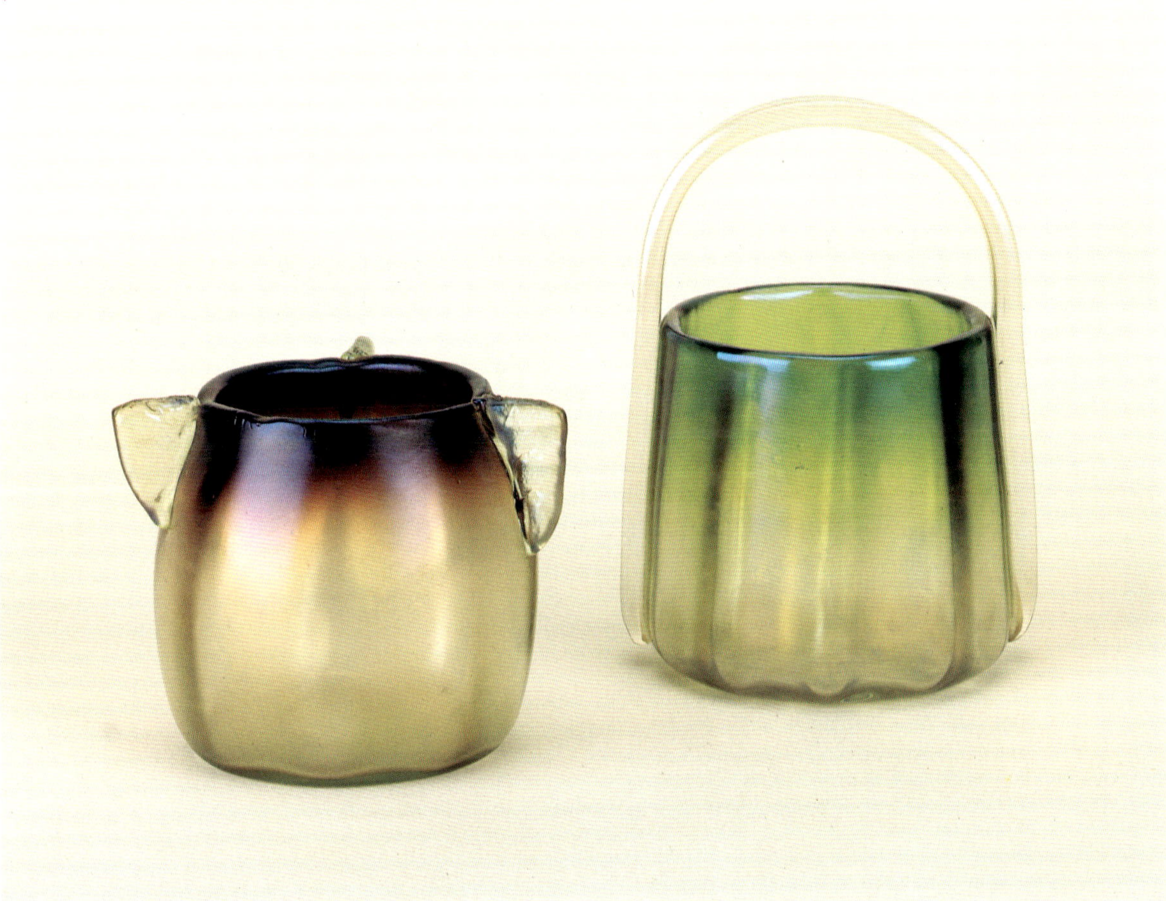

23 Henkelgefäß und Doppelhenkelschale »Cephalonia«

Glashütte Johann Lötz Witwe, Klostermühle, um 1904
Glas unbezeichnet, Stempel der Bonner Firma F. van Hauten Sohn (Bronzemontierung)
Leicht grünliches Glas mit aufgedampftem Zinnoxyd. Formgeblasen und frei geformt, teilweise kalt bemalt
Höhe: 16,5 cm (a), 11 cm (b)
Inv. Nrn. SB 3 (a), Dgs 206 (b)

Diese beiden »antikisierenden« Gefäße gehören zu einer Serie mit dem Namen »Cephalonia«. Vermutlich sind auf dieser westgriechischen Insel ähnliche Gefäße aus der Antike gefunden worden, die dieser Glasserie den Namen gegeben haben. Wie bei der Irisierung (vgl. Kat. Nrn. 16–20 u.a.), die eine Nachahmung natürlicher Zersetzungserscheinungen auf der Oberfläche von Gegenständen, die lange in der Erde gelagert haben, ist, zeigen die Cephalonia-Gefäße eine weitere Art scheinbarer Verwitterung, die durch das Aufdampfen von Zinnoxyd, das beim anschließenden Aufblasen der Form gerissen ist, erzielt wurde. Das Henkelgefäß trägt zusätzlich aufgemalten »Patina-Dekor«, der den Eindruck oxidierten Metalls vermitteln soll.

Die Schale (b) hat eine – stilistisch freilich moderne – Bronzefassung mit Lorbeerblatt-Dekor erhalten, ausgeführt von der Bonner Firma van Hauten, die zwischen 1896 und 1904 verschiedentlich Glas von der Lötz-Hütte bezogen hat. »F. von Hauten Sohn, Bonn, bringt hervorragend schöne Kunstgläser, die zum Theil wenigstens der bekannten Glasfabrik Johann Lötz Witwe zu entstammen scheinen, in Metallmontierung«, heißt es in der Fachzeitschrift »Sprechsaal« im Jahre 1902 (S. 1380).

Die Hütte Lötz Witwe hat eine Fülle von Form- und Dekorentwürfen im werkeigenen Atelier entwickelt, deren Entwerfer nicht mehr zu ermitteln sind. In der nicht vollständig erhaltenen Musterschnitt-Sammlung der Hütte sind die Formen der beiden hier abgebildeten Gefäße nicht nachweisbar. Die Hütte erzielte 1900 auf der Pariser Weltausstellung mit ihrer Produktion beachtlichen Erfolg und wurde mit einem Grand Prix und zwei Silbermedaillen ausgezeichnet.

Vergleichsstücke: Lötz I, Nr. 256. – Schmitt 1989, Nrn. 123/124. – Cappa 1991, Nr. 84 b. – Glasmuseum Passau (Dekor)
Literatur: Unveröffentlicht (a). – Hennig 1983, Nr. 206 (b). – Zu Lötz: siehe Kat. Nr. 19.

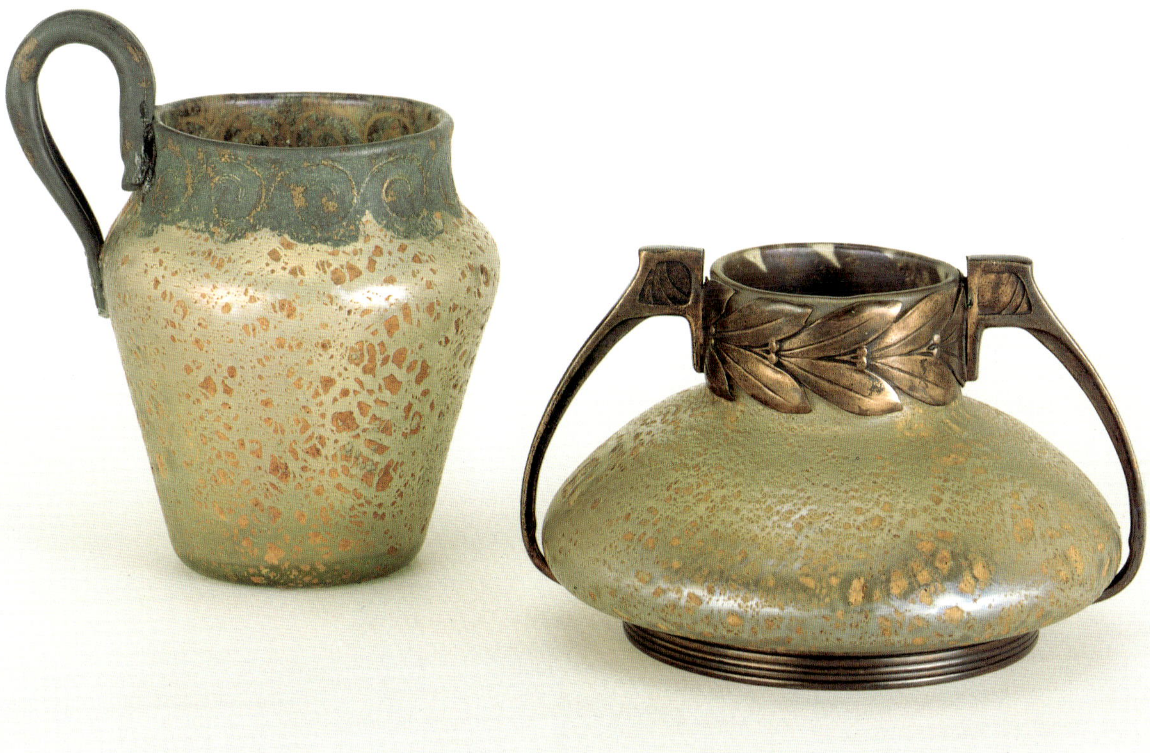

24 Lampe und Schale »Gre 2420«

Glashütte Johann Lötz Witwe,
Klostermühle, 1905/06
Unbezeichnet
Gelbes Opalglas, partiell rot überfangen, farbloser Überfang mit eingeschlossenen Silberfäden
Höhe: 41 cm (a), Durchmesser: 21 cm (b)
Inv. Nrn. O1984,89 (a), O1979,273 (b)

Beleuchtungskörper waren ein zentrales Thema der Glasgestaltung um 1900. »Die Entwicklung, die sich in unserem Jahrhundert von der Öllampe zum Gas, vom Gas zur Elektrizität vollzogen hat, hat eine Welt zwischen früher und jetzt gelegt: zwischen der Öllampe unserer Grossväter und einer Glühlampe ist kein geringerer Unterschied als zwischen der Postkutsche und den Eisenbahnwagen.« (Moderne Beleuchtungskörper. In: Dekorative Kunst V, 1898, S. 4) 1879 brannte die erste elektrische Straßenlampe in New York, vier Jahre später auch in Berlin.

Die Elektrifizierung der Haushalte brachte der Glasindustrie einen prosperierenden Produktionszweig. Alle großen Hütten stellten neben Hohlglas auch Lampenglas her, Künstler wie Louis Comfort Tiffany und Emile Gallé setzten sich mit der Gestaltung auseinander, galt es doch, für die neue Technik auch neue, die Gestalt der Gaslampen ablösende Formen und Dekore zu finden, die dem spezifischen Licht der elektrischen Glühbirne Rechnung trugen. Das Licht der Glühbirne wirkte, verglichen mit den Flammen von Kerzen oder Gaslampen, leblos, konnte also einen lebhaft gestalteten Rahmen vertragen. In der Fachpresse war die Lampengestaltung ein immer wiederkehrendes Thema, im Reichenberger Museum und andernorts fanden Ausstellungen moderner Beleuchtungskörper »aller Art und aller Materialien« statt (Kunst und Kunsthandwerk VII, 1904, S. 193).

Auch die Lötz-Hütte hat, in Erweiterung ihres Produktionsprogramms, ab 1901 verschiedene Glasschalen für Lampen produziert, wobei häufig Gefäßdekore auf entsprechende Formen übertragen wurden. Daß die Produktion von vornherein als Serienware konzipiert war, erleichterte die Übertragung, Lampenschirme gehörten zum gut verkäuflichen Programm der Firma. »Zum ersten Male hat die Firma mit diesem, in ihrem Heimathlande Oesterreich und in Deutschland durch Patente geschützten Glase das Gebiet der Zierkunst verlassen und es einem praktischen Verwendungszwecke dienstbar gemacht, nämlich dem der elektrischen Beleuchtung. In allen den mannigfach verschiedenen Arten … und immer neuen und überraschenden Farbenzusammenstellungen ist eine Fülle von Mustern, sowohl von Kugeln für Bogenlicht, wie von Schirmen, von Hüllen für Birnen, von offenen Schaalen jeder Gestalt und von Ampeln für Glühlicht hergestellt worden, die bei ihrer Benutzung alle bisher verwandten Beleuchtungskörper in Bezug auf farbige und vornehme Wirkung in den Schatten stellen müssen.« (Neuheiten in Kunstglas. In: Sprechsaal, 1901, S. 579)

Der Dekor der hier abgebildeten Lampe »Carrageen citron rubin« blieb nicht lange im Repertoire der Hütte, sondern wich dem offenbar kommerziell erfolgreicheren »Titania«-Dekor (vgl. Kat. Nr. 25). Reizvoll zeigt er sich jedoch gerade bei einem Beleuchtungskörper, da bei Tageslicht vor allem die gekämmten Silberfäden der Oberfläche zur Wirkung kommen, die bei eingeschaltetem Kunstlicht nurmehr als blasse Zeichnung im Gegenlicht erscheinen. Die Lampe erzeugt ein warmes Licht, dessen Schimmer in der Wahl eines Bronzesockels entsprochen wurde. Die einzelnen Varianten an Fadendekoren erhielten in der Hütte sogenannte Genre-Nummern (hier: Gre 2420), die dem Glasbläser exakt die gewünschte Art der Verarbeitung angaben.

Vergleichsstücke: Lötz I, Nr. 260 (Dekor)
Literatur: Unveröffentlicht – Zu Lötz: siehe Kat. Nr. 19.

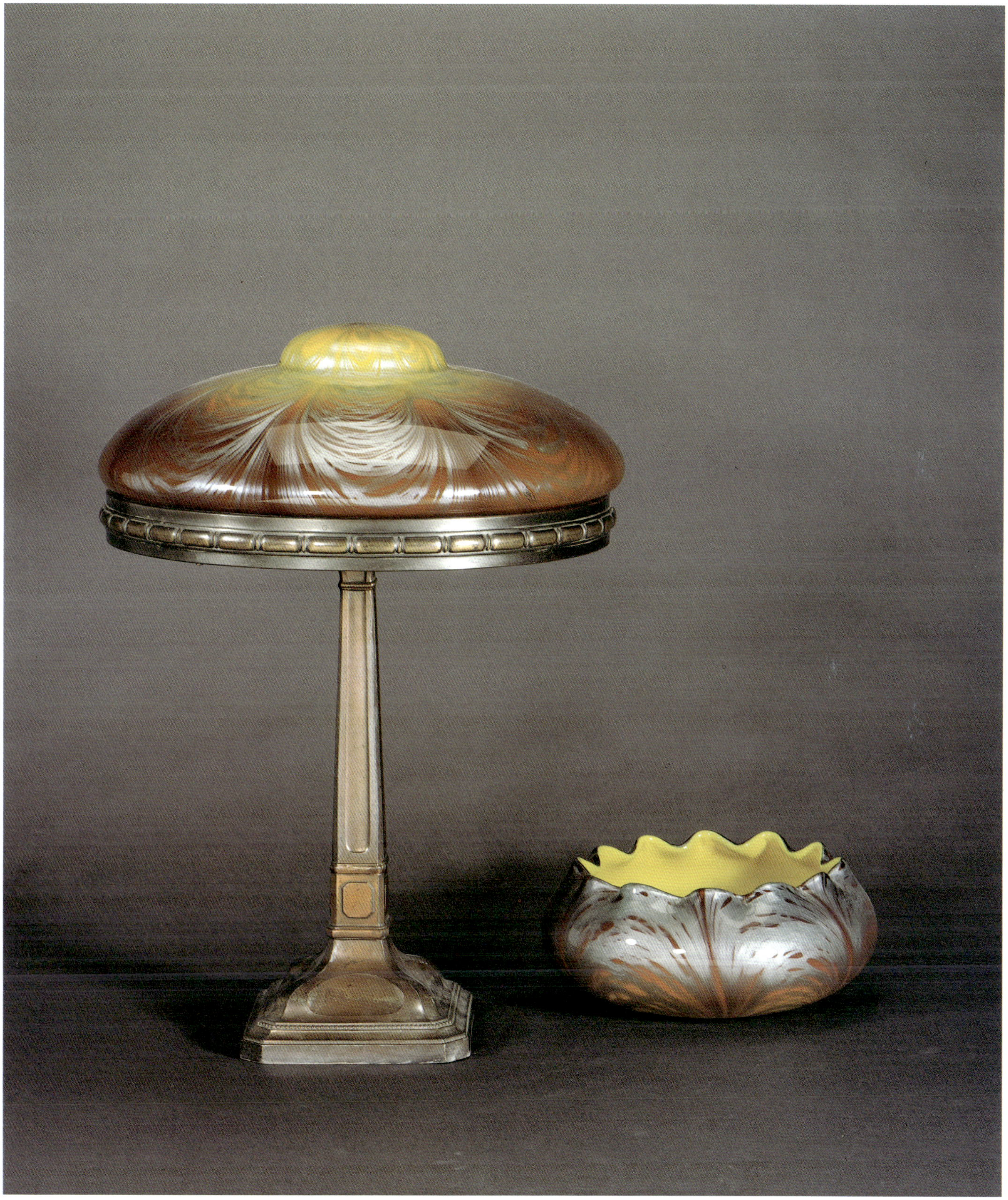

25 Vase
»Titania Maigrün mit Rosa«

Glashütte Johann Lötz Witwe,
Klostermühle, um 1909
Unbezeichnet
Hellgrünes Opalglas, teilweise violett überlagert, mit silbrigen Fäden umsponnen, gekämmt, reduziert, farblos überfangen, formgeblasen
Höhe: 29 cm
Inv. Nr. Dgs 229

Der »Titania«-Dekor, seit 1905 in der Produktion der Hütte Lötz Witwe, stellt eine raffinierte Variante der gekämmten Dekore im »Genre Tiffany« dar: Auf einem durch aufgeschmolzene silberhaltige Fäden sehr bewegten Grund scheinen vom Boden der Vase her lanzettartig vier Blätter mit welligem Umriß und ebensolcher Binnenzeichnung emporzuwachsen. Durch den relativ dicken farblosen Überfang erhält die Oberfläche eine Tiefenwirkung, die dem Oberflächenglanz der irisierten »Phänomen«-Gläser geradezu entgegengesetzt ist. Die Form (Produktionsnummer 6388, Lötz II, S. 197) mit ihrer ausgeprägten Schulter ist keramischen Vorbildern entlehnt.

Im Jahre 1908 hatte Max Ritter von Spaun den Betrieb an seinen Sohn Maximilian Robert (geb. 1883) übergeben. 1909 begann Adolf Beckert (1884–1929) aus Böhmisch Leipa seine Tätigkeit als künstlerischer Leiter der Firma und erweiterte die Techniken der Veredelung durch die bis dahin in der Hütte Lötz wenig gebräuchliche Ätztechnik·(vgl. Kat. Nr. 50). Die Heranziehung hüttenfremder Gestalter war, von der Werbewirksamkeit her gesehen, ein kluges Vorgehen, auch dürften »externe« Entwürfe Herausforderung und Anregung für die Mitarbeiter der Hütte gewesen sein. Leider ist über das hütteneigene Entwurfsatelier kaum etwas bekannt.

Die anspruchsvolleren Ziergefäße der Lötz-Hütte wurden im allgemeinen nur in wenigen Exemplaren, später nur auf Bestellung, produziert. Diese Arbeitsweise in kleinen Serien hatte zur Folge, daß die Arbeit der Glasmacher sehr abwechslungsreich war, daß sie aber auch die Ausführung einer Fülle von Artikeln beherrschen mußten, denn jährlich konnten fünf- bis achthundert neue Formen und einige Dutzend neue Dekore entstehen. Da die Dekore meist auf dem Werkstück an der Pfeife fertiggestellt wurden, das erst im Anschluß auf- und formgeblasen wurde, bedeutete dies eine Herausforderung an das Formgefühl und an die Geschicklichkeit der Glasmacher. Diese Produktionsform kam der Idee »nicht entfremdeter Arbeit« ähnlich nahe wie die Herstellung von Gallés *Marqueterie*-Gläsern (vgl. Kat. Nr. 9).

Produktionstechnisch war dieses Verfahren freilich unrationell. Im Jahre 1911 mußte die Hütte Konkurs anmelden, 1913 wurde sie in eine GmbH umgewandelt. Vertrieben wurden die Lötz-Gläser über verschiedene Niederlassungen in Europa, so in Paris, London, Wien, Hamburg, Leipzig und Berlin.

Vergleichsstücke: Lötz I, Nr. 272 (ähnliche Form). – Lötz I, Nr. 271. – Schmitt 1989, Nr. 126. – Aukt. Kat. Ketterer, München, 177, 1992, Nrn. 203/204. – Verk. Kat. Kovacek, Wien, 1993, Nr. 262. – Glasmuseum Passau (Dekor)
Literatur: Kat. Berlin 1977, Nr. 182. – Hennig 1983, Nr. 229. – Kat. Berlin 1988, Nr. 342 (jeweils mit Abb.). – Zu Lötz: siehe Kat. Nr. 19.

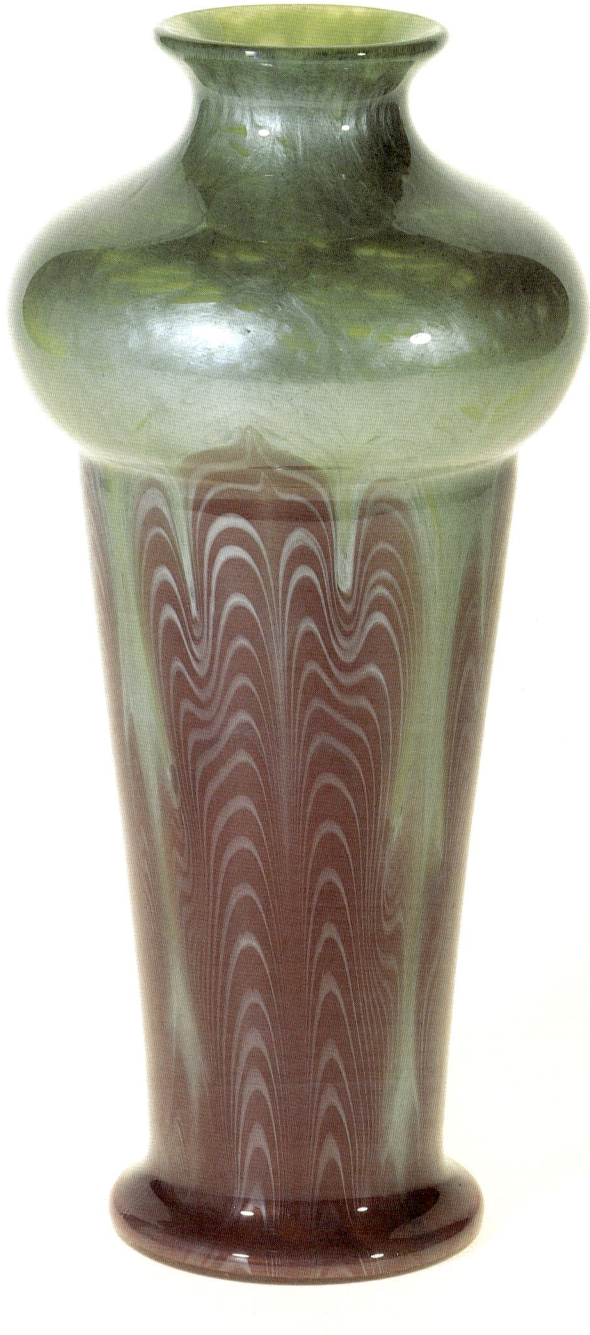

26 Schale mit Chrysanthemen-Dekor

Entwurf: Léon Ledru, Seraing-sur-Meuse, 1906/07
Ausführung: Cristalleries du Val Saint Lambert, Seraing-sur-Meuse
Bezeichnung: »Val St. Lambert« (am Boden geritzt)
Dickwandiges, grünes Glas, formgeblasen, Schliff. Hochätzung, Farbbeize, Vergoldung
Höhe: 21,6 cm
Inv. Nr. Dgs 1

Die belgische Glasveredelung liegt gewissermaßen an einer Schnittstelle französischer und böhmischer Einflüsse, wofür auch diese Schale ein Beispiel ist. Sie unterstreicht in ihrer Glassubstanz eine der traditionellen Spezialitäten der belgischen Glasindustrie, nämlich die Qualität ihres Kristallglases. In Form und Dekor sind moderne Anregungen verarbeitet: Die Oberfläche ist nicht mehr mit aufwendigen Schliffdekoren zerklüftet, der Umriß zeigt einen ruhigen Schwung, der Dekor ist inspiriert von den floralen Ätzdekoren der *École de Nancy*.

Um die Jahrhundertwende fanden die Cristalleries du Val Saint Lambert sowohl auf dem Gebrauchsglas- wie auf dem Kunstglassektor europaweit Beachtung. Diese 1825 gegründete Hütte hatte sich seit den 80er Jahren des 19. Jahrhunderts der Kunstglasproduktion gewidmet. Wirtschaftlich bedeutender für die Hütte dürfte ihre Preßglas- und Lampenproduktion gewesen sein.

Seit 1888 war der Pariser Maler Léon Ledru (gest. 1926) Leiter dieser Kunstglasproduktion. Er engagierte 1906/07 den französischen Glasmacher Désiré Muller, der aus Lothringen die Technik kombinierter Hochätzung und Farbbeizenmalerei mitbrachte, die auch diese Schale zeigt.

Die Chrysantheme, göttliche Blume des Fernen Ostens, war in Frankreich seit Pierre Lotis Roman »Madame Chrysanthème« (1887) zum Sinnbild vergänglicher Liebe geworden (Hakenjos 1982, S. 147). Der spiegelbildlich angeordnete Blütendekor kommt an der Schale goldglänzend im Auflicht und rotleuchtend als Schattenriß in der Durchsicht zur Wirkung. Einen besonderen Effekt erzielt entlang der Ränder die grobkörnige Oberflächenstruktur – womöglich eine Umsetzung graphischer Effekte aus dem Aquatinta-Druck in die Glasgestaltung.

Vergleichsstücke: Cappa 1991, Nr. 849 (Dekor)
Literatur: Kat. Berlin 1977, Nr. 219 (mit Abb.). – Hennig 1983, Nr. 1. – Zu Val Saint Lambert: Schmitt 1989, S. 326ff. – Cappa 1991, S. 463ff.

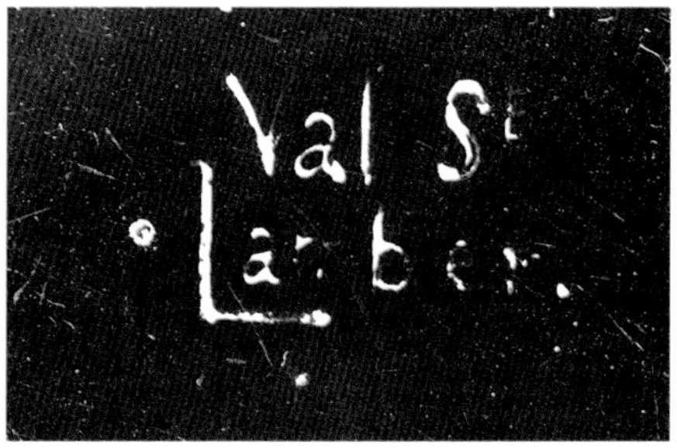

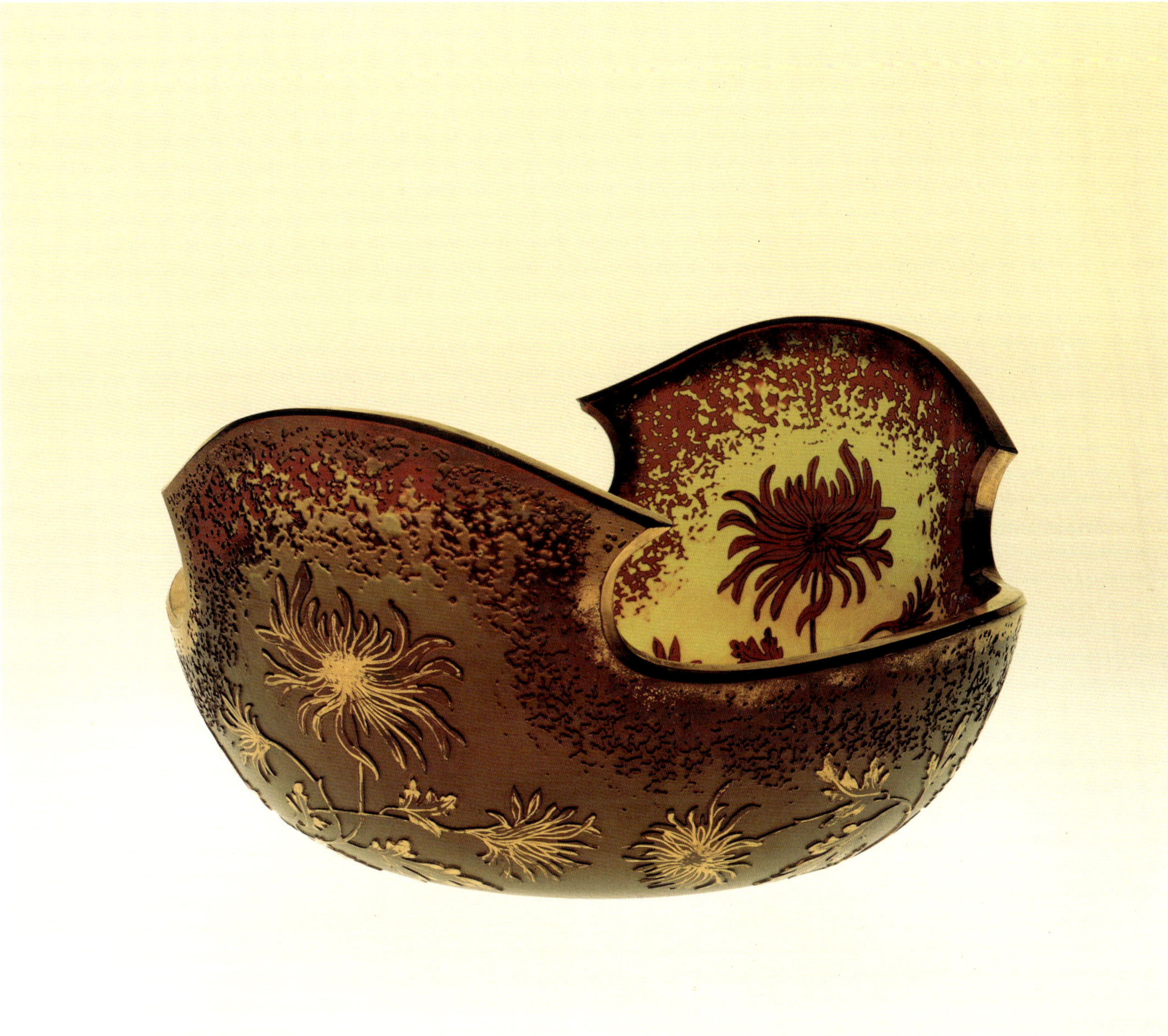

27 Vase mit Löwenzahn-Dekor

Gräflich Harrachsche Glasfabrik,
Neuwelt, um 1900
Bezeichnung: »Harrach«
(am Boden in goldener Schreibschrift)
Violettes Glas, formgeblasen, Craquelé.
Geätzt, Bemalung in Opakemails,
Zeichnung in Rot, Teilvergoldung
Höhe: 25,5 cm
Inv. Nr. O 1978,35

In der Epoche des Jugendstils wurde eine Fülle neuartiger Glasdekore entwickelt, anhand verschiedener alter und neuer Verarbeitungstechniken wurden sie zu immer neuen Effekten kombiniert. Aufgrund der Rißbildung im Innern der Glaswandung entstand bei dieser Ziervase ein lebhafter Hintergrund für den flächig und in kräftig abgesetzten Farben aufgemalten Blumenschmuck. Wie bei Dekoren der *École de Nancy* ist auch bei diesem in Nordböhmen entstandenen Gefäß die Blume einmal im Zustand höchster Blüte und zugleich ein weiteres Mal in dem des Verblühens gezeigt. Diese Gegenüberstellung könnte das Ineinander von Leben und Vergänglichkeit andeuten, ist gerade beim Löwenzahn (*Taraxacum*) die samentragende Pusteblume noch im Verblühen Garant für ihr Fortleben in unzähligen neuen Pflanzen. Solche in der Glaskunst Emile Gallés vorauszusetzenden Bedeutungsebenen (vgl. Kat. Nr. 14) spielten aber in der böhmischen Glasveredelung vermutlich keine Rolle, ebensowenig kommt es hier zu einer vergleichbaren Synthese von Form und Dekor.

Das weitmaschige Craquelé im Innern des Glaskörpers entstand, indem das in kaltem Wasser abgeschreckte Grundglas noch einmal mit einer dünnen, farblosen Glasschicht überstochen wurde. In diesem Verfahren schlossen sich die feineren, verblieben lediglich die tieferen Risse, die nun als »Schattenfugen« den Hintergrund beleben. 1898 hieß es über die Hütte: »Insbesondere wurde in Neuwelt erfunden und eingeführt das ... Craquelé in allen Farben« (Neuwirth 1991/II, S. 274).

Die Gräflich Harrachsche Glasfabrik im böhmischen Teil des Riesengebirges zählt zu den ältesten dokumentierten Hüttengründungen Nordböhmens. In den letzten beiden Jahrzehnten des 19. Jahrhunderts gehörte die Hütte zu den modernsten der Region. Während des Ersten Weltkrieges kam es zu erheblichen Einschränkungen der Produktion. Schon 1916 wurden die Öfen gelöscht, 1919 auch der Schleifereibetrieb (Die Glashuette 49, 1919, Nummer 21/22, S. 168).

In der Epoche des Jugendstils überrascht die Produktion noch heute durch die Vielfalt ihrer Dekore, die sowohl in der Hütte selbst wie in Raffinerien außerhalb entstanden sind. Typisch sind Gefäße mit hochgeätzten Dekoren nach dem Vorbild der *École de Nancy*. Offenbar hat man sich vor allem an Gläsern der Manufaktur Daum orientiert, dies lassen die »Ziersäume« an Gefäßansatz und -öffnung vieler Objekte vermuten. Lediglich die bemalten Gefäße scheinen, wie die hier gezeigte Vase, signiert worden zu sein, die anderen Gefäße wurden anscheinend mit Klebeetiketten versehen, die selten erhalten sind.

Vergleichsstücke: Cappa 1991, Nr. 392
Literatur: Unveröffentlicht. – Zur Harrachschen Glasfabrik: Schmitt 1989, S. 172 ff. – Cappa 1991, S. 218 ff. – Kat. Passau 1993, S. 58 ff.

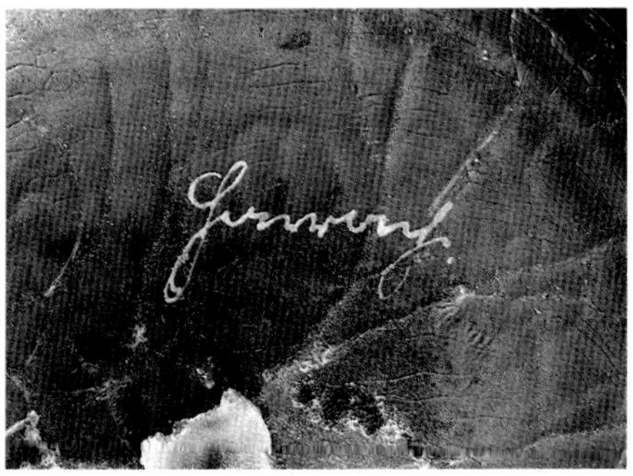

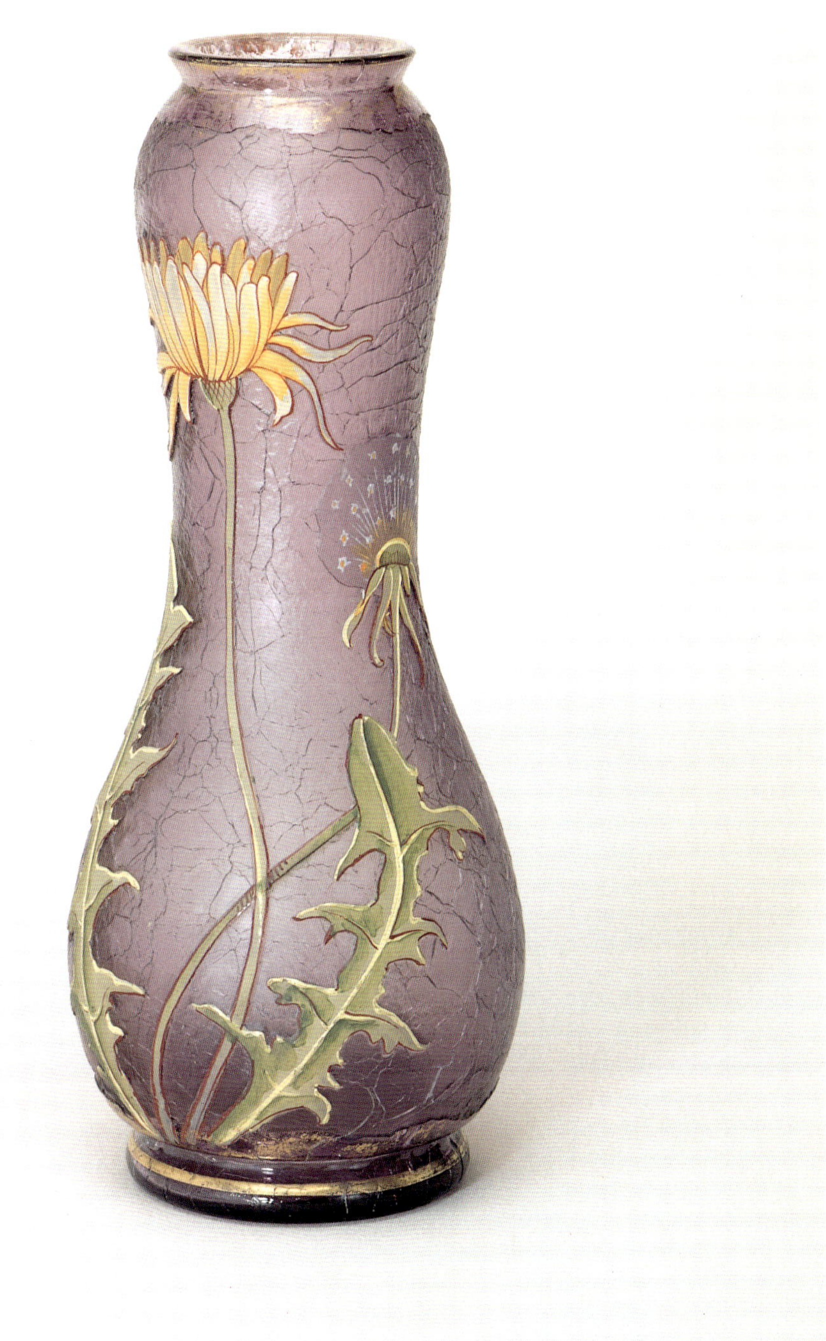

29 Vase mit »Tränenden Herzen«

Entwurf: Heinrich Strehblow, Haida, um 1910
Ausführung: Fachschule Haida
Bezeichnung: »Dir. Strehblow« (hochgeätzt auf der Wandung)
Dickwandiges, farbloses Glas mit violetter Farbbeize, formgeblasen. Dekor geätzt, Binnenzeichnung und Bemalung in Gold
Höhe: 37,5 cm
Inv. Nr. O 1980,127

Form und Dekor dieser Vase zeigen deutlich den Einfluß französischer Jugendstilgläser. Die ungewöhnliche Rautenform mit eingedrücktem Rand findet sich bei Arbeiten Emile Gallés aus den 1890er Jahren, das Motiv der »Tränenden Herzen« (*Dicentra spectabilis*) ist auf Vasen Gallés und der Gebrüder Daum anzutreffen. Die Blüten, besonders die golden akzentuierten Blütenstände, zeigen freilich ein Maß an Stilisierung, wie es die *École de Nancy* (vgl. Kat. Nr. 32) nicht kannte. Die »Tränenden Herzen« gehörten, wie die Kastanie (vgl. Kat. Nr. 38), zu den Modepflanzen der Zeit. Sie finden sich als Holzbrand, Metallguß, Seidenmalerei, Lederschnitt ebenso auf Kästchen, Mappen und Porzellangefäßen wie auf Lampenschirmen, ja selbst auf Pfefferkuchen.

Der Wiener Maler Heinrich Strehblow (geb. 1862) führte die 1870 gegründete Glasfachschule in Haida durch schwierige Zeiten. 1907 als Direktor berufen, baute er die Schule zunächst planmäßig aus: Seit 1906 existierte eine Versuchsglashütte, die Vorrichtungen für das Glasätzen wurden ausgebaut u.a.m. Im Kriegsjahr 1915 bereitete er als Vertreter der nordböhmischen Fachschulen die Ausstellung »Österreichisches Kunst- und Exportglas« vor (vgl. Kat. Nrn. 52–54). Zwischen 1926 und seinem Ruhestand im Jahre 1929 leitete er auch die vorübergehend mit der Haidaer Fachschule zusammengelegte Fachschule von Steinschönau. Strehblow, Mitglied des Österreichischen Werkbundes, schrieb in seiner Zeit als Direktor auch ein Handbuch der Glasmacherkunst, das 1920 unter dem Titel »Der Schmuck des Glases« erschien.

Von Strehblow haben sich einige signierte Arbeiten erhalten, eine weitere Vase im Berliner Kunstgewerbemuseum (Inv. Nr. O 1980, 128) sowie zwei Vasen im Passauer Glasmuseum. Zu den beiden Berliner Vasen existieren identische Stükke im Glasmuseum von Nový Bor, sie tragen allerdings keine Signatur. Womöglich handelt es sich bei den signierten Arbeiten um Musterstücke für den Unterricht, um Vorlagen zur Vervielfältigung für eine Raffinerie oder aber um Ausstellungsstücke, während die unsignierten Gläser Schülerarbeiten oder Nachbestellungen sind. Diesen Hinweis gibt ein Ausstellungsbericht über Fachschularbeiten (allerdings aus Steinschönau): »Sämtliche Stücke sind unverkäuflich, doch können von ihnen auf Wunsch Kopien zum angeführten Preis unter Aufsicht der Schule hergestellt werden.« (Ausst. Kat. Österreichisches Kunstgewerbe, Wien 1909/10, S. 61)

Vergleichsstücke: Sklářské Muzeum, Nový Bor (Inv. Nr. NB 4737, Pendant)
Literatur: Unveröffentlicht. – Zu Strehblow und zur Fachschule Haida: Bröhan 1985, S. 168 ff.

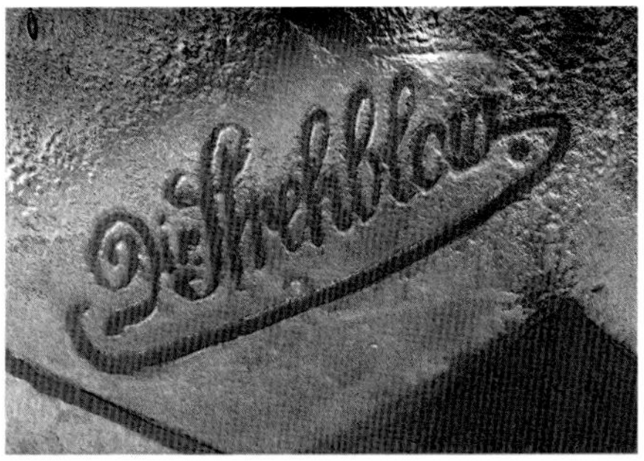

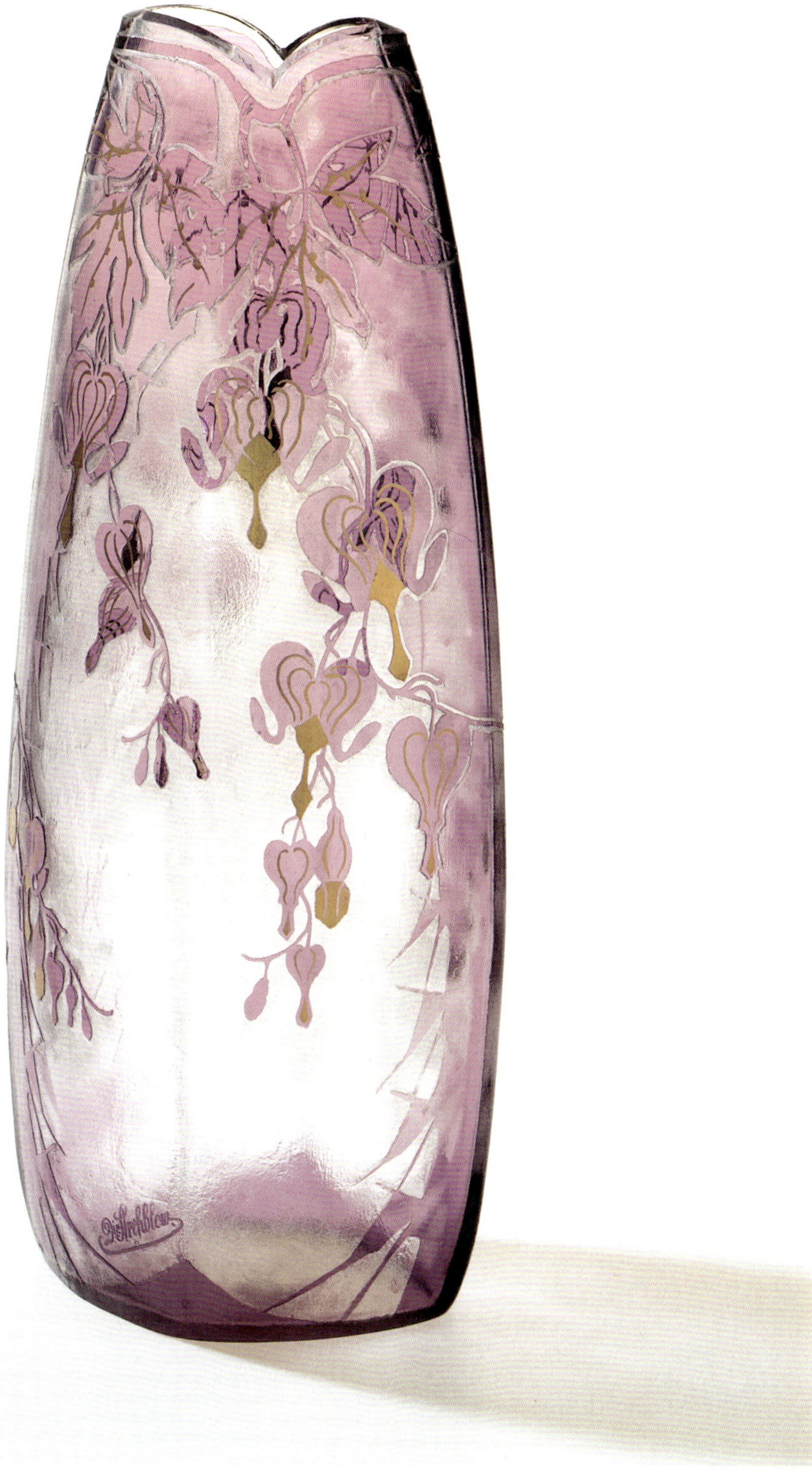

30 Vase mit Zackenband und stilisiertem Blütendekor

Riesengebirge, 1900–10
Unbezeichnet
Farbloses Glas, formgeblasen, irisiert.
Bemalung in Flachfarben, Zeichnung in Gold
Höhe: 33,5 cm
Inv. Nr. B 295

Eine Zuordnung dieser dekorativen Vase zu einer bestimmten böhmischen oder schlesischen Hütte bzw. Raffinerie ist bislang noch nicht gelungen. Die südböhmische Hütte Lötz Witwe hatte 1899 eine ähnliche Form in ihrem Angebot (Lötz II, S. 63, Nr. 8110). Da Fuß und Rand dieser Flaschenvase deutlich abgesetzt sind und der Rand geschliffen ist, war die Form möglicherweise ursprünglich für eine Metallmontierung bestimmt.

Die feine Malerei ist der der Heckert-Vase (Kat. Nr. 11) vergleichbar. Der Blütenrapport am Bauch des Gefäßes ist schwungvoll rhythmisiert, eine Strukturierung des Dekors, wie sie die ostasiatische Ornamentik und in ihrer Adaption eine Fülle von Ornamentvorlagen der Jahrhundertwende vorgegeben haben. Die Zusammenstellung von pflanzlichen und geometrischen Formen, von weichen Konturen und harten Kanten und schließlich der dekorativ stilisierten »Laufglasur« am Öffnungsrand wirkt, bei aller farblicher Abstimmung, inhomogen, wie ein »Musterstück«. Für ein solches erscheint die Dekorzusammenstellung plausibel, sonst wäre dieses Ziergefäß ein Beispiel für die unüberlegte Applikation verschiedener Dekorformen, die um die Jahrhundertwende populär waren. Solche Schmuckformen riefen rasch Kritik hervor (vgl. Einleitung S. 19).

Literatur: Unveröffentlicht.

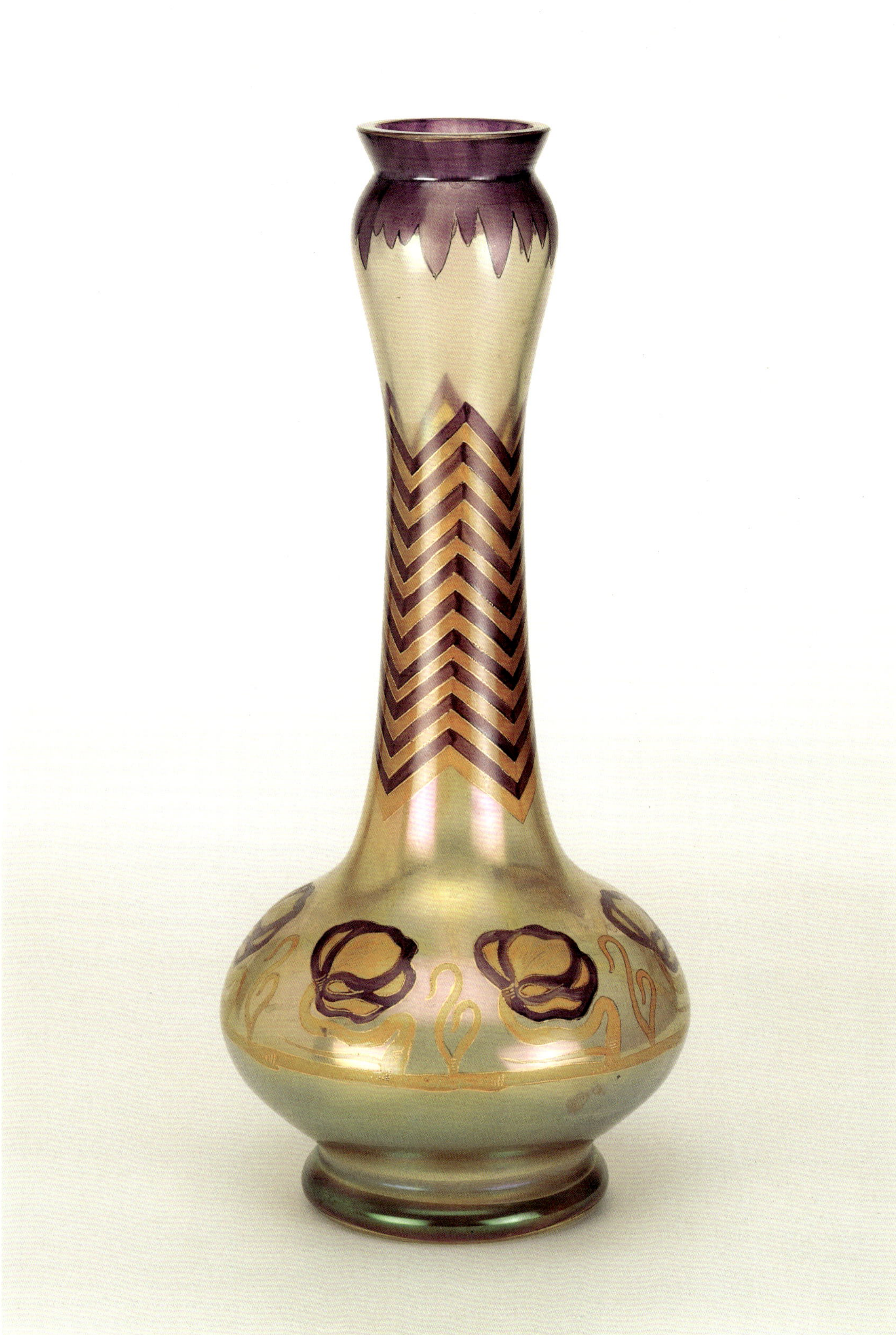

31 Vasen mit Mohn- und Libellendekor

Schlesien, um 1905
Unbezeichnet
Farbloses Glas, formgeblasen. Bemalung in Flachfarben und Opakemails, irisiert
Höhe: 21,5 cm (a), 18,3 cm (b)
Inv. Nrn. O1974,203 (a), Dgs 8 (b)

Die Reihung der Mohnblüten und das wellig konturierte Blattwerk der Balustervase (a) lassen an einen Entwurf Ludwig Sütterlins (vgl. Kat. Nr. 12) denken: Wie Fächer legen sich die lappigen Blütenblätter über die Schulterrundung des Gefäßes, durch ornamentale Rundbögen, die den Flug befruchtender Insekten nachzubilden scheinen, sind die Blütenköpfe untereinander verbunden und verleihen so dem Dekor einen gewissen Rhythmus. Dagegen sind Fruchtzweig (Schlehe, Holunder?) und Libelle auf der rechten Vase (b) eher beziehungslos auf die Gefäßform übertragen worden, wie Versatzstücke aus einer Mustervorlage. Libellen und Schmetterlinge hatten um die Jahrhundertwende nicht nur symbolische Bedeutung (vgl. Kat. Nr. 8), sie dienten auch im Unterricht der Fachschulen häufig als Vorlage für farbige und graphische Studien. Womöglich entstand der Dekor der rechten Vase nach einer solchen Unterrichtsvorlage.

Die Firma Fritz Heckert, der womöglich die beiden hier abgebildeten Vasen zuzuschreiben sind, war zunächst ein Raffineriebetrieb, seit 1889 mit eigener Glashütte. Sie wurde um die Jahrhundertwende der Vielseitigkeit ihrer Produktion wegen gerühmt, daraus resultiere die »frappierende Ungleichheit der einzelnen Produkte, die sich in nichts gleichen, als in der Zweckmäßigkeit der Form und in der tadellosen materiellen Herstellung« (Modernes Tafelkristall. In: Keramische Monatshefte, 1906, Heft 1, S. 10). In einem Adreßbuch der deutschen Glasindustrie aus dem Jahre 1927 führte die Hütte noch immer Kunstgläser als »Spezialität«, zudem »Luxus- und Gebrauchsgläser aller Art in Bleikristall, Kristall und Farben, geschliffen, graviert, geätzt und bemalt« (Die Glashuette [Hg.], Deutschlands Glasindustrie, 1927, Nr. 2094 und Nr. 185).

Vergleichsstücke: Ausst. Kat. Mainz 1976, Nr. 158. – Sklářské Muzeum, Kamenický Šenov (a, Form)
Literatur: Unveröffentlicht (a). – Hennig 1983, Nr. 8 (b). – Zu Heckert: siehe Kat. Nrn. 10–12.

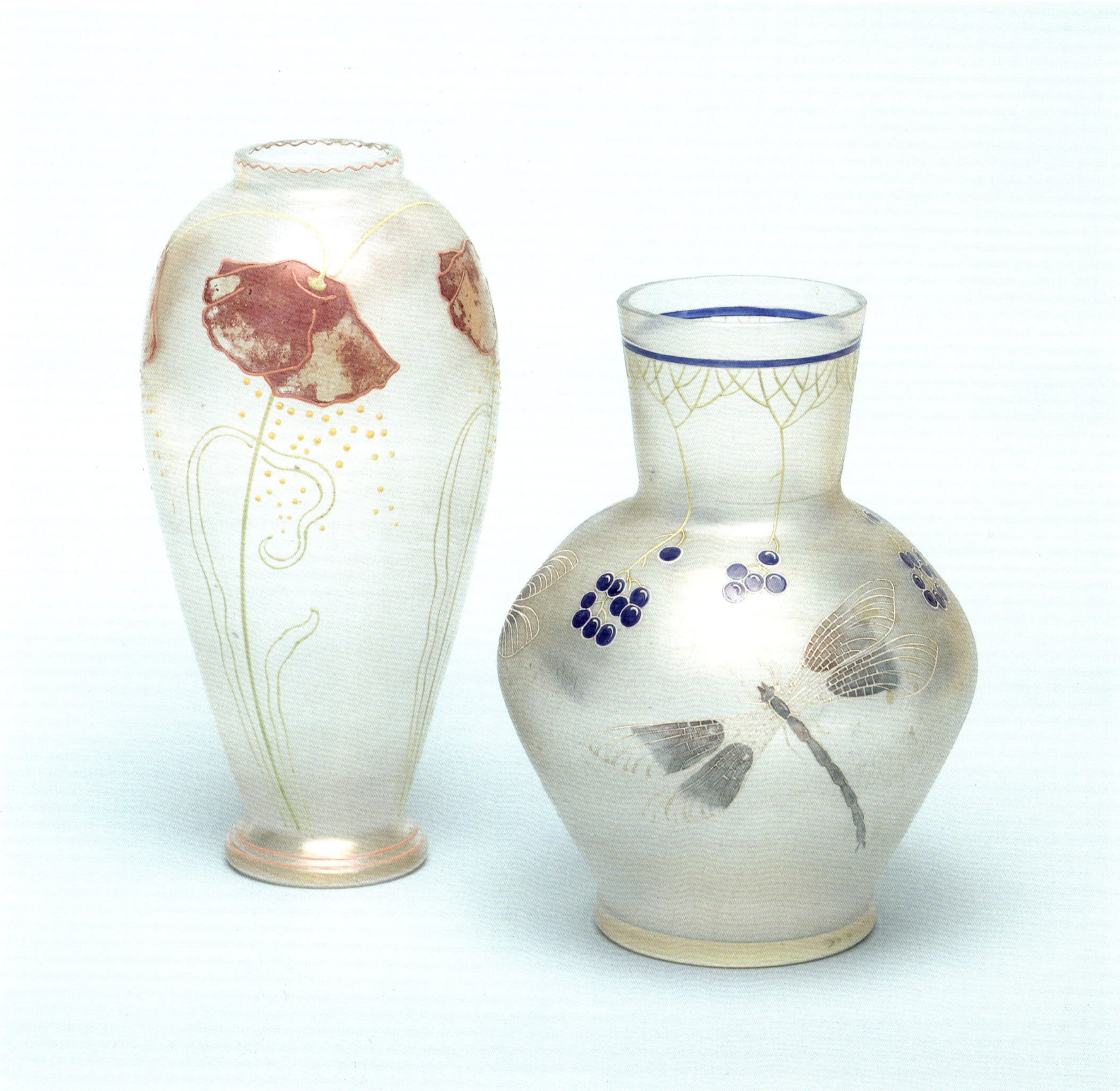

32 Vase mit Blütendekor

Verreries Muller Frères, Lunéville, nach 1900
Bezeichnung: »hMuller/Croismare/près Nancy« (Nadelätzung am Boden)
Farbloses Glas mit hellblauem Innen- und dunkelviolettem Überfang, formgeblasen und frei geformt. Dekor geätzt, Innenseite mattiert
Höhe: 36 cm
Inv. Nr. O 1988,113

Die düstere Farbigkeit dieser Vase suggeriert eine abendliche Stimmung, die Oberflächenätzung auf der Innenseite verleiht der »luftigen« Farbigkeit des Grundglases eine gewisse Kompaktheit, eine atmosphärische Dichte. Die großblättrigen Blüten gehören einer nicht näher bestimmbaren Korbblütlerpflanze (*Compositae*) an.

Die Muller, eine alte Glasmalerfamilie, waren nach dem Deutsch-Französischen Krieg 1871 aus dem von Deutschland besetzten Norden Lothringens in den französisch verbliebenen Teil übergesiedelt. Der Veredelungsbetrieb Muller Frères wurde 1895 von Henri Muller gegründet, er selbst und vier seiner Brüder hatten zuvor in der Firma von Emile Gallé in Nancy gearbeitet. Das Rohglas kam aus der Hütte Hinzelin in Croismare, die von Désiré, Victor und Auguste Muller geleitet wurde, die Dekore wurden nach Entwürfen von Emile und Eugène Muller in Lunéville ausgeführt.

»Als ein nicht ungeschickter Nachahmer von Gallé erweist sich Henry Muller (Croismare)«, heißt es anläßlich der Präsentation der Firma auf der Dresdener Kunstausstellung 1901 (Paul Schumann, Das Kunstgewerbe auf der Internationalen Kunst-Ausstellung zu Dresden. In: Deutsche Kunst und Dekoration, Bd. VII, 1900/01, S. 421).

Seit 1901 war die Firma Muller Frères Mitglied der *École de Nancy*, einer Vereinigung kunstgewerblicher Werkstätten, die nach gemeinsamen künstlerischen Prinzipien zusammenarbeiteten, wobei die Betriebe geschäftlich getrennte Wege gingen. »Die *École de Nancy* ist gewissermaßen ein Syndikat der Kunstindustriellen und Kunstgewerbetreibenden … zur Verteidigung und Entwicklung der industriellen, gewerblichen und kaufmännischen Interessen des Landes.« (Zitiert nach: Das Werkblatt 1, 1908, S. 172) Der Hinweis »près Nancy« in der Signatur der hier abgebildeten Vase soll vermutlich die Verbindung der Firma Muller Frères zu der erfolgreichen Künstlergruppe in der lothringischen Hauptstadt unterstreichen.

Gallé hat der *École de Nancy* zu einem unverwechselbaren Erscheinungsbild verholfen und Lothringen, und vor allem seiner Hauptstadt Nancy, zu einer in der französischen Kunstgeschichte einmaligen Bedeutung neben, ja sogar »vor« der Hauptstadt Paris. Unterstützt hat diesen Erfolg sicher der Umstand, daß seit 1892 auch die dekorativen Künste in den jährlichen Pariser Kunstausstellungen, den »Salons«, vertreten waren.

Gemeinsamer künstlerischer Ausgangspunkt der *École de Nancy* war, angeregt durch Gallé, die Natur. Gallé selbst hat die Wiedergabe von Natureindrücken oft literarisch oder symbolhaft überhöht, andere Betriebe mußten sich nach der Jahrhundertwende heftige Kritik des rein floralen Dekors gefallen lassen, das »vollkommen mit der aus dem Boden gerissenen Pflanze übereinstimmt, so vollkommen übereinstimmt, daß auch der Oberlehrer für Botanik an einer höheren Schule nichts, auch nicht ein Staubfädchen zu wenig finde« (Das Werkblatt 1, 1908, S. 172).

Vergleichsstücke: Bloch-Dermant 1974, S. 162 (Form). – Ausst. Kat. München 1980, Nr. 561 (Dekor). – Kat. Düsseldorf 1985, Nr. 459 (Farbigkeit und Dekor)
Literatur: Unveröffentlicht. – Zu Muller Frères: Schmitt 1989, S. 264 ff. – Cappa 1991, S. 344 ff.

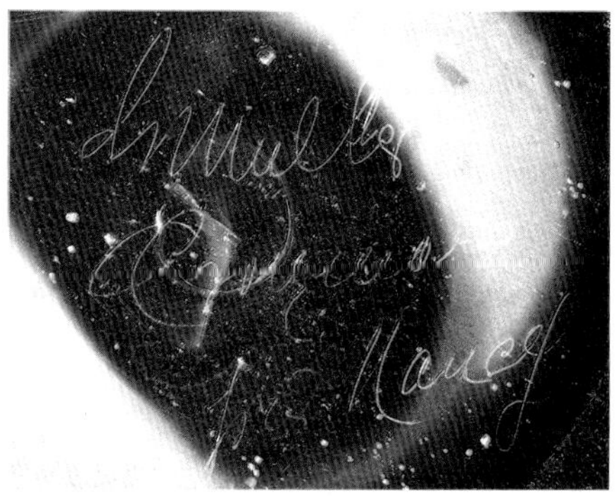

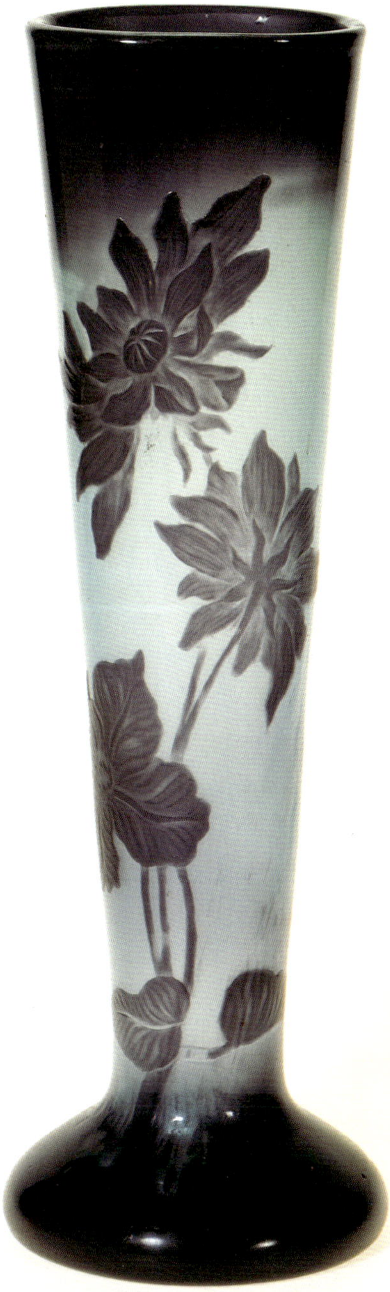

33 Stangenvase mit Dekor aus Kirschblüten und -früchten

Verreries Réunies de Vallérysthal et Portieux, Trois-Fontaines, um 1900
Bezeichnung: »Vallerysthal« (Ritzsignatur am Boden)
Hellgrünes Glas mit Kupferrubin-Überfang, irisiert, formgeblasen und frei geformt. Dekor geätzt, Malerei in Gelbbeize und Gold
Höhe: 29,2 cm
Inv. Nr. Dgs 17

Mit ihrer geschwungenen »Kragen«öffnung ist die Vase eine typische Jugendstilform, an der die »organische« Weichheit des Materials während seiner Verarbeitung ablesbar ist. Die opaken Farbflächen an Fuß und Rand der Vase rahmen ein semitransparentes »Bildfeld«, in dem die zarten Pflanzenformen wie im Gegenlicht stehen. Der Farbton dieses lichten Raumes findet seinen Widerklang auf der Oberfläche von Blüten und Blättern – so ergeben sich sowohl im Auf- wie im Durchlicht interessante Licht- und Farbwirkungen. Die ungewöhnliche Farbigkeit entstand durch chemische Reaktionen während des Brandes.

Die Kirschblüte war durch die ostasiatische Druckgraphik auch in Europa als Motiv populär geworden, den Japanern gilt sie als Frühlingsbotin. Die schlanke Vasenform, die nur wenige Pflanzenstengel aufzunehmen vermag, entspricht ebenfalls eher der ostasiatischen als der europäischen Blumenästhetik: »Dem Japaner genügt ein Blütenstengel in einer passenden Vase, den Gedanken einer Jahreszeit zu verkörpern; was würde er zu unseren Blumenvasen sagen? ... Ihm genügt ein Blütenzweig, weil er sich in ihn hineinfühlt und in ihm die Natur in ihrer Ganzheit empfindet.« (Robert Corwegh, Von Blumen und ihren Gefäßen. In: Deutsche Kunst und Dekoration, Bd. XLVII, 1920/21, S. 340)

Die lothringische Hütte Vallérysthal (vgl. Kat. Nr. 8) war nach Valérie, der Tochter des Hüttengründers, benannt worden. Nach dem Erwerb der Hütte Portieux im Jahre 1872 trug die Firma den Namen Verreries Réunies de Vallérysthal et Portieux bzw. Vereinigte Glashütten von Vallérysthal & Portieux. Kunstgläser wurden in der Hütte bis etwa 1910 produziert, später konzentrierte sich die Produktion auf Gebrauchsglas, doch fehlen Unterlagen, um einzelne Entwürfe namentlich bekannten Gestaltern zuweisen zu können.

Die Dekortechnik der hier wiedergegebenen Vase, Gelbbeizenmalerei auf rotem Überfang, macht eine Verbindung zur Glashütte Burgun, Schverer & Co. in Meisenthal wahrscheinlich (vgl. Kat. Nrn. 6, 7), wo ebenfalls in dieser Technik gearbeitet wurde.

Vergleichsstücke: Schmitt 1989, Nr. 166 (Technik)
Literatur: Hennig 1983, Nr. 17. – Zur Hütte Vallérysthal et Portieux: siehe Kat. Nr. 8.

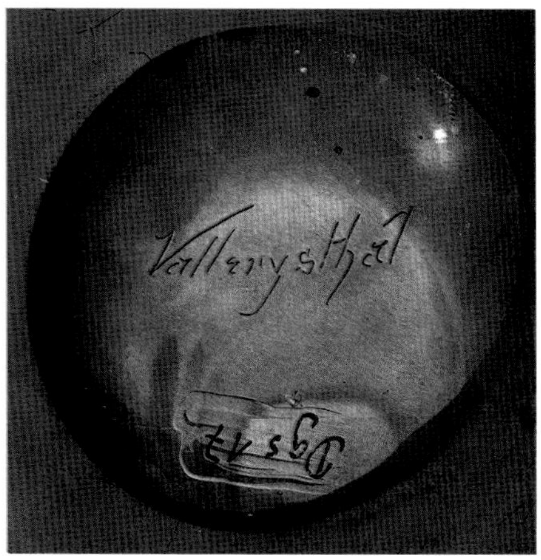

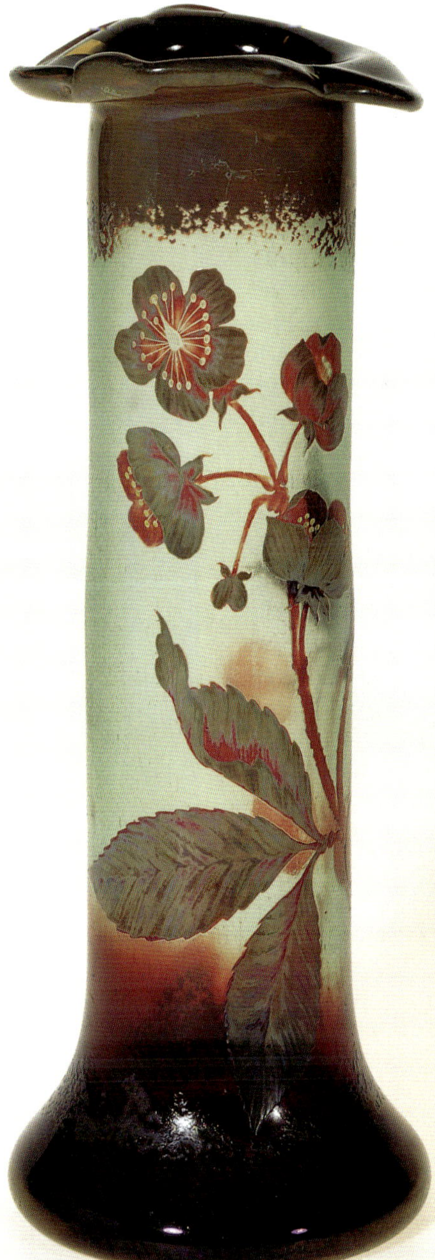

35 Vase mit Pelargonienblüten-Dekor

Legras & Cie., Verreries de Saint-Denis, 1900–14
Bezeichnung: »Legras SD«
(in Hochätzung auf der Wandung)
Farbloses Glas mit lachsfarbenem Innen- und Überfang, formgeblasen. Bemalung in Emailfarben, Dekor geätzt, Binnenzeichnung in Nadelätzung
Höhe: 31 cm
Inv. Nr. SB 310

Von allen Seiten bietet diese Vase eine dekorative Ansicht: Einmal sind die Pelargonienblüten in voller Pracht wiedergegeben, das andere Mal verwelkend. Die schönste Wirkung zeigt diese Vase bei starker Lichteinwirkung, dann stehen die dunklen Blattflächen des Gefäßbauches neben den filigranen, semitransparenten Blütenköpfen und der feinen Äderung des Blattes am Halsansatz, dann scheint die Vase von innen heraus farbig zu leuchten.

Das ligierte »SD« der Signatur bezieht sich auf den Firmenstandort Saint-Denis.

Vergleichsstücke: Ausst. Kat. München 1980, Nr. 590 (Technik). – Kat. Mainz 1990, Nr. 189 (Pendant)
Literatur: Kat. Berlin 1986, Nr. 29 (mit Abb.). – Zu Legras: siehe Kat. Nr. 5.

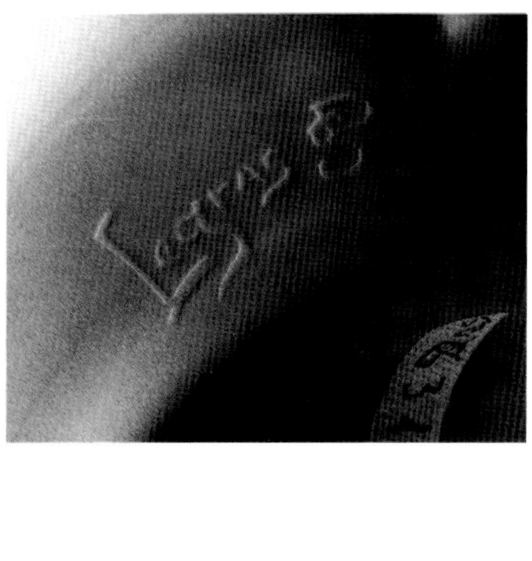

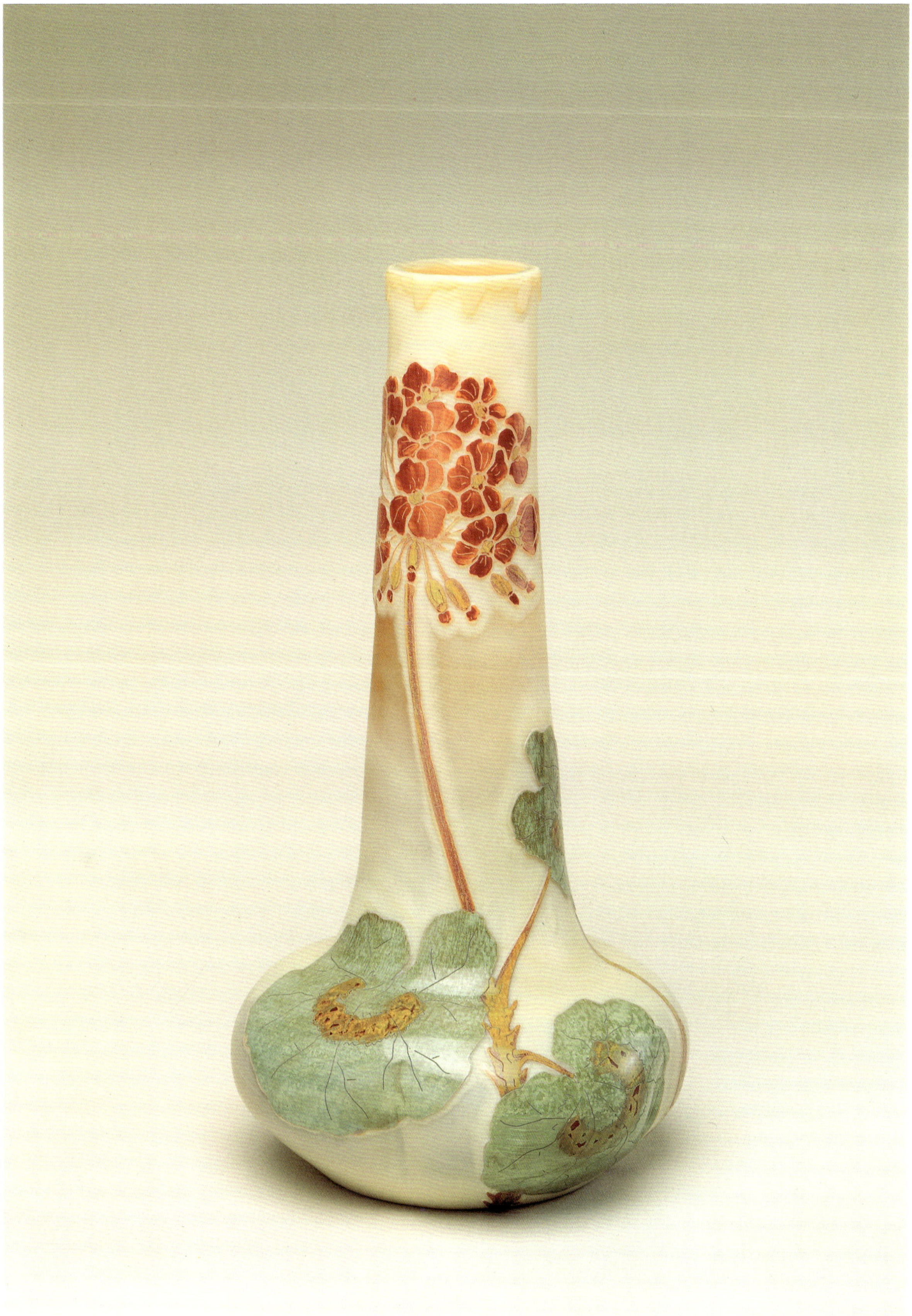

36 Vierpassige Schale mit Landschaftsdekor

Daum Frères, Verreries de Nancy, 1898–1908
Bezeichnung: »DAUM/NANCY/609.« mit Lothringerkreuz (am Boden Feder in Braun)
Farbloses Glas mit farbigen Pulverein- und -aufschmelzungen, formgeblasen und frei geformt. Dekor geätzt, Bemalung in Flachfarben
Höhe: 6 cm
Inv. Nr. O 1984,68

»Wie kühn sich die Gestaltungs-Kraft über die Begrenzung des Vasen-Körpers und ihre Gesetze hinwegsetzt, ersehen wir aus jenen duftigen Gebilden, die uns perspektivische Landschafts-Bilder zeigen in einer Zartheit, die der Arbeit des Malers Konkurrenz macht«, heißt es in einem Artikel über die Manufaktur Daum in der Zeitschrift »Deutsche Kunst und Dekoration« des Jahrgangs 1903/04 (S. 123). Die hier angesprochene Konkurrenz zur Malerei (vgl. Kat. Nr. 16) ist vor allem daran zu ersehen, daß, bei richtiger Beleuchtung, die gemalte Landschaft auf dem Glas eine atmosphärische Stimmung erhält, die einzufangen sich die Maler des Impressionismus ebenfalls bemüht hatten, freilich mit ganz anderen Mitteln.

Dargestellt ist eine weiträumige Wasserlandschaft, festgehalten in feiner Schwarzlotzeichnung und duftigen, transparenten Farben. Der Vordergrund ist durch Bäume in drei Bildfelder gegliedert, im Mittelgrund liegen baumbewachsene Inseln, im Hintergrund bewaldete Ufer und sanfte Hügelkuppen.

Die Flachfarbenmalerei, aus der keramischen Dekormalerei übernommen, war für die Produktion von Daum und Gallé in den 80er und 90er Jahren des 19. Jahrhunderts charakteristisch. Sie ist hier kombiniert mit flacher Hochätzung: Die Rahmen der einzelnen Bildfelder, Geländesockel und Bäume des Vordergrundes sind als Relief herausgeätzt worden. Diese Kombination von Ätzung und Malerei unterstreicht den perspektivischen Effekt, intensiviert die bei solchen Landschaftspanoramen angestrebte räumliche Tiefenwirkung.

Vergleichsstücke: Cappa 1991, Nr. 187 (ähnliche Form). – Cappa 1991, Nr. 155. – Bacri 1992, S. 112 (ähnlicher Dekor)
Literatur: Unveröffentlicht. – Zu Daum: siehe Kat. Nr. 15.

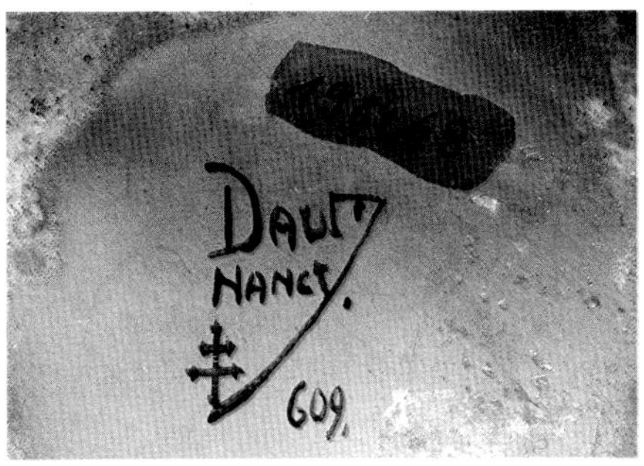

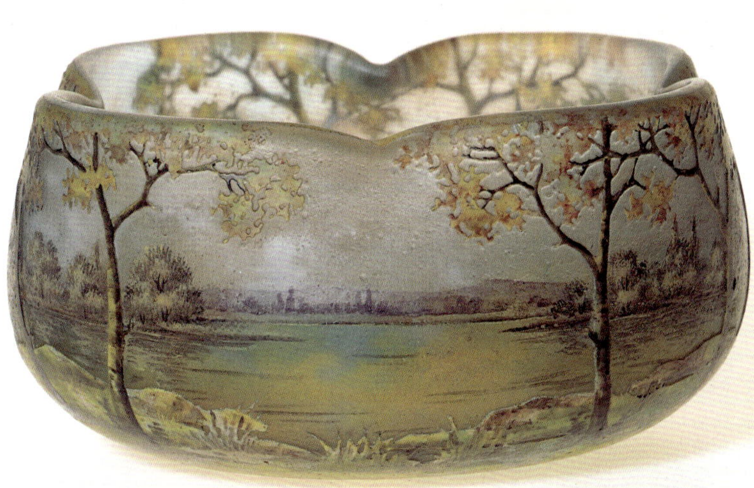

37 Langhalsvase mit Schlehen- und Spinnennetz-Dekor

Daum Frères, Verreries de Nancy, um 1905
Bezeichnung: »Daum Nancy« (Ätzsignatur auf der Wandung), am Boden Seriennummer »54«
Farbloses Glas mit braunroten, grünen und bräunlichen Pulvereinschmelzungen. Formgeblasen und frei geformt, geätzt, Cabochons beschliffen
Höhe: 42,5 cm
Inv. Nr. O1990,472

Im Jahre 1898 hatte Emile Gallé die *marqueterie de verre* patentieren lassen (vgl. Kat. Nr. 9). In der Manufaktur Daum ist die Übernahme dieser Technik des Einwälzens und Aufschmelzens von Glaspartikeln kurz darauf nachweisbar. Bei dieser Vase ist das Aufschmelzen vorgefertigter Glasstückchen verwandt worden, um einen naturalistischen Effekt zu erzielen. So ist der Körper der Spinne im Vergleich zu ihren aus der Gefäßwandung nur herausgeätzten Beinen und im Vergleich mit dem Spinnennetz kräftig abgesetzt ebenso wie die übrigen Insekten. Zwischen 1900 und 1905 waren solche Insektendekore in der Produktion der Manufaktur Daum häufig.

Neben den Schöpfungen Gallés gehören die Gläser der Firma Daum Frères zu den bedeutendsten Glasarbeiten der 1901 gegründeten *École de Nancy* (vgl. Kat. Nr. 32). Nach Gallés frühem Tod im Jahre 1904 war die Manufaktur der Gebrüder Daum die führende Vertreterin des »floralen Stils« unter den lothringischen Glasveredelern. »Daum, die herausragendste Glasfirma aus Nancy seit dem Tode Gallés, erreicht mitunter dessen Meisterschaft in ihren Vasen und Objekten … ihr Aussehen ist schön und kostbar zugleich, ihre eingezogene Form streckt sich wie der Stengel einer Pflanze, die Glasmasse ist von Adern, von Strömen belebt, in denen sich Grün zu Rosé, Blau und Violett gesellt …« (Maurice Guillemot, La Verrerie au Musée Galliéra. In: Art et Décoration XXVII, 1910, S. 26)

Die Manufaktur Daum Frères erlangte auch im Ausland rasch Ansehen. »Ist auch Emile Gallé durch Ausnützung besonders günstiger Umstände mit seinen Arbeiten in Deutschland schnell und vorteilhaft bekannt geworden, so verdient die Firma Daum Frères als durchaus ebenbürtig genannt zu werden«, so urteilt ein Artikel in der Zeitschrift »Deutsche Kunst und Dekoration«, in dem auch *Marqueterie*-Gläser der Firma abgebildet sind. In der lobenden Beschreibung der Gläser heißt es: »Die Glanzleistungen Daum Frères sind jene köstlichen Gebilde, bei denen der Fantasie des Künstlers ein nicht zu bestimmter Farbenkreis zur Verfügung stand und der Dekorateur durch aufzuschmelzende Noppen Schneckenhäuser und Blütenknospen hinzufügen konnte.« (Daum Frères – Nancy. In: Deutsche Kunst und Dekoration, Bd. III, 1903/1904, S. 122 f.)

Vergleichsstücke: Bloch-Dermant 1974, S. 153. – Bacri 1992, S. 126 (Dekor)
Literatur: Unveröffentlicht. – Zu Daum: siehe Kat. Nr. 15.

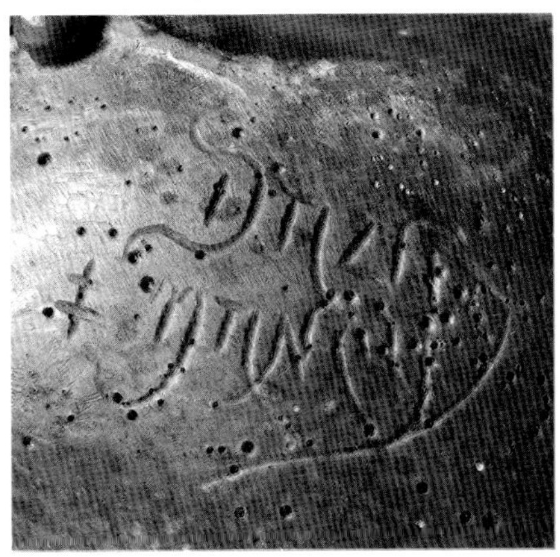

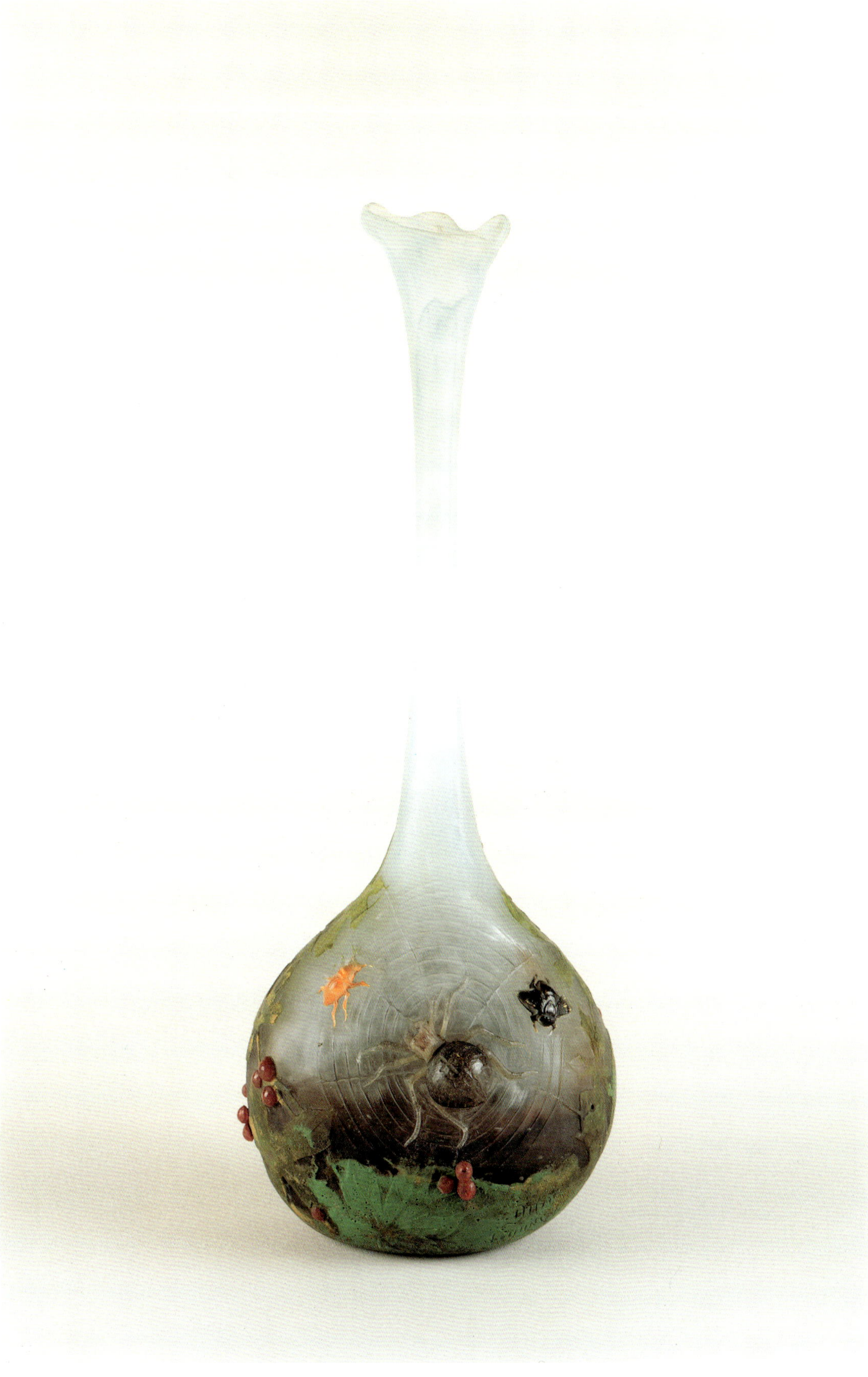

38 Vase mit Roßkastanien-Dekor

Daum Frères, Verreries de Nancy, um 1908
Bezeichnung: »DAUM NANCY« und Lothringerkreuz
(Ätzsignatur auf der Wandung)
Farbloses Glas mit gelben, grünen und violetten Farbein- und -aufschmelzungen, Überfang, formgeblasen, geätzt
Höhe: 42 cm
Inv. Nr. O 1991,14

Freie Formgebung und die starke Plastizität des Dekors lassen im Fall der hier abgebildeten Vase den Begriff »Gefäßplastik« gerechtfertigt erscheinen: Sogar die Öffnung greift die Form einer aufgebrochenen Kastanienschale auf.

Das Stück entstand in einer zweiteiligen Form, in die die heiße Glasmasse hineingeblasen wurde, die Formnaht ist noch erkennbar. Diese Vase konnte so in kleiner Serie produziert werden. In ihrer plastischen Durchgestaltung scheint diese Gefäßform im Angebot der Firma Daum jedoch ein Einzelfall geblieben zu sein.

Die Roßkastanie (*Aesculus hippocastanum*) wurde um die Jahrhundertwende von Gestaltern häufig als Motiv verwendet, sie gehörte zu den ausgesprochenen Modepflanzen, über die G. E. Pazaurek beklagte, daß sie als Motiv »totgehetzt« worden seien, »was namentlich bei der Kastanie, die in früheren Zeiten fast ganz unbekannt war, bedauert werden mag« (Pazaurek 1912, S. 293). Das Motiv fand sich als Vorlage für den Leder- und Holzschnitt, den Holzbrand, Stickerei, Keramik und Silber, auf Kissenbezügen ebenso wie auf Stuhllehnen, Truhenfüllungen, Tapeten und Tischläufern. Beigetragen zu ihrer Popularität hat sicher auch der formale Kontrast zwischen den gratigen, großflächigen Blättern und den kompakten, stacheligen Früchten der Pflanze.

Bei dieser Umsetzung in Glas korrespondiert die »herbstliche« Farbigkeit mit dem gewählten Dekor. Ein Studienblatt Henri Bergés (1870–1937) mit verschiedenen Zeichnungen von Kastanienblättern hat sich im Musée des Beaux-Arts in Nancy erhalten (Pétry 1989, S. 57). Bergé war vom Jahr der Gründung des Dekorationsateliers der Firma 1891 bis 1919 sein Leiter (*maître décorateur*).

Vergleichsstücke: Ausst. Kat. Zürich 1986, Nr. 87. – Pétry 1989, S. 57. – Kat. Düsseldorf 1989, Nr. 250. – Bacri 1992, S. 104. – Bloch-Dermant ^{2}1992, S. 224 f. (gleiche Serie)
Literatur: Unveröffentlicht. – Zu Daum: siehe Kat. Nr. 15.

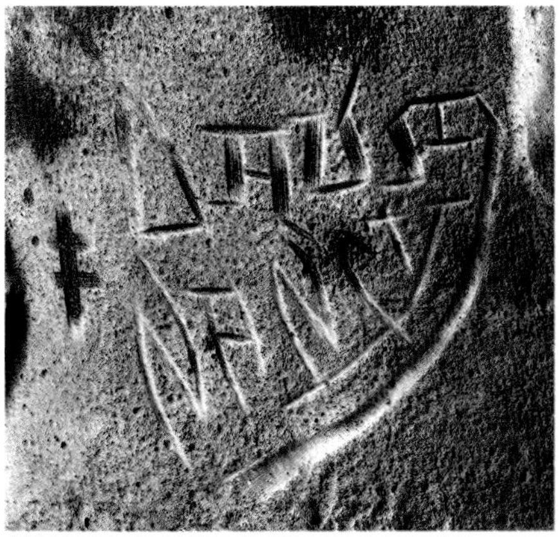

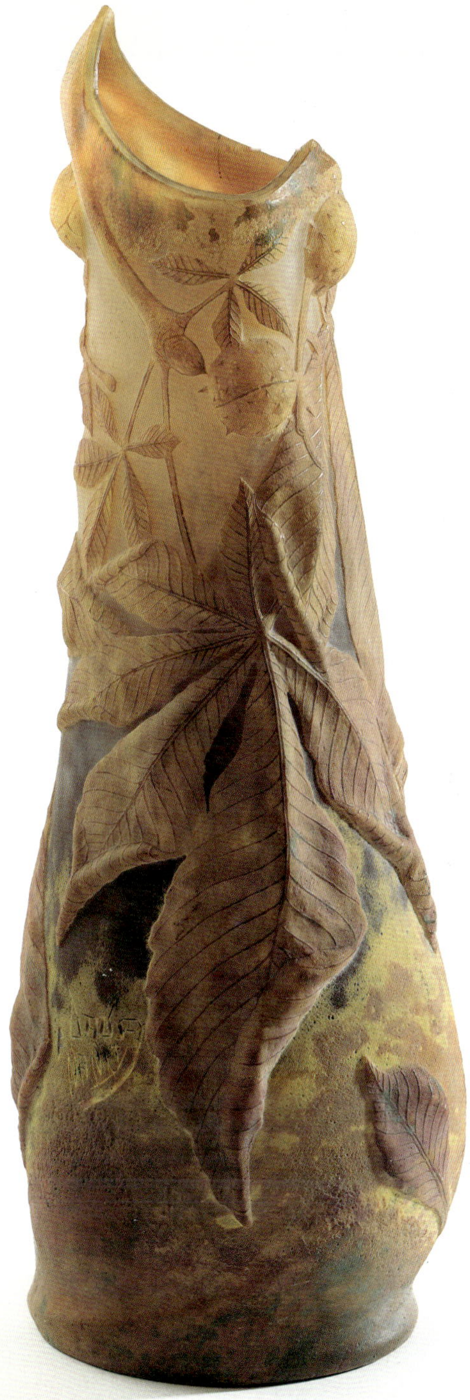

39 Vase und Schale mit Buchen- und Ahornblatt-Dekor

Daum Frères, Verreries de Nancy, 1903–10
Bezeichnung: »DAUM/NANCY« mit Lothringerkreuz (Hochätzung auf der Wandung, a; Vibrogravur am Boden, b)
Farbloses Glas mit farbigen Einschmelzungen, Schale mit gelbem Unterfang, beide Gefäße mit rötlich-braunen Pulveraufschmelzungen. Formgeblasen, Dekor geätzt, auf der Schale Cabochons
Höhe: 27,7 cm (a), 6,4 cm (b)
Inv. Nrn. Dgs 85 (a), Dgs 86 (b)

Die Schale mit Blättern des Spitzahorns (b, *Acer platanoides*) trägt, wie Juwelen geschliffen und aus der Wandung herausleuchtend, plastisch aufgesetzt drei farbige Glasbrocken *(Cabochons)*, einer davon als Käfer geformt. Ähnlich wie bei der *marqueterie de verre* (vgl. Kat. Nr. 37) ist der vom Künstler intendierte Effekt der, dem Glas keine einheitliche Struktur und Farbe zu verleihen, sondern durch die Kombination unterschiedlicher Glasarten – eine vor allem technische Herausforderung – neuartige Effekte zu erzielen. Die Schale besaß, ursprünglich als Dose gedacht, vermutlich einen Deckel.

Die braunen, gelben und rostroten Farbtöne beider Gefäße suggerieren eine herbstliche Stimmung, nicht von ungefähr wurden als Motiv Blätter solcher Bäume gewählt, die im Herbst ein besonders farbenprächtiges Laubwerk zeigen. Von Henri Bergé (1870–1937), dem Leiter des Dekorationsateliers der Firma Daum, hat sich eine Zeichnung von Buchenblattzweigen (*Fagus sylvatica*) im Musée des Beaux-Arts von Nancy erhalten (Abbildung bei Pétry 1989, S. 84). In der Berliner Sammlung befindet sich ebenfalls eine große Schale mit Dekor aus Buchenblättern (Inv. Nr. Dgs 84).

Seit 1887 war der jüngste Sohn des Firmengründers, Jean-Antonin Daum, künstlerischer Leiter der Firma, seit 1890 entwarf er auch selbst Gefäße für die Produktion. Er war außerdem Stellvertreter Gallés in der Leitung der *École de Nancy* (vgl. Kat. Nr. 32) und trat nach dessen Tod an seine Stelle. Während Gallé das Erscheinungsbild der Produkte seiner Manufaktur weitgehend selbst bestimmt hat, bemühte sich Antonin Daum um die Zusammenarbeit mit eigenständigen Entwerfern wie Bergé, Louis Majorelle (vgl. Kat. Nr. 73) oder Victor Amalric Walter (vgl. Kat. Nr. 68). Die dadurch gewonnene gestalterische und technische Vielfalt bot in den 20er Jahren bessere Voraussetzungen für eine Anpassung der Produktion an neue stilistische Tendenzen, als dies in der Manufaktur Gallé der Fall war.

Vergleichsstücke: Ausst. Kat. Mainz 1976, Nr. 17. – Kat. Mainz 1990, Nr. 45. – Bacri 1992, S. 101 (a, Pendant). – Pétry 1989, Nr. 81 (gleiche Serie). – Klesse/Mayr 1981, Nr. 52 (b, Technik)
Literatur: Hennig 1983, Nrn. 85/86. –
Zu Daum: siehe Kat. Nr. 15.

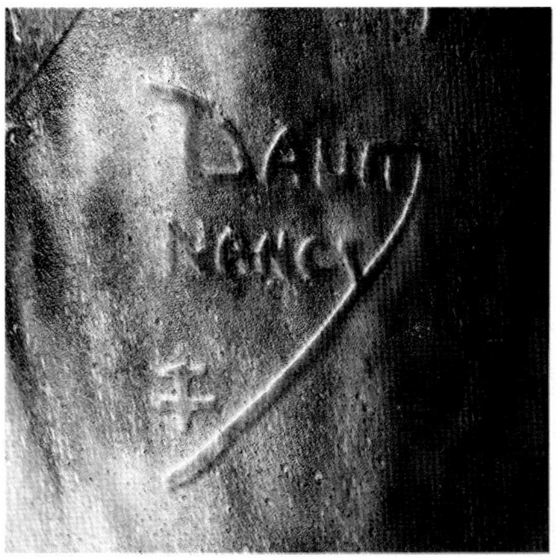

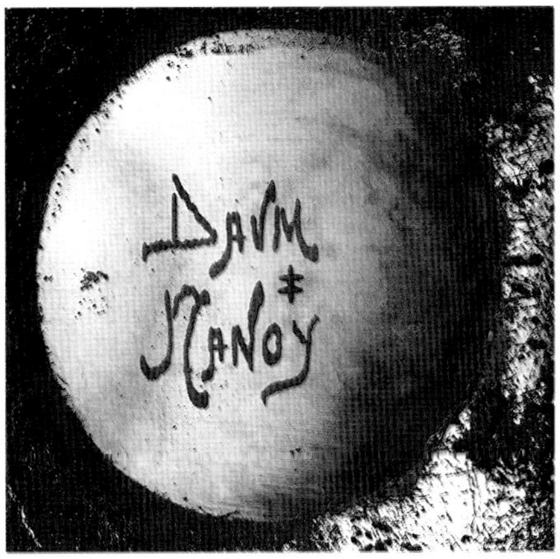

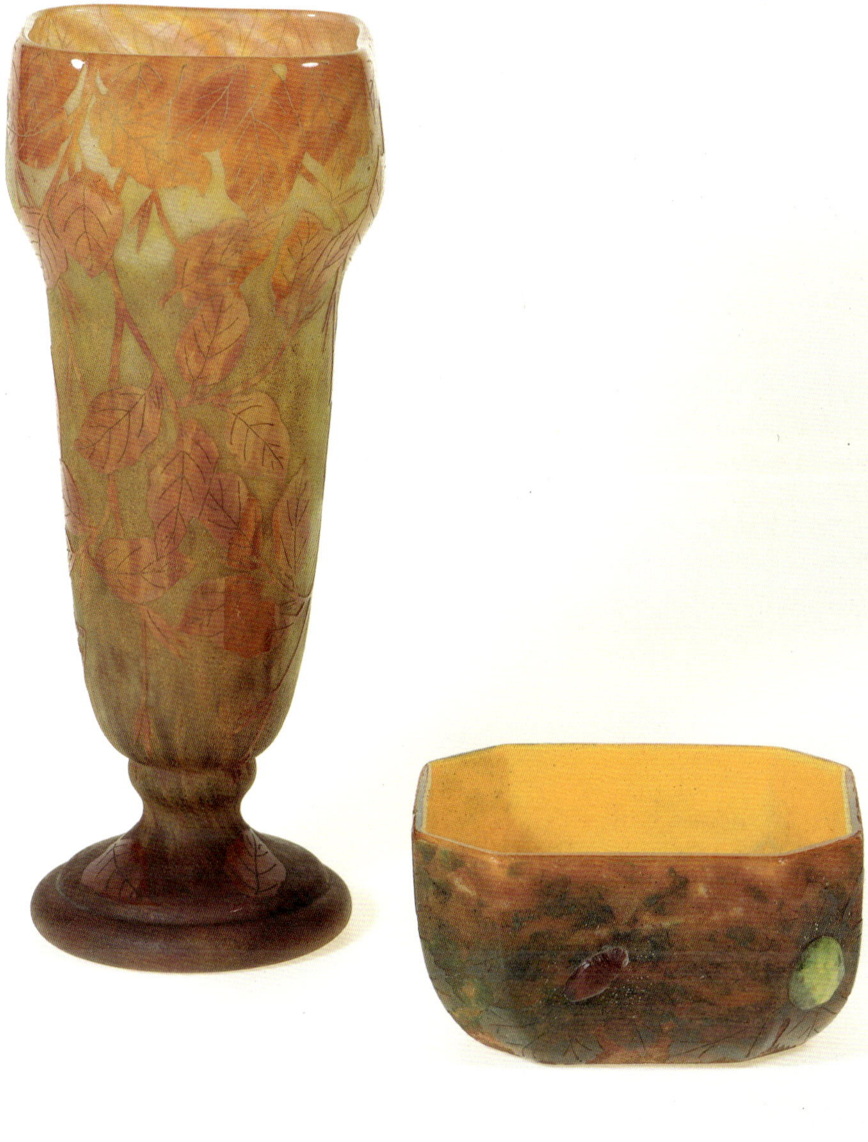

40 Drei Gefäße mit Veilchendekor

Daum Frères, Verreries de Nancy, 1905–10
Bezeichnungen: »DAUM/NANCY« mit Lothringerkreuz (auf der Wandung hochgeätzt, a; am Boden in Gold, b und c)
Farbloses Glas mit violetten und weißen Pulvereinschmelzungen, geätzt. Dekor in Transparentemails, Zeichnung in Gold
Höhe: 12,3 cm (a), 30,5 cm (b), 6,5 cm (c)
Inv. Nrn. B 395 (a), O 1978,49 (b), O 1990,452 (c)

Feinmalerei in zart abgestuften Farbtönen, wie sie die hier abgebildete Gruppe von Gefäßen zeigt, war eine Spezialität der Firma Daum. Anders als die Cristallerie Gallé, in der nur in der Anfangszeit malerische Dekore ausgeführt, später aber die produktionstechnisch rationelleren Ätzdekore bevorzugt wurden, hielten sich die vergleichsweise aufwendigen malerischen Dekore bei Daum noch während des gesamten ersten Jahrzehnts unseres Jahrhunderts. Bevorzugt wurden zartfarbige pflanzliche Dekore, mitteleuropäische Gewächse wie die hier abgebildeten Veilchen (*Violae*), Alpenveilchen, Schneeglöckchen, Fuchsien, Gräser, Glokken- und Kornblumen. Nicht plakative Wirkung wurde angestrebt, sondern eine stimmungshaltige Gesamtwirkung.

Das schlanke, keulenförmige Gefäß in der Mitte der Abbildung, mit seinem wulstförmigen Öffnungsring, war vermutlich ursprünglich als Lampenfuß gedacht, die entsprechende Lampenschale hätte den gleichen Dekor getragen. Die Form der vierfach eingedrückten Schale gehört zu den beliebtesten Schalenformen des Art Nouveau (vgl. Kat. Nr. 36), sie ist aufgrund ihrer weich schwingenden Umrißlinien charakteristisch für die Epoche und deren Vorliebe für organisch bewegte Formen.

In einer Besprechung der Ausstellung der *École de Nancy* des Jahres 1905 heißt es über die Gläser der Gebrüder Daum, deren Form- und Farbgebung gelobt werden, »die Motive sind ausgesprochen künstlerisch erfaßt und mit dem ganzen Charme koloristischer Poesie behandelt. Unsere ganze Flora breitet sich geschmackvoll auf den Wandungen der Gläser aus« (Roger d'Einvaux, L'Exposition d'art décoratif lorrain à Nancy. In: L'Art Décoratif 7, 1905, S. 102).

Vergleichsstücke: Ausst. Kat. Zürich 1986, Nr. 23 (a, Pendant) und Nr. 77 (b, Formvariante). – Verk. Kat. Kovacek, Wien, 1993, Nr. 204 (c, Pendant). – Ausst. Kat. Mainz 1976, Nr. 13. – Cappa 1991, Nr. 161 (c, Motiv)
Literatur: Kat. Berlin 1986, Nr. 13 (a, mit Abb.). – Unveröffentlicht (b+c). – Zu Daum: siehe Kat. Nr. 15.

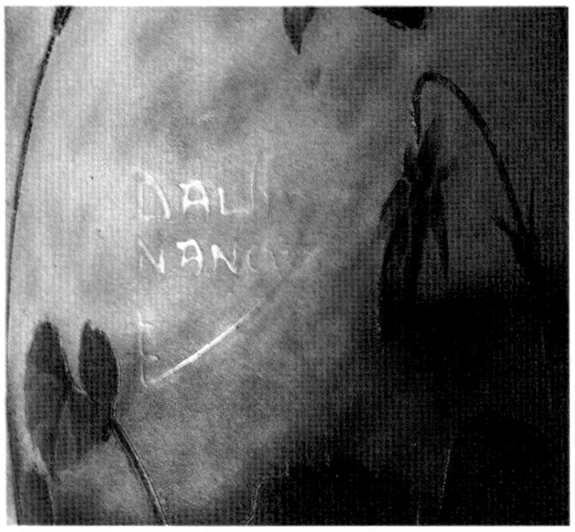

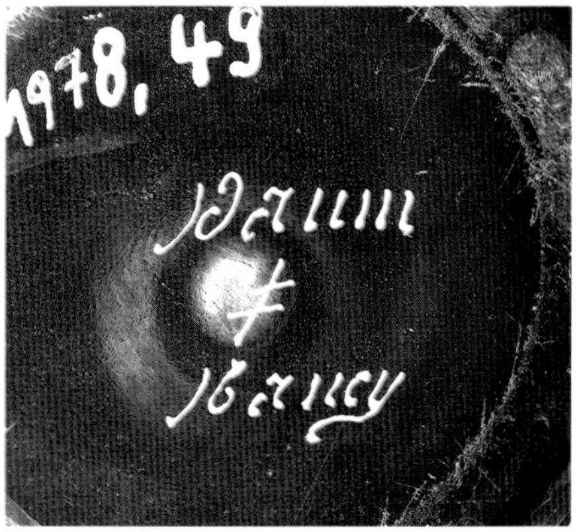

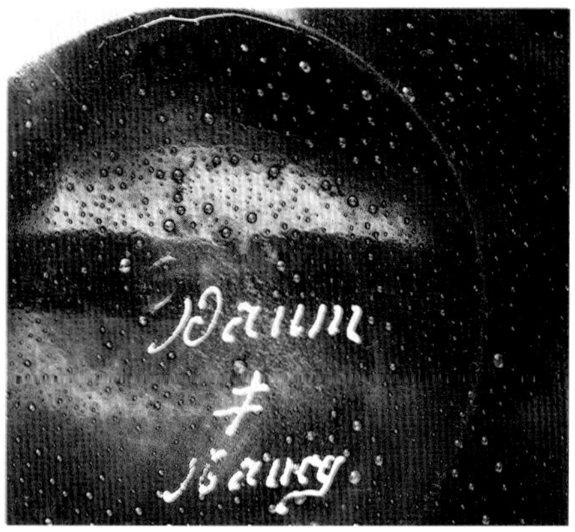

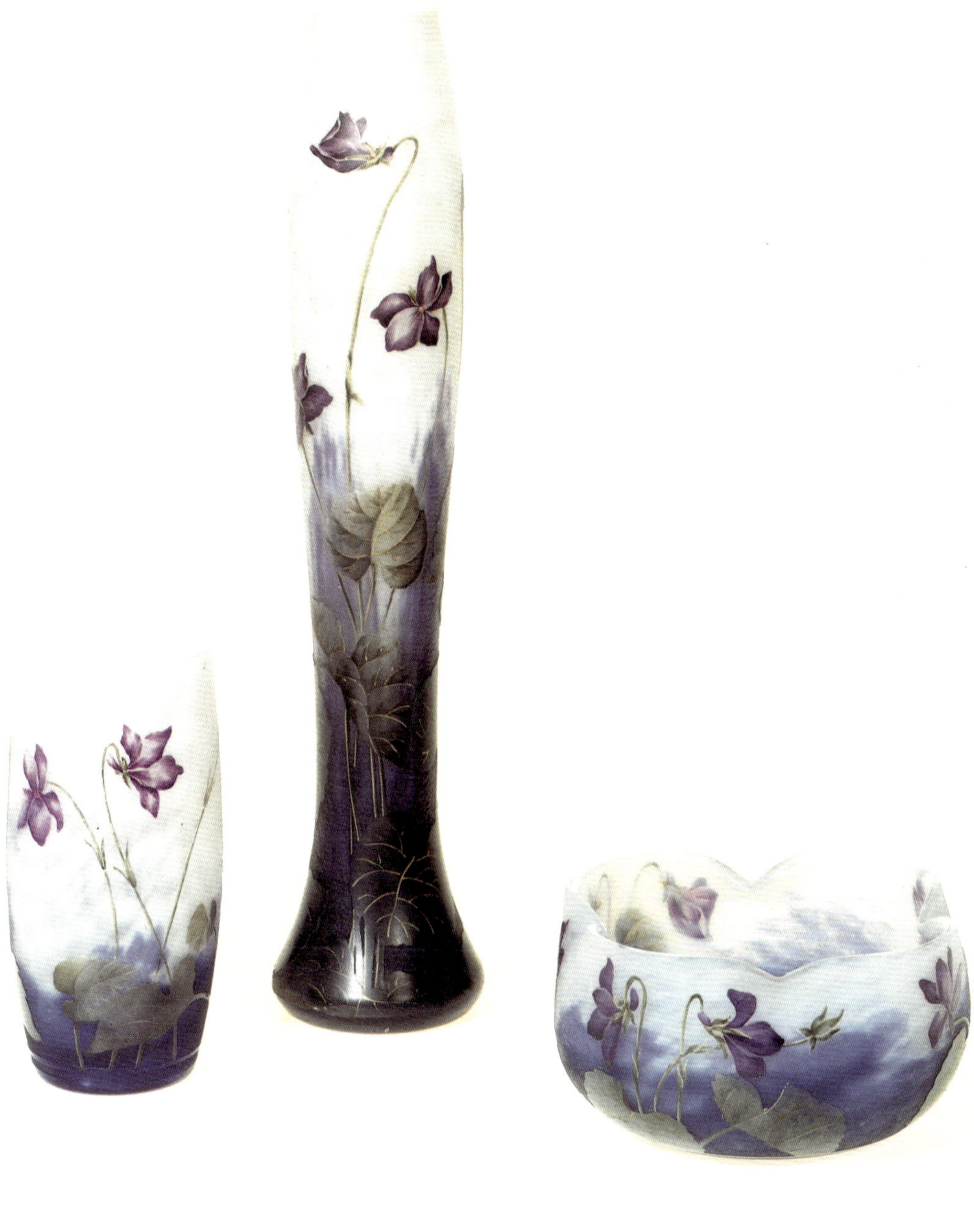

41 Gefäß mit »antikem« Figurenfries (Tänzerinnen und Musikantinnen)

Entwurf: Georges de Feure, Paris, um 1910
Ausführung: Daum Frères, Verreries de Nancy
Bezeichnung »G de Feure« (hochgepreßt am Boden)
Dunkelviolettes Preßglas, geätzt und patiniert
Höhe: 14,1 cm
Inv. Nr. O 1976,384

Antikisierende Figurenfriese traten in der Glasgestaltung seit etwa 1910 in unterschiedlichen Techniken mehrfach auf (vgl. Kat. Nr. 76). Diese Preßglasschale wurde in verschiedenen Farben produziert. Dargestellt sind auf der hier nicht sichtbaren Seite der Schale eine weitere Tänzerin sowie zwei tamburinschlagende Musikantinnen. Zwei »Pilaster« entlang der Nähte der Metallform, in die das Glas eingepreßt wurde, trennen die Szenen voneinander.

Georges de Feure (1868–1943), eigentlich George Joseph van Sluyters, war in seiner Tätigkeit als Entwerfer äußerst vielseitig. In Paris geboren, aber in Holland aufgewachsen, lebte er seit 1890 wieder in Paris und war zunächst als Maler und Graphiker dem Symbolismus stark verhaftet. 1895/96 gründete er das Atelier de Feure, in dem Artikel der Innendekoration, Möbel, Tapeten, dekorative Fensterverglasungen, Stoffe u.a.m., gefertigt wurden. Um die Jahrhundertwende schuf er eine Fülle dekorativer Entwürfe für die Pariser Kunsthändler Siegfried Bing und Julius Meier-Graefe, später gestaltete er auch Gebrauchsgläser, die in der Hütte Köln-Ehrenfeld produziert wurden (Abbildungen in: Deutsche Kunst und Dekoration, Bd. XII, 1903, S. 322f., und Rosenthal 1927). Für Kunstgläser hat de Feure lediglich drei Modelle entworfen, seine Preßgläser scheint die Firma Daum hergestellt zu haben (Cappa 1991, S. 169).

Die hier vorgestellte Schale war ein Auftrag der Firma Fauchon, entstand in großer Serie und wurde, mit Pralinen gefüllt, verkauft (Arwas 1987, S. 105). Sie entstand in einer Zeit, als sich de Feure vor allem mit der Entwicklung von Flugzeugen beschäftigte.

De Feure gehörte zu dem Kreis um den Kunsthändler Siegfried Bing, in dessen Pavillon er auf der Pariser Weltausstellung des Jahres 1900 vertreten war und bei dem er im Jahre 1903 eine Einzelausstellung erhielt. In seiner Vielseitigkeit vertritt er den Typ des Künstler-Entwerfers, der für die Jahrhundertwende so charakteristisch ist.

Vergleichsstücke: Kat. München 1968, Nr. 106. – Klesse/Mayr 1981, Nr. 103. – Ausst. Kat. Brüssel 1983, S. 102, Abb. 113. – Kat. Kaiserslautern 1983, Nr. 36. – Ausst. Kat. Theuern 1983, Nr. 66. – Kat. Düsseldorf 1985, Nr. 169. – Christiane Sellner, Glas in der Vervielfältigung – Vom Gebrauchsgegenstand zum Kunstobjekt. Ausst. Kat. Theuern 1986, S. 108, Abb. 237. – Kat. Mainz 1990, Nr. 83. – Arwas 1987, S. 104. – Cappa 1991, Nr. 290
Literatur: Unveröffentlicht. – Zu de Feure: Ian Millman, Georges de Feure. Maître du Symbolisme et de l'Art Nouveau, Paris 1992 (zu den Gläsern: S. 239f.).

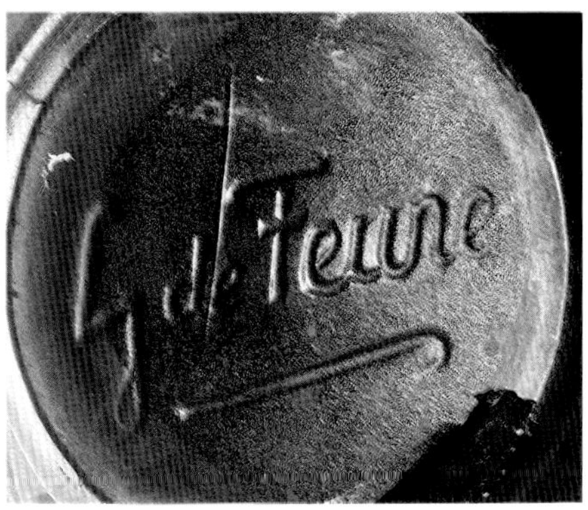

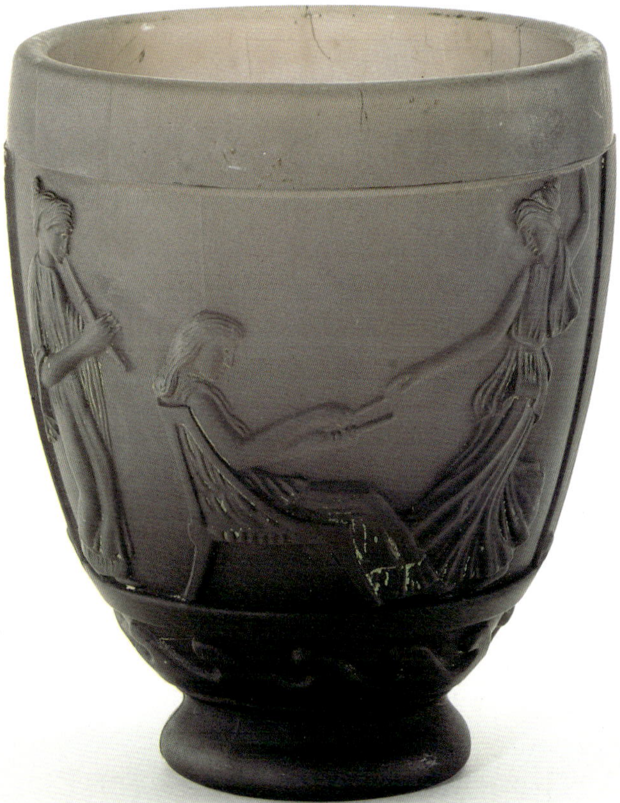

42 Zwei Vasen mit Wasserlandschaften

Cristallerie de Pantin (Société Saint Hilaire, Touvier, Viollet & Cie.), Pantin, um 1910
Bezeichnung: »de Vez«
(hochgeätzt auf der Wandung)
Opalglas mit gelbem und blauem (a) bzw. violettem (b) Überfang, formgeblasen. Dekor geätzt
Höhe: 13,2 cm (a), 16,6 cm (b)
Inv. Nrn. Dgs 142 (a), Dgs 141 (b)

Der Glastechniker E. S. Monot gründete 1851 eine Firma für Luxusglasproduktion, die 1855 nach Pantin bei Paris verlegt wurde. Hier wurde zum Ende des 19. Jahrhunderts eine Reihe neuartiger Glasarten produziert, Pantin war auch Rohglaslieferant für die Manufaktur von Emile Gallés Vater, Charles Gallé-Reinemer (Hakenjos 1982). Um 1907 übernahm Camille Tutré de Varreux (Lebensdaten unbekannt) die Teilhaberschaft und künstlerische Leitung der Firma. Seither wurden verstärkt wieder Gefäße mit gegenständlichen Motiven produziert, u.a. Überfanggläser im »Genre Gallé« wie die hier abgebildeten Vasen. Diese Gläser tragen ab 1907 als Signatur das Pseudonym Varreux' »de Vez«. Nach dem Ende des Ersten Weltkrieges führte die Firma den Namen »Cristallerie de Pantin«. Sie wurde 1919 von der Firma Legras übernommen und arbeitete bis etwa 1937.

Anders als bei den Landschaftsdekoren Gallés oder anderer Künstler der *École de Nancy* ist bei den Landschaften Varreux' nicht eine naturalistische Stimmung Ziel der Farbgebung, vielmehr erzeugt die ungewöhnliche Kombination von Farben eine abstrahierende Wirkung. Wasserlandschaften waren, erneut von der ostasiatischen Kunst inspiriert, ein besonders beliebtes, vielfach variiertes Thema. Der ebenfalls aus der fernöstlichen Kunst übernommene angeschnittene Bildausschnitt mit herabhängenden Zweigen zeigt häufig im Vordergrund Bäume, deren Laubwerk das Motiv rahmen und im Gefäß»ablauf« rhythmisieren.

Voraussetzung für die Feinheit der Pantinschen Reliefätzungen war eine ausgezeichnete Glasmasse, die die verschiedenen Ätzstadien und eine feine Durchgestaltung von Details auch bei dieser Serienware erlaubte.

Vergleichsstücke: Cappa 1991, S. 365 ff. (Dekortyp)
Literatur: Hennig 1983, Nrn. 141/142. – Zu Pantin: Schmitt 1989, S. 289 ff. – Cappa 1991, S. 362 ff.

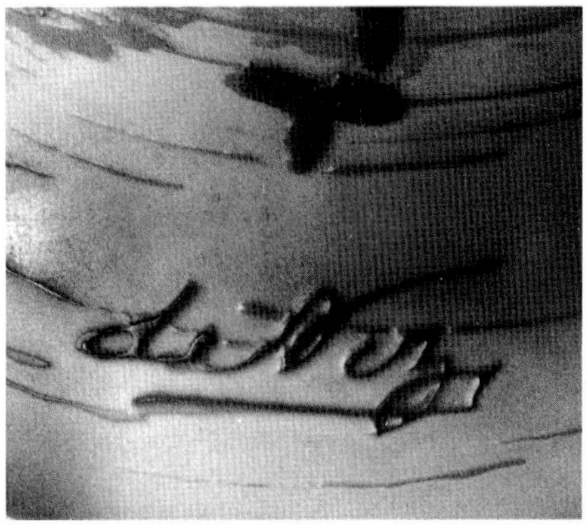

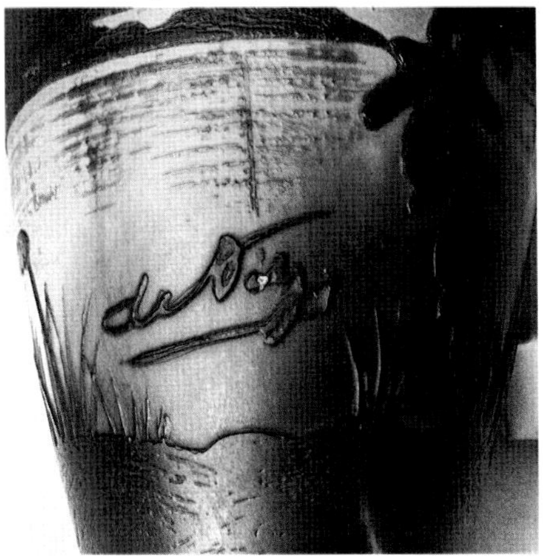

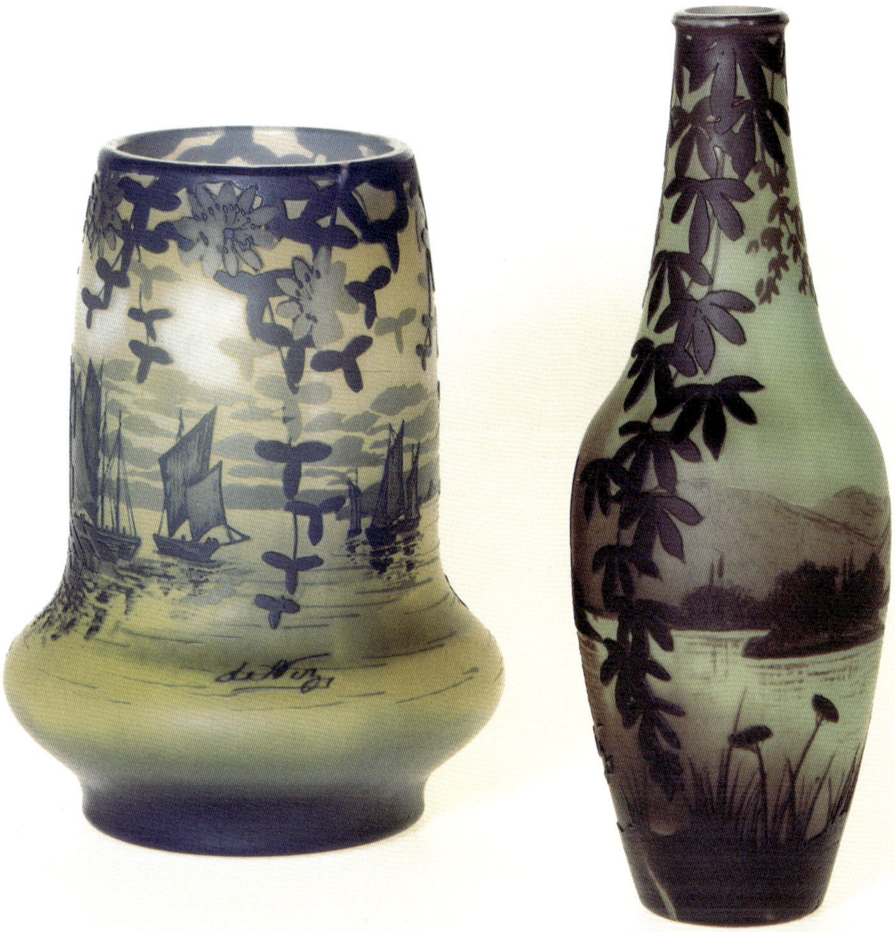

43 Kugelvase mit Dekorband aus Ahornblättern und Früchten

Legras & Cie., Verreries de Saint-Denis, 1910–14
Bezeichnung: »Legras«
(Nadelätzung auf der Wandung)
Farbloses Glas mit farbigen Aufschmelzungen, farblos überfangen, formgeblasen. Dekor geätzt und gemalt
Höhe: 15 cm
Inv. Nr. SB 40

Die flockige Farbstruktur des Grundglases der hier abgebildeten Vase erinnert an die Oberfläche polierten Gesteins. Zwischen dem Grundglas und dem braunen Reliefband, aus dem der Dekor herausgeätzt worden ist, liegt eine Schicht aus farblosem Glas, sie unterstreicht die räumliche Wirkung, die das zackige Ornamentband aus Blättern des Bergahorns (*Acer platanus*) und unspezifizierbaren Kugelfrüchten der Wandung wie aufgelegt erscheinen läßt. Die starke Stilisierung des Dekors und die kontrastreiche Farbigkeit weisen auf die 20er Jahre voraus.

Die Frage der Materialgerechtigkeit spielte in der kunstgewerblichen Diskussion seit der Mitte des 19. Jahrhunderts eine große Rolle (vgl. Kat. Nrn. 7, 21). In der Glaskunst war sie in den 20er Jahren das Hauptargument gegen die Farbgläser des Jugendstils, die »das Glas seiner natürlichen Beschaffenheit und namentlich der Durchsichtigkeit berauben und mithin ein wichtiges Kunstgesetz verletzen« (Die Glashuette 51, 1921, Nummer 1, S. 4). Die Kugelvase der Firma Legras ist zwar nicht transparent, nutzt durch die Überfänge jedoch geschickt den Glascharakter für räumliche Effekte.

Literatur: Unveröffentlicht. – Zu Legras: siehe Kat. Nr. 5.

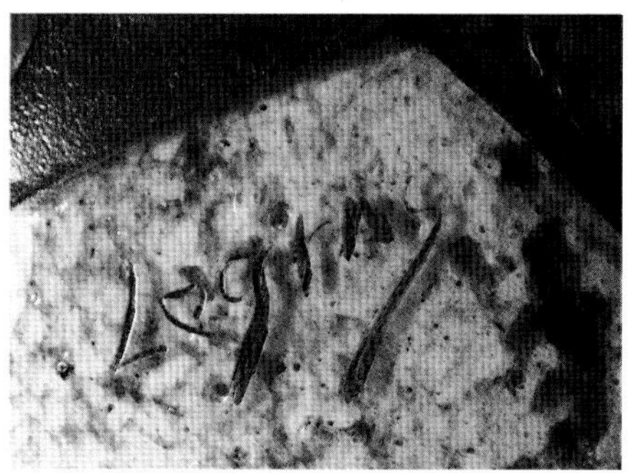

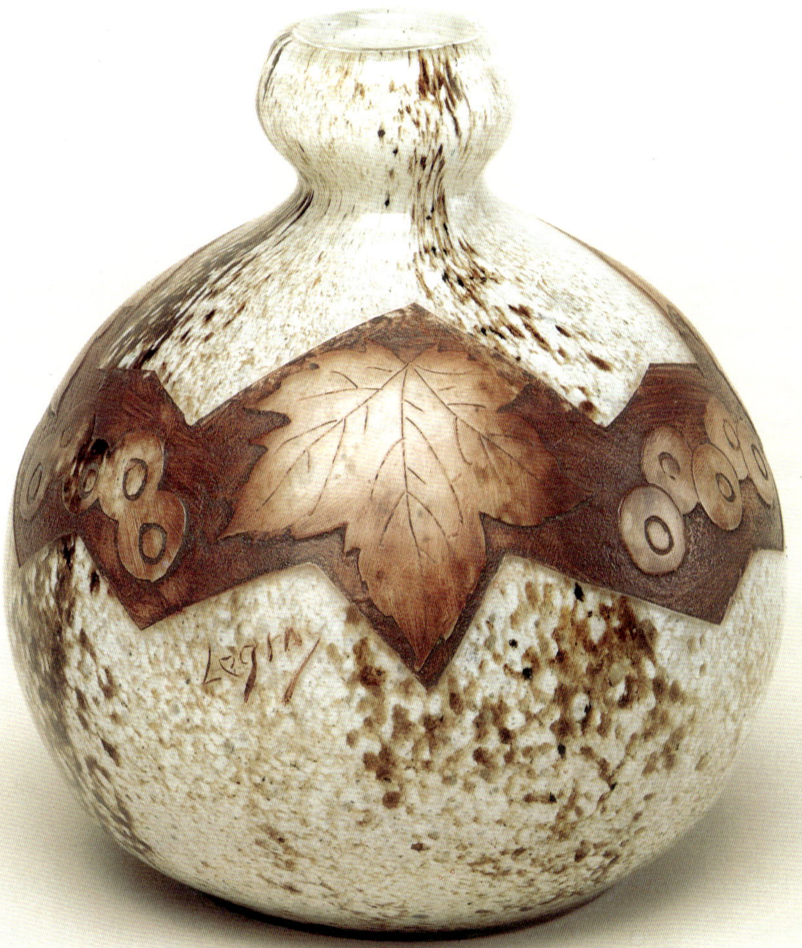

44 Zwei Gefäße mit Farnkraut-Dekor

Entwurf: Werkstatt Emile Gallé, Nancy, 20er Jahre
Ausführung: Etablissements Gallé, Nancy
Bezeichnung: »Gallé«
(hochgeätzt auf der Wandung)
Farbloses Glas mit farbigen Pulvereinschmelzungen, blaugrüner Überfang, formgeblasen. Dekor geätzt
Höhe: 12,5 cm (a), 35 cm (b)
Inv. Nrn. Dgs 105 (a), Dgs 133 (b)

Die hochschultrige Form der hier wiedergegebenen Vase (b) gehört zu den beliebtesten Formen des Art Nouveau, abgeleitet von ostasiatischen Schulterflaschen aus Keramik. Bestimmend ist der fließende Umriß dieser Form: Fuß, Korpus und Hals des Gefäßes sind nicht gegeneinander abgesetzt, sondern gehen ineinander über, bilden eine »atmende« Kontur.

Farbigkeit und Dekor sind sorgfältig aufeinander abgestimmt: Das stumpfe Grün des Grundglases erinnert an das Dämmerlicht in halbschattigem Unterholz, wo Moose und Farne wachsen und im Gegenlicht schattenrißartige Silhouetten zeigen. Die Laubfarne vor allem entfalten, wie als Ersatz für ihre Blütenlosigkeit, variantenreiche Blattformen. Auf der Schale dargestellt ist der Tüpfelfarn (*Polypodium*) und auf der Vase der Adlerfarn (*Pteridium*) und Frauenhaarfarn (*Adiantum capillus-veneris*). Farbkontrast und unterschiedliche Lichtdurchlässigkeit von Relief und Grund der Glaswandung erzeugen die dämmrige Stimmung, die samtig geätzte Oberfläche unterstreicht die atmosphärische Wirkung. Auch mit geätzten Dekoren lassen sich, wie diese Beispiele zeigen, vielfältige Wirkungen erzielen, in denen Technik und Motiv in Einklang gebracht sind.

Ursprünglich lehnte Gallé die Technik der Glasätzung ab und war ein vehementer Vertreter der »Handarbeit«, doch auch er mußte erkennen, daß auf diese Weise eine Firma auf die Dauer nicht mehr rationell zu betreiben war. Seit 1878 nutzte er deshalb zunehmend vereinfachende Veredelungsmethoden wie die Ätztechnik, nun argumentierend, daß auf diese Weise, über erschwinglichere Preise, seine progressiven künstlerischen Vorstellungen auch weitere Kreise der Bevölkerung erreichen würden. Um 1890, nach Jahren der Luxusglasproduktion, entstanden so die ersten Serien, zunächst in der Hütte Burgun, Schverer & Co. in Meisenthal (vgl. Kat. Nrn. 6, 7).

Nach Gallés Tod trugen seine Modelle, nunmehr in Großserien produziert, tatsächlich zur Popularisierung seines Stils bei, durch ihre oft mittelmäßige Qualität aber auch zu dessen bald nach 1900 einsetzender Geringschätzung. Zunächst, bis zu ihrem Tod 1914, führte seine Witwe die Firma weiter, erst 1931 wurden die Etablissements Gallé geschlossen.

Eine Vielzahl von Firmen innerhalb und außerhalb Lothringens haben Überfangätzdekore im Stile der Galléschen Serien in ihre Produktion aufgenommen. Als Beispiel seien hier nur die beiden sächsischen Firmen Arsall in Weißwasser und Beckmann & Weis in Mügeln bei Dresden genannt, die beide in der Berliner Sammlung reich vertreten sind (zu Arsall: Kat. Berlin 1985).

Vergleichsstücke: Cappa 1983, S. 133, Abb. 148. – Bloch-Dermant 1985, S. 225 (Dekor). – Kat. Düsseldorf 1985, Nr. 365 (b, Signatur)
Literatur: Hennig 1983, Nrn. 105, 133. –
Zu Gallé: siehe Kat. Nr. 1.

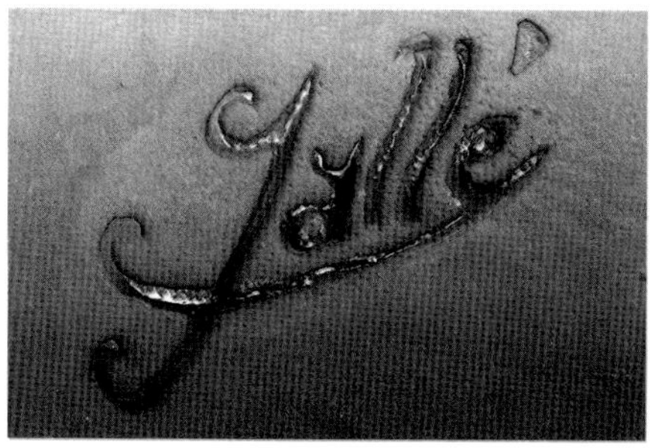

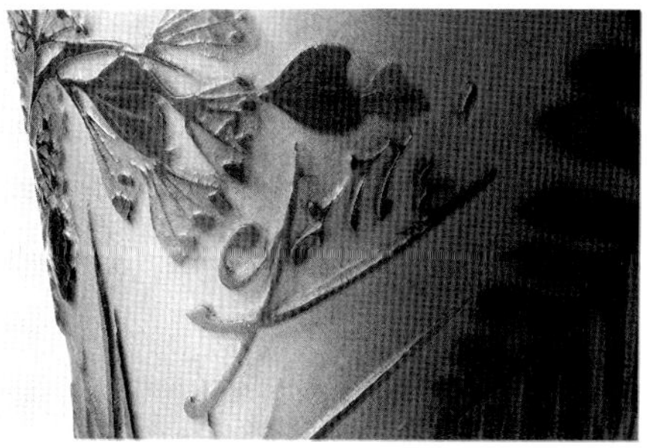

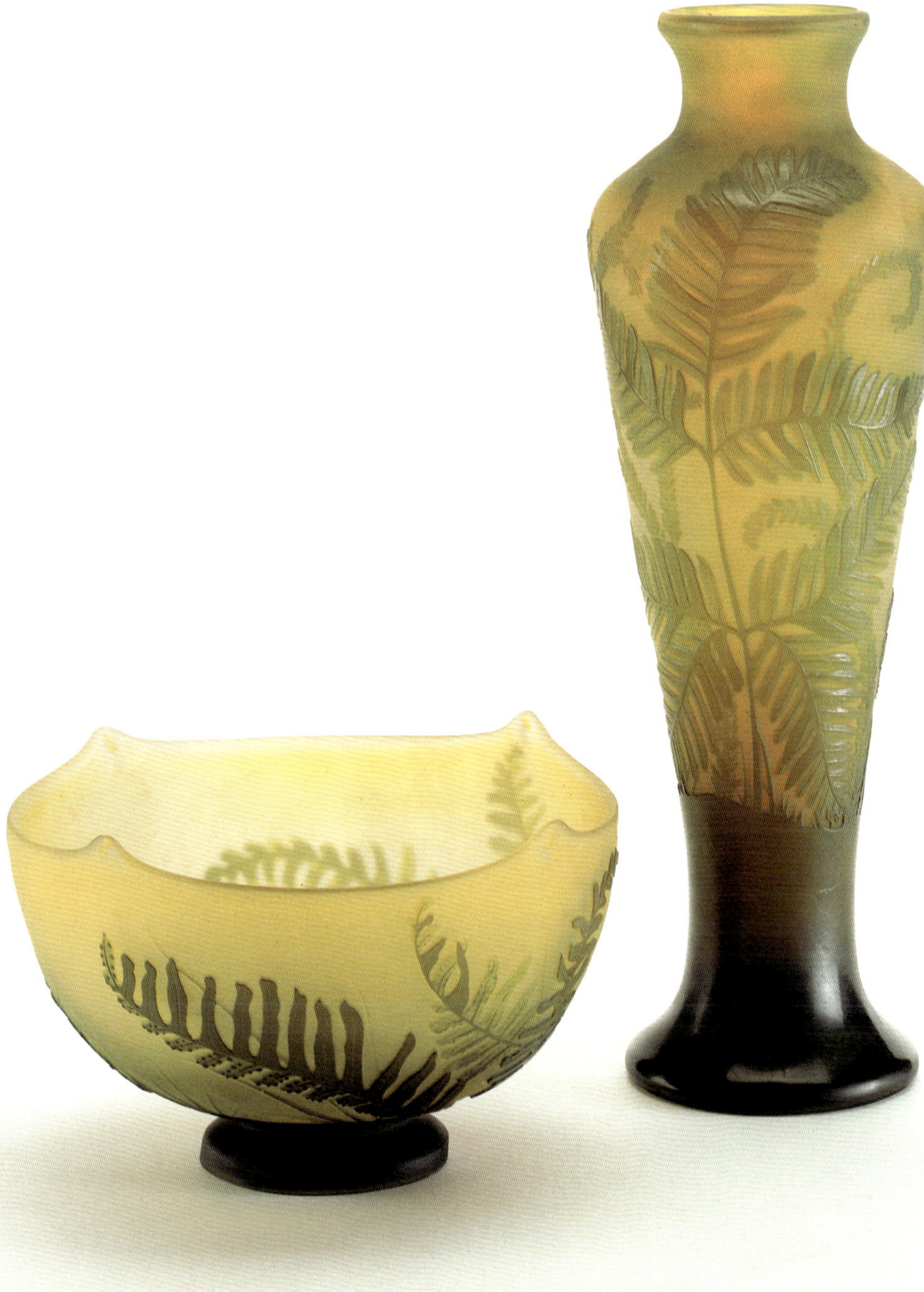

45 Kelchgefäß in Messingfuß

Süddeutschland oder Böhmen,
um 1910 (?)
Unbezeichnet
Farbloses, stark blasiges Glas, Gelbbeize, formgeblasen und frei geformt.
Bemalung in blauen und grünen Opakemails. Messingfuß
Höhe: 21 cm
Inv. Nr. O 1977,228

Die bernsteinartige Färbung von Teilen dieses Glases entstand durch den Auftrag einer silberhaltigen Lasur auf das fertige Glas, die anschließend bei vergleichsweise niedriger Temperatur (500–600°) in die Oberfläche eingebrannt wurde.

Ein Charakteristikum dieses Glases ist seine Blasigkeit. Wurden Luftblasen, hervorgerufen durch Unreinheiten in der Schmelze, in früheren Jahrhunderten als Wertminderung des Glases angesehen, wurden sie im Zeitalter des Historismus bewußt als Element der »Altertümlichkeit« eingesetzt, so erkannte man zu Anfang unseres Jahrhunderts auch ihren ornamentalen Wert. Man unterscheidet verschiedene Arten von »gebläseltem Glas«, das u.a. bei nicht ausreichender oder schwankender Schmelztemperatur entstehen kann. Man nennt dieses Glas auch »gypsig« oder »unblank«. Das Blasenlassen oder Bülvern konnte gezielt in Gang gesetzt werden, indem bestimmte fremde Massen in die Schmelze gegeben wurden und so Gase entstanden, um die Fremdkörper auszuscheiden. Das Glas ist durch die vielen kleinen Blasen leichtgewichtig, es läßt sich aufgrund der Hohlräume im Innern der Masse nicht mit dem Schneide- oder Schleifrad weiterbearbeiten. Eine »Veredelung« war nur mit malerischen Mitteln möglich, die die Oberfläche des Glases nicht angriffen. So ist auch dieses Gefäß lediglich mit dickflüssigen Emailfarben sparsam dekoriert, der eigentliche Effekt liegt in der schaumigen Glasmasse.

Trotz des zweifellos vorhandenen Reizes solcher Gläser, deren Ornament sich im Material selbst »organisch« entwickelt hat, haben sich Kritiker wie G. E. Pazaurek dezidiert gegen ein solches »bewußtes Zurückschrauben der technologischen Entwicklung« ausgesprochen (Pazaurek 1912, S. 25).

Im Berliner Kunstgewerbemuseum befindet sich ein Pokal aus dem gleichen stark blasigen Glas, bemalt mit einem Frauenprofil (Inv. Nr. O1978, 374; ähnliche Stücke abgebildet in: Aukt. Kat. Ketterer, München, 171, 1992, Nr. 323, und 196, 1994, Nr. 37).

Gläser aus stark blasiger Masse werden häufig Georg Carl von Reichenbach zugeschrieben (vgl. Kat. Nr. 46), eine Zuordnung des hier vorgestellten Gefäßes ist bislang nicht gelungen.

Die bayerische Kunstglasproduktion nach der Jahrhundertwende bedarf, trotz erster Einzeluntersuchungen (vgl. Literaturliste) weiterer Erforschung.

Literatur: Unveröffentlicht.

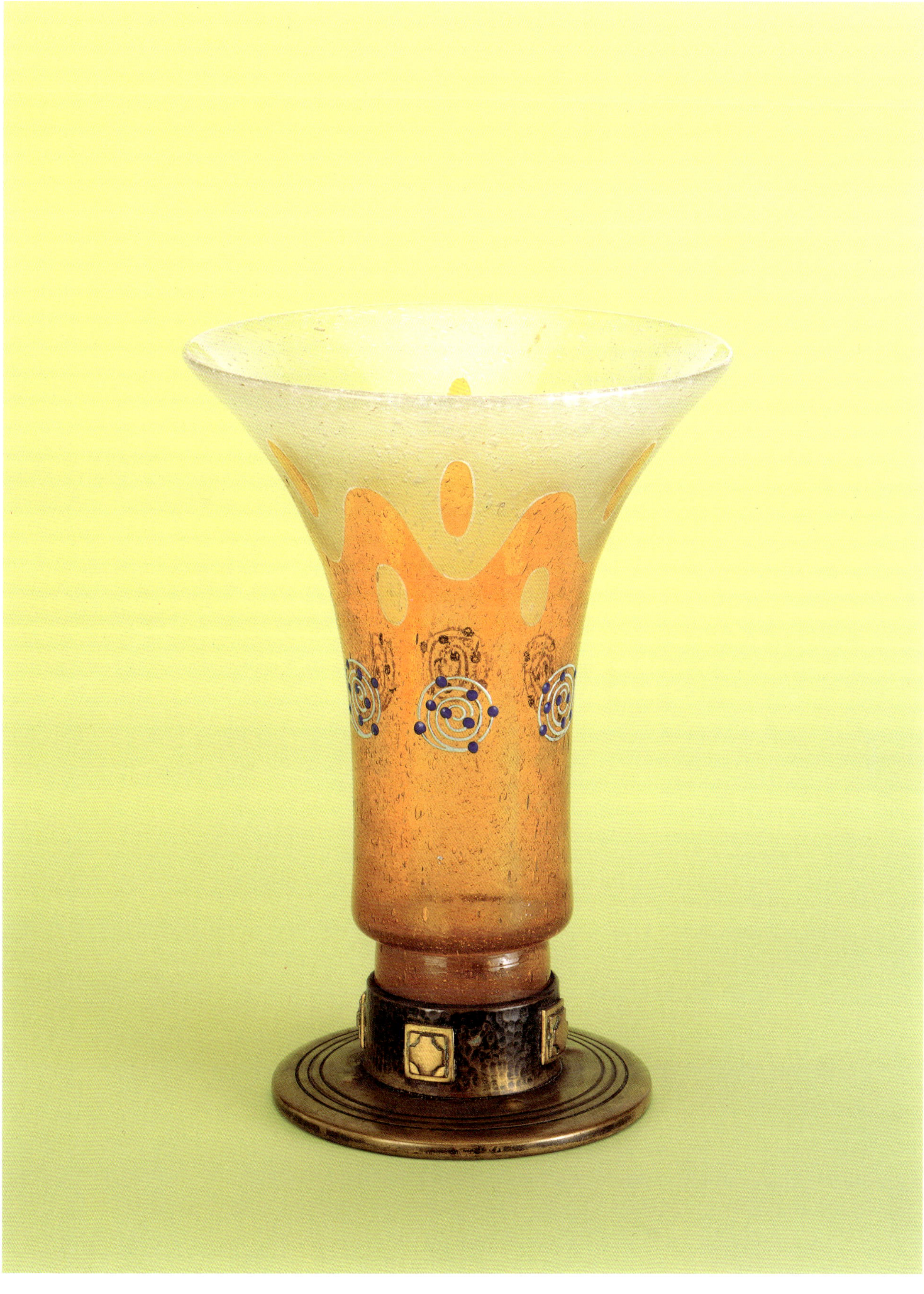

46 Drei Gefäße mit umsponnenem Dekor und Kugelauflagen

Entwurf: Georg Carl von Reichenbach, München, 1906/12 (c)
Ausführung: Kristallglasfabrik Benedikt von Poschinger, Oberzwieselau (c)
Glashütte Lötz Witwe, Klostermühle (a+b?)
Unbezeichnet
Farblose Gläser mit farbigen Innenfängen, formgeblasen, Faden- und Kugelauflagen
Höhe: 9,5 cm (a), 21,5 cm (b), 8,8 cm (c)
Inv. Nrn. SB 26 (a), B 321 (b), O 1987,26 (c)

Georg Carl von Reichenbach (1872–1940) war zunächst Schüler der Münchner Kunstgewerbeschule, später, zwischen 1905 und 1912, des von Hermann Obrist und Wilhelm von Debschitz geleiteten »Lehr- und Versuchs-Ateliers für angewandte und freie Kunst«. Im Jahre 1913 zeigte die »Debschitz-Schule« eine viel beachtete Ausstellung im Berliner Kunstgewerbemuseum (siehe: Dekorative Kunst, November 1913). Die Glasbearbeitung erlernte Reichenbach in der auf Jugendstilglas spezialisierten Hütte von Benedikt von Poschinger in Oberzwieselau, für die er zwischen 1906 und 1912 zahlreiche Entwürfe geliefert hat. Neben Zier- und Gebrauchsglas schuf er auch Möbel, Textilien und Lampen.

Wie die Hütte Ferdinand von Poschingers im niederbayerischen Buchenau (vgl. Kat. Nr. 47) hat sich auch die Hütte Benedikt von Poschingers (1856–1918) in Oberzwieselau um zeitgemäße Gestaltungsformen bemüht. Durch die Heranziehung auswärtiger Entwerfer wie Peter Behrens und Richard Riemerschmid war sie vor allem auf dem Gebiet der Trinkglasgarnituren erfolgreich und errang in den zeitgenössischen Publikationen Beachtung. Im Jahre 1906 erhielt die Hütte für ihre Gläser sowohl auf der Bayerischen Landesausstellung in Nürnberg wie auf der Dresdener Kunstgewerbeausstellung eine Goldmedaille. 1925 wurde die Hütte stillgelegt.

Das Väschen mit den tropfenförmigen Auflagen (a) wurde mit verschiedenfarbigen Unterfängen (Farbglasschichten im Innern des Gefäßes) produziert. Im Jahrgang 58 der Zeitschrift »Kunst und Handwerk« 1907, der zur Datierung immer wieder herangezogen wird, ist das Stück nicht abgebildet, doch dürfte es in den Jahren der Entwurfstätigkeit Reichenbachs für die Poschinger-Hütte in Oberzwieselau entstanden sein. Zur gleichen Zeit produzierte auch die südböhmische Glashütte Lötz Witwe Gläser mit Faden- und Kugelauflagen (Lötz II, S. 180).

Noch 1908 konnte Joseph August Lux feststellen: »Die Furcht vor der Farbe ist ein schlimmer Rückstand bei uns, den wir trotz aller Anstrengungen noch nicht überwunden haben« (Das neue Kunstgewerbe in Deutschland, Leipzig 1908, S. 23). In der Glasherstellung galt dies besonders: Farbloses Kristallglas erfreute sich weiterhin großer Beliebtheit, lediglich auf dem Sektor des »Kunstglases« wurde zunehmend mit neuen und ausgefallenen Farbwirkungen experimentiert. Anfang der 20er Jahre sollte die Farbe dann nicht nur in der Architektur und Innenraumgestaltung, sondern auch in der Gefäßgestaltung erneut eine relativ große Rolle spielen (vgl. Kat. Nrn. 61, 62).

Vergleichsstücke: Aukt. Kat. Ketterer, München, 165, 1991, Nr. 252; 171, 1992, Nr. 322; 191, 1993, Nr. 63 (a, mit violettem Innenfang bzw. farblos). – Glasmuseum Passau (c).
Literatur: Kat. Berlin 1986, Nr. 4 (a, mit Abb., falsche Inventarnummer). – Unveröffentlicht (b+c). – Zu Reichenbach: Ausst. Kat. München 1988, S. 102 f. – Kat. Passau 1993, S. 65 f. – Zur Hütte Oberzwieselau: Sellner 1992, S. 45 ff.

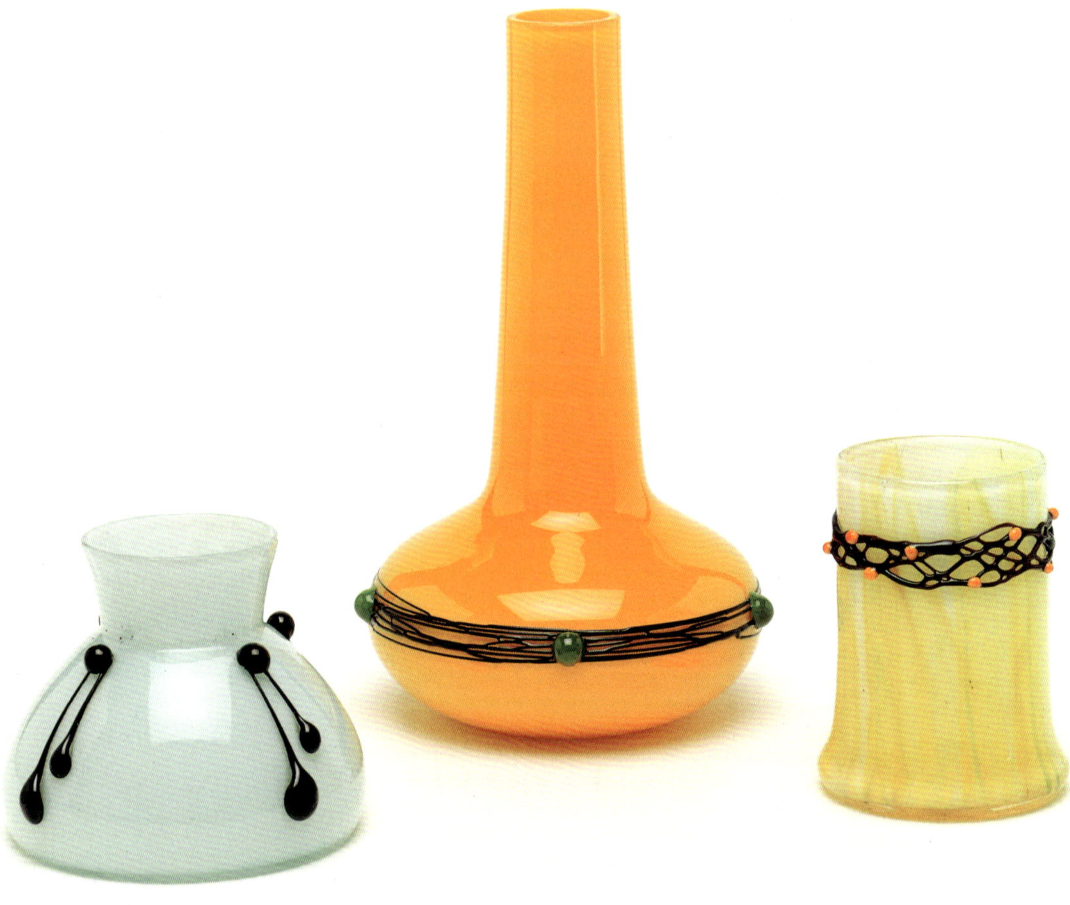

47 Zwei Vasen mit Blütendekor

Glashüttenwerke Ferdinand von Poschinger, Buchenau, um 1910
Bezeichnet: »W. S. /H. 12« (a) und »N 681/S. 85« (b; in Malerfarbe in die Abschlagnarbe geschrieben)
Dunkelviolettes Glas, formgeblasen und frei geformt, irisiert. Bemalung in Opakemails
Höhe: 15 cm (a), 14 cm (b)
Inv. Nrn. B 172b (a), O1975,65 (b)

Die Familie Poschinger besaß seit dem 15. Jahrhundert Glashütten im Bayerischen Wald. Um die Jahrhundertwende spielten die Hütten von Ferdinand von Poschinger jun. (1857-1921) in Buchenau und von Benedikt von Poschinger in Oberzwieselau (vgl. Kat. Nr. 46) in der Glasproduktion dieser Region eine herausragende Rolle. Ferdinand von Poschinger hatte die Leitung der Hütte von seiner Mutter im Jahre 1878 übernommen und die Produktion modernisiert. Hergestellt wurde sowohl Gebrauchs- als auch Luxusglas, darunter auch viel Farbglas, teilweise nach Entwürfen von Münchner Künstlern.

Während des Ersten Weltkrieges wurde die Hütte vorübergehend stillgelegt, in den schwierigen 20er Jahren, nach dem Tod Ferdinand von Poschingers, führte seine Witwe das Werk weiter. 1930 bzw. 1932 wurden die Betriebe des Hüttengutes infolge der Weltwirtschaftskrise eingestellt.

Gläser wie die hier vorgestellten Vasen, mit ihren opaken, irisierten Oberflächen und der Bemalung mit floralen Motiven, sind charakteristisch für die Arbeiten der Spiegelhütte auf dem Poschingerschen Hüttengut Buchenau nach der Jahrhundertwende. Die violett-schwarze »Petrol«farbe erfreute sich in bayerischen und böhmischen Hütten vorübergehend großer Beliebtheit. Die Gefäßformen sind vergleichsweise unaufwendig, lediglich die gedrungenere Vase, mit ihrem weich fließenden Umriß und dem hochgezogenen Rand, ist ihrer Form nach zeitspezifisch. Das graphisch stark stilisierte Pflanzenmuster ist den Gefäßformen dekorativ aufgelegt, korrespondiert aber in formalen Details, wie dem Verlauf einzelner Blätter, mit der Gefäßform. Das linke Väschen (a) zeigt eine Art Teichrose, die Vase mit dem gezwickten Rand (b) eine leicht verfremdete Narzissenart.

Die Nummern-Kombination am Boden beider Gefäße dürften Form- bzw. Dekornummern sein, die Buchstaben beziehen sich möglicherweise auf die ausführenden Glasmaler. Sie aufzuschlüsseln ist bislang nicht gelungen.

Vergleichsstücke: Schmitt 1989, Nr. 151. – Sellner 1992, Nrn. 49–51. – Glasmuseum Passau (gleiche Serie)
Literatur: Unveröffentlicht. – Zur Hütte Buchenau: Sellner 1992, S. 53 ff. – Kat. Passau 1993, S. 71 ff.

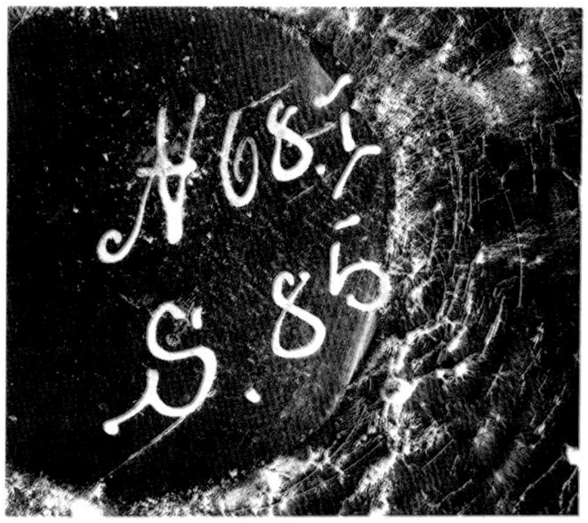

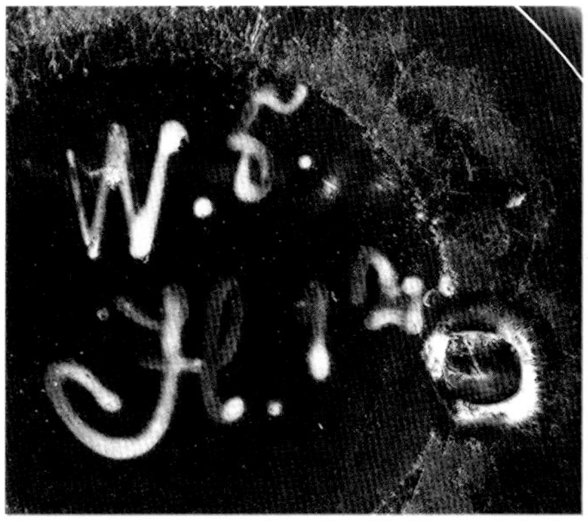

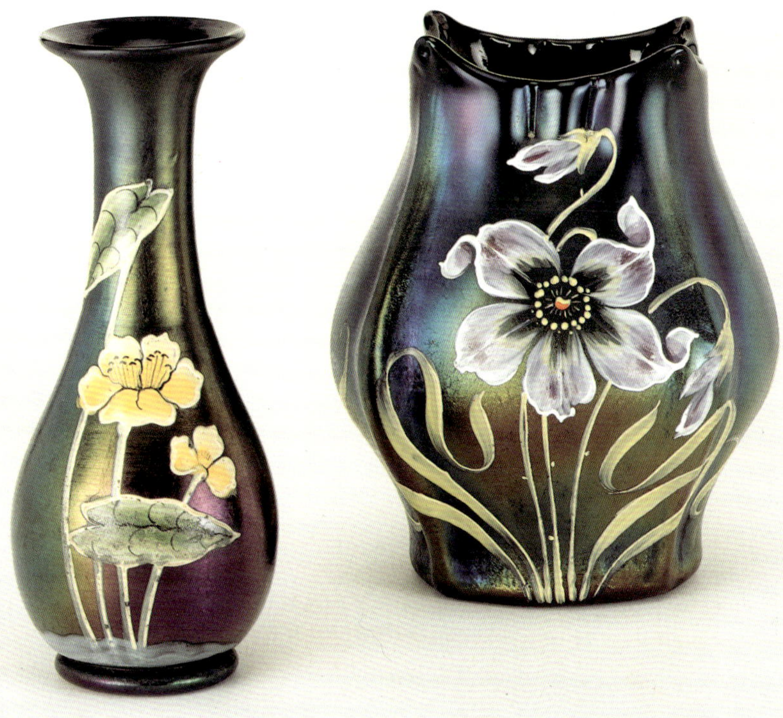

48 Teller mit stilisiertem Blumen-Dekor

Entwurf: Bruno Mauder, um 1911
Ausführung: Fachschule Zwiesel
Bezeichnung: »FZ« im Rund (Ätzstempel am Boden)
Farbloses Glas. Bemalung in Opakemails und Gold
Durchmesser: 31,8 cm
Inv. Nr. O1976,256

Im Jahre 1910 wurde Bruno Mauder (1877–1948) zum Direktor der 1904 eröffneten Fachschule für Glasindustrie im niederbayerischen Zwiesel berufen. Mauder richtete das Unterrichtssystem im Laufe der Jahre stärker auf die Erfordernisse der späteren beruflichen Praxis aus, er förderte die Werkstattarbeit, der Zeichenunterricht wurde vor allem auf das Fachzeichnen konzentriert. Seit 1910 wurde auch Hohlglas in der Schule hergestellt. Nach dem Ersten Weltkrieg richtete Mauder sowohl eine kunstgewerbliche Fachklasse wie einen Lehrgang für Industriezeichner ein, die Ausbildung in Glastechnik war einmalig in den damals existierenden Fachschulen (vgl. Kat. Nr. 78).

Fortgeschrittene Schüler konnten in der Entwurfstätigkeit für die Industrie praktische Erfahrungen sammeln. »Dieser Kunstmaler, der von München in das von der großen Kulturheerstraße etwas abseits gelegene Waldgebiet kam ... bildet längst die Seele nicht nur der Schule, die er nach allen Seiten hin gut auszugestalten wußte, sondern überhaupt der künstlerischen Bestrebungen im Bayerischen Wald.« (Pazaurek 1925, S. 104) Mauder verhalf der Zwieseler Fachschule rasch zu überregionaler Bedeutung, indem er, durch eigene publizistische Tätigkeit und seit 1918 durch Beteiligung an den Leipziger Messen, die Schule regelmäßig der kritischen Bewertung einer breiten Öffentlichkeit stellte.

Der hier gezeigte Teller erinnert sowohl in seiner Farbigkeit, dem Nebeneinander strahlender und düsterer Farbtöne, als auch in der teppichartigen Dichte des Blütenbandes an die Ornamentik der Wiener Werkstätte. Ein sehr ähnlich dekorierter Teller wurde 1922 als Entwurf Mauders publiziert, doch existiert kein eindeutiger Beleg für seine Autorschaft, da um 1911 bereits Schülerentwürfe entstanden waren, die seinem Stil eng verwandt sind (Schöne-Chotjewitz 1993).

Mauders Entwürfe zeigen zunächst in der Dekoration noch den Einfluß des Wiener bzw. nordböhmischen Dekorationsstiles. »Mauder weiß aufs beste, ob ein Glas seiner Zweckbestimmung und seiner Form nach besser geschliffen, graviert oder geätzt in die Erscheinung tritt, ob sich ein gewisses Ornament besser in dieser oder in jener Technik präsentiert ... Hinsichtlich des bunten Dekors und der oft als unangebracht und als dem Glas unangemessen gescholtenen farbigen Bemalung hat Mauder neue Wege gewiesen und manchen Zweifelnden zu seiner Anschauung bekehrt, die sich zu froher Buntheit bekennt.« (Georg Jacob Wolf, Zu den Gläsern von Bruno Mauder. In: Dekorative Kunst, 1915, S. 193 und S. 195)

In der Ornament-Diskussion seiner Zeit (vgl. Einleitung S. 29f.) vertrat Mauder eine gemäßigte Haltung. Im Jahre 1909 veröffentlichte er eine Betrachtung zum Thema Ornament, auch später setzte er sich für einen modernen, der Form angemessenen Dekor ein, da er, wie einige seiner Zeitgenossen, die Überzeugung vertrat, daß »die Freude am Schmucke ... auf die Dauer nicht ausgeschaltet werden« kann (Bruno Mauder, Künstlerische Gefäßdekoration. In: Keramische Rundschau 32, 1924, S. 457).

Anfang der 20er Jahre unterstützte Mauder die Wiederbelebung des figürlichen Glasschnittes (Bruno Mauder, Ausbildung von Glasfachleuten. In: Keramische Rundschau 32, 1924, S. 104). Pflanzliche Dekore dagegen, auch wenn sie stilisiert waren, lehnte er in seinen späteren Jahren ab: »Solch ein Schmuck wirkt immer widersinnig, namentlich dort, wo der geschmückte Gefäßkörper noch zur Aufnahme lebender Blüten dienen muß« (Bruno Mauder, Künstlerische Gefäßdekoration, a.a.O.), womit er sich von seinen eigenen frühen Dekorentwürfen, wie dem hier vorgestellten, distanzierte. Seit Mitte der 20er Jahre, u.a. unter dem Einfluß des Deutschen Werkbundes, dessen Mitglied die Schule war, wurden Mauders Entwürfe zunehmend schlichter.

Vergleichsstücke: Jaeger/Fraunberger 1922, S. 265 (ähnlicher Dekor)
Literatur: Kat. Berlin 1983, Nr. 139. – Kat. Berlin 1988, S. 150 (jeweils mit Abb.). – Schöne-Chotjewitz 1993, Nr. 21. – Zu Mauder und der Fachschule Zwiesel: Kat. Passau 1993, S. 20. – Schöne-Chotjewitz 1993.

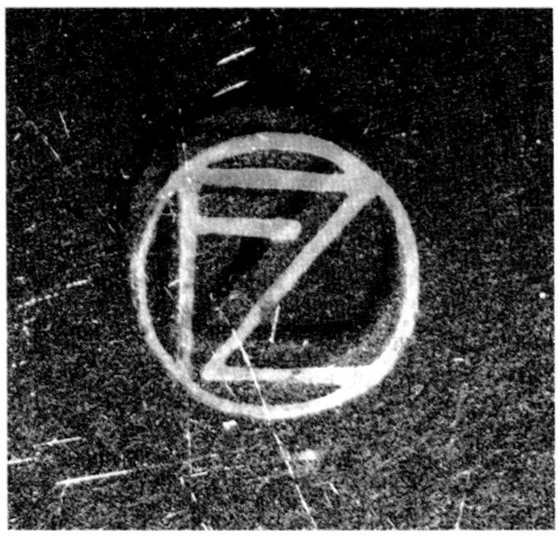

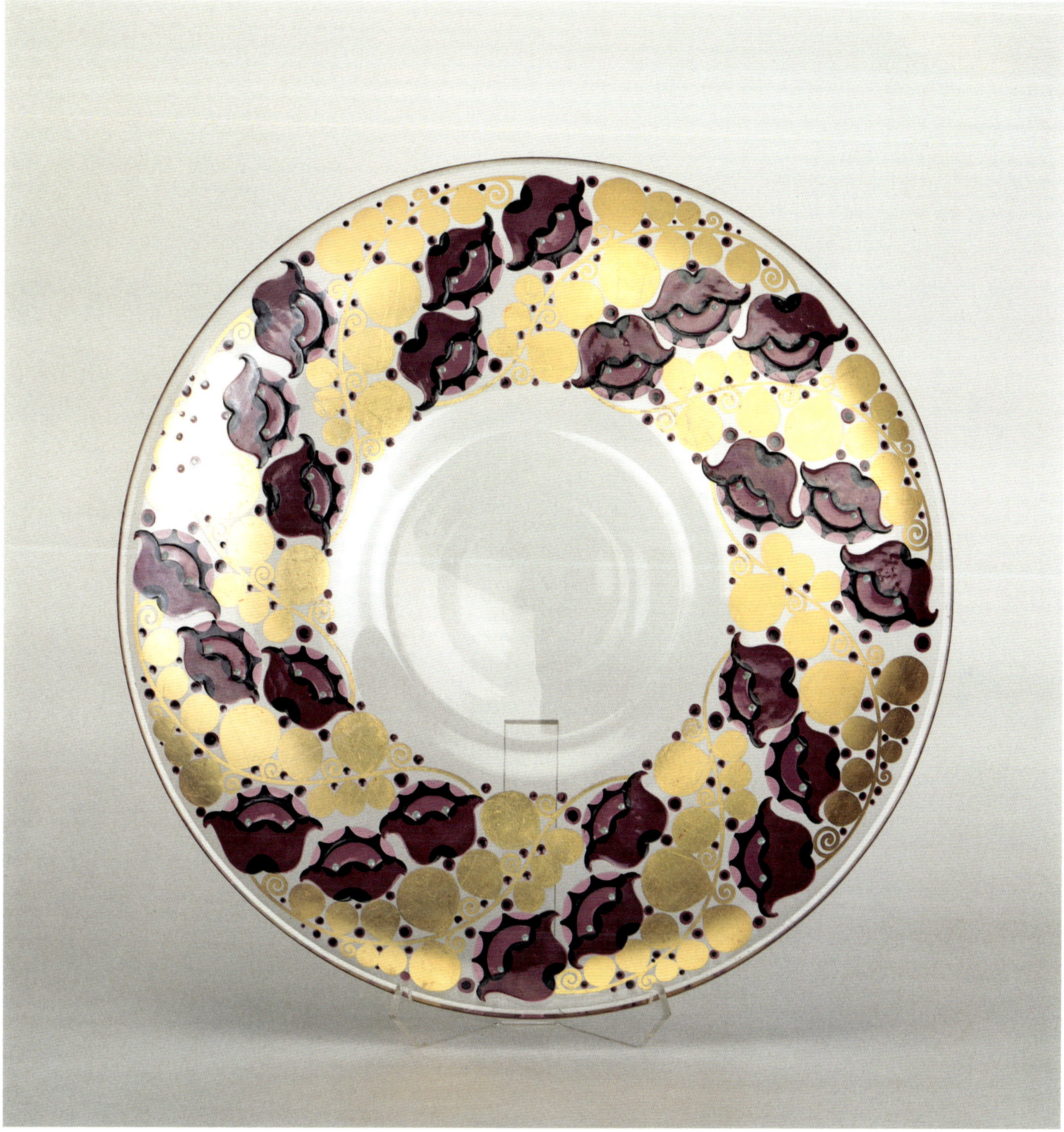

49 Deckeldose mit stilisierter Blumenmalerei

Entwurf: Bernhardine Bayerl, um 1920
Ausführung: Fachschule Zwiesel (?)
Bezeichnung: »BB« (am Boden in Gold)
Rubinglas, formgeblasen. Federzeichnung in Gold
Höhe: (mit Deckel) 18,5 cm
Inv. Nr. W 1977,104

Bernhardine Bayerl (geb. 1889) war von 1915 bis 1918 Schülerin der Münchner Kunstgewerbeschule und von 1918 bis 1920 Schülerin Bruno Mauders als eine der ersten in der kunstgewerblichen »Elite«klasse der Fachschule Zwiesel. Frauen waren allerdings nur als Hospitantinnen an der Schule zugelassen.

Von der Ausbildung in Zwiesel zeugt auch diese Deckelschale mit ihrer stilisierten Ornamentik, die Arbeiten ihres Lehrers nahe steht. Ähnlich wie Mauder war Bernhardine Bayerl der Überzeugung, daß das menschliche Auge immer Freude am Schmuck von Gefäßen haben werde.

1908 schrieb J. A. Lux über das moderne Kunstgewerbe in München: »Endlich hat sich in München eine Anzahl von Spezialwerkstätten auf moderner Grundlage für die einzelnen kunstgewerblichen Gebiete ... ausgebildet ... wofür München und Bayern mit seinem verhältnismäßigen Reichtum an Handwerksüberlieferung einen günstigen Nährboden gibt.« (J. A. Lux, Die Geschichte des modernen Kunstgewerbes in Deutschland, Leipzig 1908, S. 125) Im Jahr 1920 machte sich Bernhardine Bayerl in München selbständig und gründete die »Kunstwerkstätten B. Bayerl«, die 1922 acht Mitarbeiter beschäftigte, darunter ehemalige Mitstudenten der Zwieseler Fachschule. Diese Einrichtung von Glaskunstwerkstätten war von Mauder befürwortet worden, sie war der bayerischen Glasindustrie, die die Konkurrenz fürchtete, jedoch ein Dorn im Auge. Das ging soweit, daß die Hütten im Jahre 1921 die Lieferung von Rohglas vorübergehend einstellten (Schöne-Chotjewitz 1993, S. 93).

Die hier vorgestellte Deckeldose erschien 1921 in einem aufwendig gestalteten, fünfsprachigen Verkaufskatalog der Kunstwerkstätten B. Bayerl, angeboten als »Cakes-Dose« in einer Variante mit rubinrotem Knauf zum Preis von 175 Mark (Kat. Nr. 28). Die Form war auch in blauem Glas mit Emailmalerei erhältlich. In der Zeitschrift »Hausrat«, in der mehrfach Arbeiten von Bernhardine Bayerl abgebildet wurden, wurde diese Dose ebenfalls publiziert (3. Jg., März 1922, S. 44).

In der zweiten Hälfte der 20er Jahre änderte sich der Name der Werkstätte mehrmals. Zunächst wurde sie in eine GmbH umgewandelt, 1926, nach dem Zusammenschluß mit der Münchner Glas- und Porzellankunst GmbH, umbenannt in »Kunstgewerbliche Glasmanufaktur B. Bayerl GmbH«, im Jahr darauf schließlich in »Glas- und Porzellankunst Gesellschaft mbH München«, in der Bernhardine Bayerl offenbar nicht mehr beteiligt war (Das Glas 1, 1926, S. 32, und 2, 1927, S. 144). Sie arbeitete nun als freie Gestalterin für Firmen wie Moser in Karlsbad (vgl. Kat. Nr. 76), die Marienhütte in Berlin-Köpenick (Schaulade 6, 1930, Heft 15, S. 1049), die Tiroler Glashütte in Rattenberg und, in den 30er Jahren, für die Josephinenhütte im schlesischen Schreiberhau (vgl. Kat. Nrn. 64, 65). Über die »Kunstgewerbliche Werkstätte« heißt es noch 1927 in einem Adreßbuch der deutschen Glasindustrie: »Fabrikate: Luxus- und veredelte Gebrauchsgläser (Kunstgläser). Spezialität: Bemalte, geschliffene, gravierte Kunstgläser. Malerei, Gravierwerkstätte, Schleiferei.« (Die Glashuette [Hg.], Deutschlands Glasindustrie, 1927, Nr. 1865)

Vergleichsstücke: Deutsche Kunst und Dekoration, Bd. XLVIII, 1921, S. 248 (Form). – Verkaufskatalog von B. Bayerl 1921 (Variante mit farbigem Knauf). – Vase im Münchner Stadtmuseum (Inv. Nr. K78/187). – Aukt. Kat. Ketterer, München, 196, 1994, Nr. 1 (ähnlicher Dekor)
Literatur: Unveröffentlicht. – Zu Bernhardine Bayerl: Schöne-Chotjewitz 1993, S. 255.

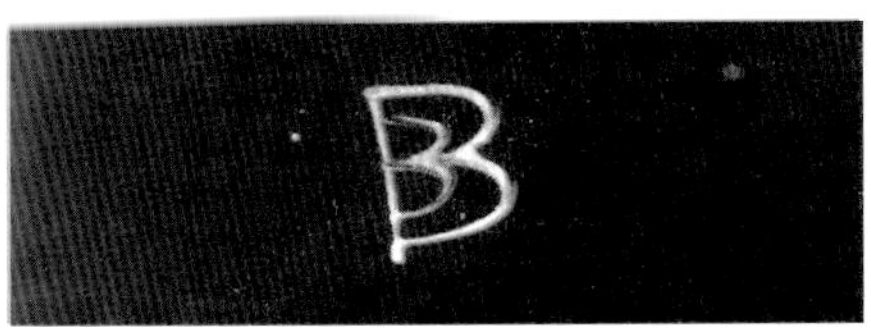

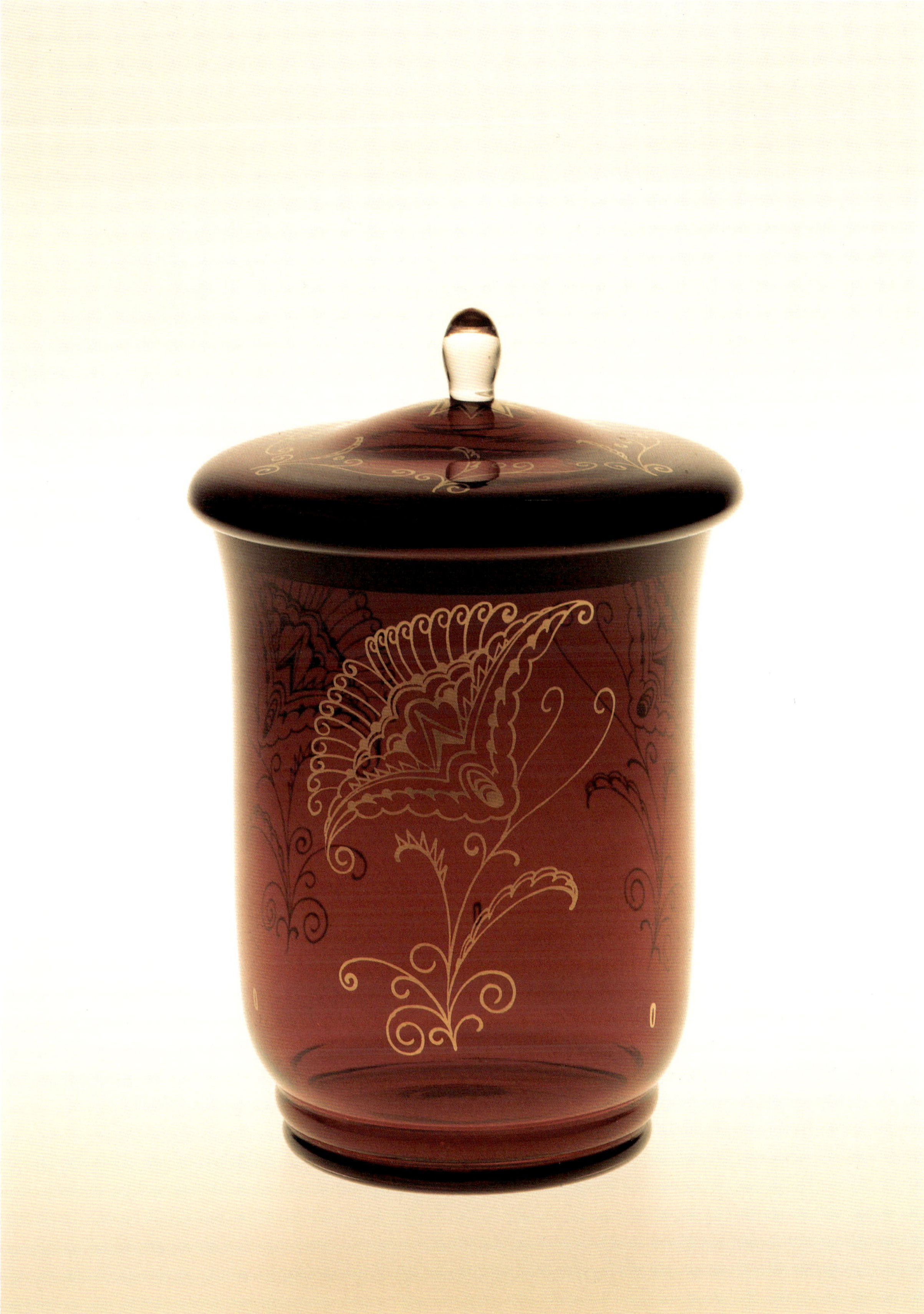

50 Zwei Vasen mit stilisiertem floralen Dekor

Entwürfe: Josef Hoffmann, 1911/12 (a, rechts) und Hans Bolek, 1915 (b, links)
Ausführung: Glashütte Johann Lötz Witwe, Klostermühle
Unbezeichnet
Farbloses Glas mit opalfarbenem Innenfang (a) und violettem Überfang, formgeblasen, geätzt
Höhe: 11 cm (a), 7,9 cm (b)
Inv. Nrn. SB 4 (a), Dgs 232 (b)

Beide Gefäße sind charakteristische Beispiele für den abstrahierend-floralen Dekorstil der Wiener Werkstätte, deren Mitbegründer Josef Hoffmann (1870–1956) war. Auch die schlichten Formen, die auf Helldunkel-Wirkung reduzierte Farbgebung sowie die Einbindung bewegter Flächenornamente in einen Rahmen sind kennzeichnende Merkmale dieser seinerzeit überaus erfolgreichen Einrichtungswerkstatt. Die von Hoffmann entwickelten Dekore wurden von ihm selbst und von seinen Schülern auch in andere Materialgattungen – Textil, Leder, Metall – übertragen. Die ursprüngliche Materialidee bei dem Dekor der hier vorgestellten Vase (in der Abbildung rechts) dürfte Metall gewesen sein (Ausst. Kat. Josef Hoffmann, Wien 1987, Nr. M 28), darauf scheint die Verbindung von Motiv und Rahmen hinzuweisen, die für die Schmuckgestaltung erforderlich war.

Die Vase Hoffmanns (Formnummer 7882, Lötz II, S. 214) wurde in verschiedenen Farben und offenbar mit unterschiedlichem »Raster« produziert, mal schmaler, mal breiter gefaßt, mit vier bzw. sechs Dekorfeldern. Dieser »Topf« ist der am häufigsten ausgeführte Entwurf Hoffmanns der Glashütte in Klostermühle (Lötz I, Nr. 328), in der hier abgebildeten Variante, »opal aussen schwarz«, wurde er anscheinend nur einmal hergestellt. Hoffmann selbst hatte keinen direkten Kontakt zur Hütte, seine Entwürfe wurden über Verleger bei Lötz in Auftrag gegeben.

Die andere Vase mit ihren charakteristisch zipfeligen Herzblättern wurde wenige Jahre später nach einem Entwurf von Hans Bolek (1890–1978) geschaffen. Bolek hat nach der Kölner Werkbund-Aussstellung des Jahres 1914 direkt für Lötz entworfen. Verschiedene Gefäßformen – Dosen, Vasen, Schalen – in unterschiedlichen Farbvarianten tragen diesen Dekor aus einem mehr oder minder breiten Blattfeld. Der Formentwurf der Berliner Schale (Formnummer 659, Lötz II, S. 230) stammt aus dem Jahre 1915 und wurde, wie Hoffmanns Topf, vergleichsweise häufig produziert.

Auf beiden Gefäßen sitzt das kleinteilige Ornament, rapportartig sich wiederholend, als Silhouette deutlich vor der Grundfläche. Die dreidimensionale Wirkung wird durch das eisartige Ausätzen des umgebenden Grundes bzw. durch eine kaum sichtbare farblose Zwischenschicht aus Glas erreicht; durch sie hindurch werfen die einzelnen Motive Schatten.

War die Berufung Hoffmanns 1898 als Professor an die Wiener Kunstgewerbeschule als Durchbruch der Moderne gefeiert worden, so erwies er sich in der kurz darauf einsetzenden Diskussion um das Ornament und die Industrialisierung im Handwerk als moderater Vertreter der Tradition.

Vergleichsstücke: Ausst. Kat. Wien 1983, Nr. J 8. – Cappa 1991, Nr. 426. – Neuwirth 1991/I, Abb. 82 (a, Form und Dekor). – Neuwirth 1991/I, Abb. 80 (b, Form und Dekor)
Literatur: Kat. Berlin 1986, Nr. 50 (a, mit Abb.). – Kat. Berlin 1977, Nr. 251 (b, mit Abb., irrtümlich Hoffmann zugeschrieben). – Hennig 1983, Nr. 232 (Bolek).

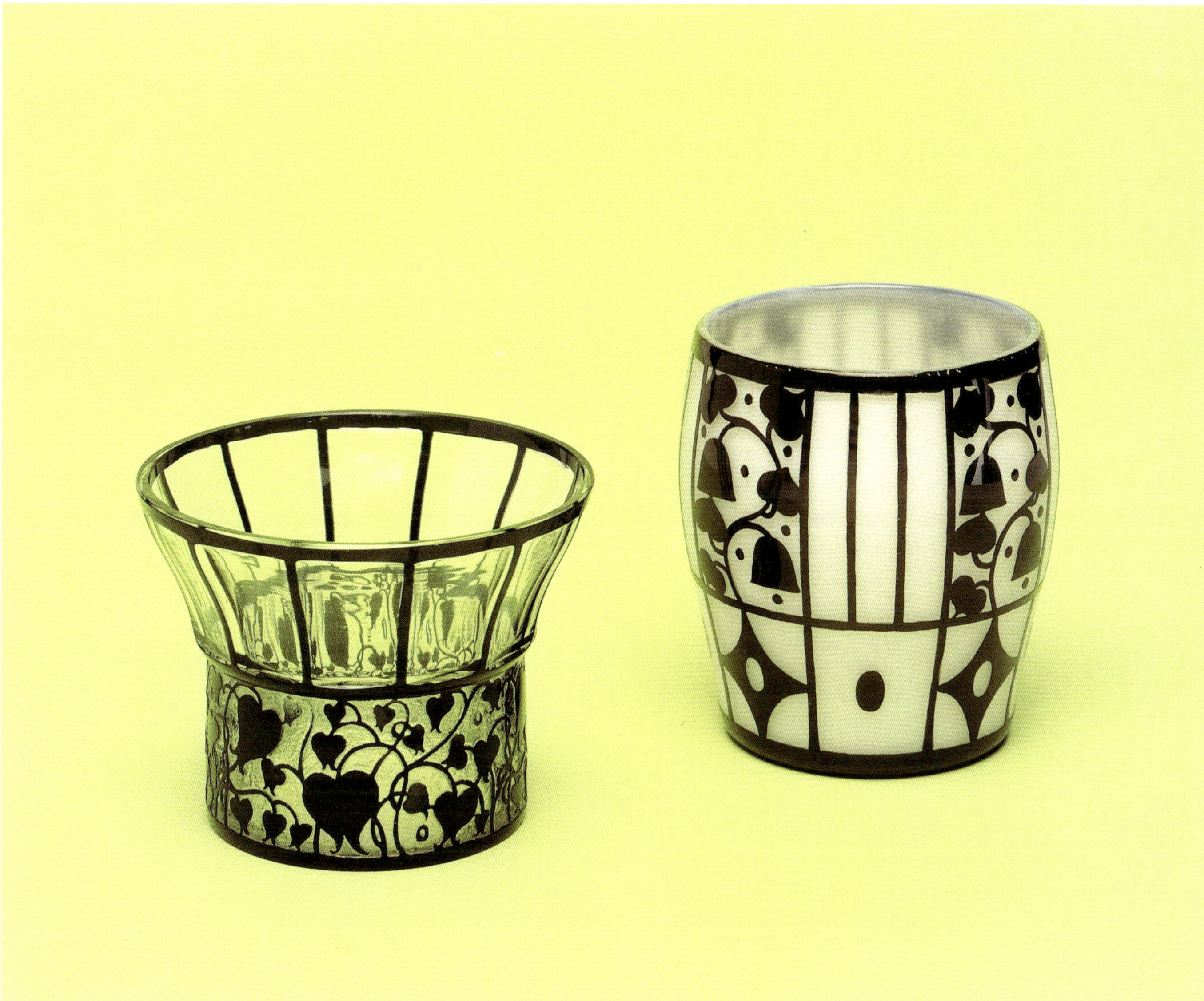

51 Deckelpokal mit Silhouettenbild

Glasraffinerie Friedrich Pietsch, Steinschönau, vor 1915
Unbezeichnet
Farbloses Glas, formgeblasen. Bemalung in Transparentemails, Schwarzlot und Gold
Höhe: (mit Deckel) 45 cm
Inv. Nr. W1978,70

Dieser große Deckelpokal ist ein Beispiel für die Biedermeier-Renaissance nach 1900 (vgl. Einleitung S. 19ff.). Der Dekor des Berliner Glases, Blütenkränze und Silhouettenmalerei, greifen auf Veredelungsformen der böhmischen Glasindustrie aus der ersten Hälfte des 19. Jahrhunderts zurück.

Auf der deutsch-böhmischen Ausstellung in Reichenberg 1906 zeigte Friedrich Pietsch »zierliche Malereien im Biedermeierstil«, auch Julius Schiller in Arnsdorf produzierte derartige Gläser. »Dies waren aber nur die wenigen Firmen, die mit solchem Kunstglas auf Messen und Ausstellungen in Erscheinung traten. Die Massenfabrikation an Empire- und Biedermeiergläsern umfaßte hunderte Firmen.« (Neuwirth 1973, S. 42) Ebenfalls im Jahre 1906 fand eine Ausstellung mit Gläsern des Empire und des Biedermeier in Steinschönau statt (siehe: Zeitschrift des nordböhmischen Gewerbemuseums I, 1906, Nr. 3), und von der Leipziger Oster-Vormesse hieß es: »Als typische Erscheinung in der Bemusterung zeigte sich der Empire- und Biedermeierstil. Das Wiederaufleben des letzteren war bereits auf der letzten Michaelismesse zu konstatieren. Sonach hat sich die rein moderne Stilrichtung, in der Glasbranche wenigstens, nicht lange behauptet.« (Diamant XXVIII, 1906, Nummer 9, S. 272) Schließlich war auch in der Ausstellung »Österreichisches Kunst- und Exportglas« 1915 eine kleine Abteilung »den jüngsten Kopien des alten Glases – insbesondere der Biedermeierzeit – gewidmet« (Das Interieur XV, 1914/15, Tafel 111). Von der Biedermeiermode einmal abgesehen, haben alle böhmischen Glasmanufakturen bzw. -raffinerien in dieser Zeit neben »modernen« Gläsern weiterhin solche in historisierenden Formen aller Epochen angeboten.

Dazu hieß es: »Im Industrie- und Gewerbeleben greift die Mode oft auf Erscheinungen zurück, die gleichsam als gute Bekannte aus einer längst vergangenen Zeit zu uns herübergrüßen. Ähnlich verhält es sich auch gegenwärtig mit dem jetzt immer mehr zur Anwendung kommenden Silhouettendekor.« (Diamant XLI, 1919, S. 562) Silhouetten-Ausstellungen fanden seinerzeit u.a. in Dresden, Berlin, Leipzig, Wien und Brünn statt (siehe: G. E. Pazaurek, Schwarzkunst in Schwaben. Sonderdruck aus: Westermanns Monatshefte, Januar 1909, S. 4).

Für die Erzeugung solch silhouettenartiger Verzierungen auf Glas »empfiehlt es sich, zwecks rationeller Herstellung dieser Arbeiten, Scherenschnittschablonen aus dünnen Zelluloidfolien herzustellen. Die Ausschnitte kann man mit geeigneten Schneidewerkzeugen ausstanzen oder mittels der Schere ausschneiden. Dann benützt man sog. einbrennbare Emailfarbe, legt die Schablone auf die Glasfläche und trägt auf diese Weise durch einfache Überpinselung das Silhouettenmuster auf. Nachdem das Glas kurze Zeit im Anwärmeofen gestanden, setzt man es einem nicht zu scharfen Muffelfeuer aus und erreicht so in schneller Weise die dauerhaftesten und schönsten Silhouettenverzierungen. Nebenbei sei auch bemerkt, daß häufig auch bei billigen Waren Silhouettenabziehbilder benützt werden, die nach der Uebertragung mit einem Schutzlack versehen werden« (Diamant XLIV, 1922, Nummer 13, S. 292).

Vergleichsstücke: Bangert 1979, S. 39, Abb. 41. – Aukt. Kat. Schloß Ahlden, 83/84, 1993, Nr. 149 (Form)
Literatur: Unveröffentlicht.

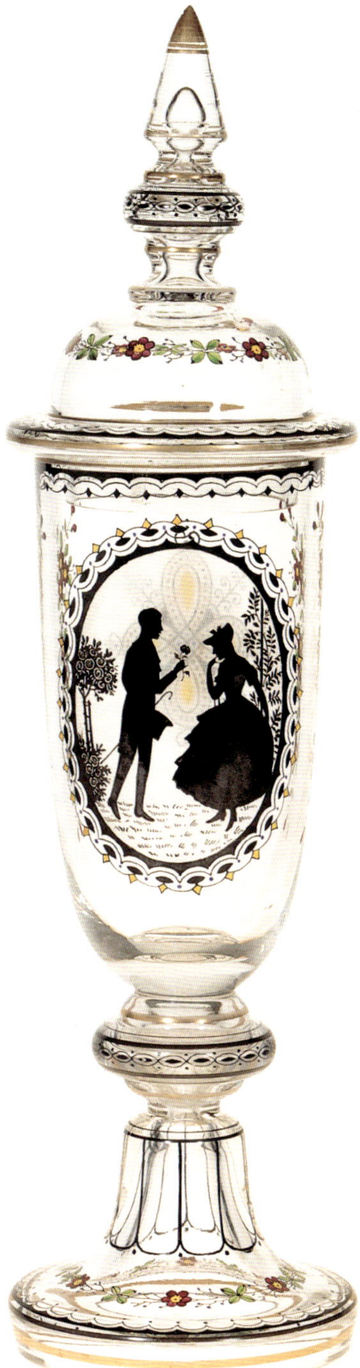

52 Vase mit Punktdekor

Entwurf: Fachschule Steinschönau, vor 1915
Ausführung: Glasraffinerie Friedrich Pietsch, Steinschönau
Unbezeichnet
Dickwandiges, farbloses Glas, formgeblasen. Bemalung mit Opakemails und Gold
Höhe: 26,3 cm
Inv. Nr. 1916,110

Diese Vase war im Kriegsjahr 1916 auf der Berliner Ausstellung »Glas nordböhmischer Manufakturen Haida-Steinschönau« zu sehen, die zuvor, in etwas erweiterter Form, unter dem Titel »Österreichisches Kunst- und Exportglas« in Wien und an verschiedenen anderen Orten gezeigt worden war (vgl. Abb. 12 und Einleitung S. 32). Wie schon in Wien dem Museum für Kunst und Industrie, hat der Vorsitzende des »Verbandes nordböhmischer Glasindustrieller« Johannes Oertel auch dem Berliner Kunstgewerbemuseum aus der Ausstellung einige Gläser zum Geschenk gemacht.

Die Berliner Ausstellung, die vom 7. März bis – nach einer Verlängerung – zum 21. Mai im Kunstgewerbemuseum gezeigt wurde, sollte, wie es im »Berliner Börsen Courier« hieß, den Beweis liefern, »daß Deutschland und seine Verbündeten auch in bezug auf das Kunstgewerbe nicht auf das feindliche Ausland angewiesen sind« (Nummer 94, vom 25. Februar 1916, S. 7). In der Fachpresse stand Ähnliches: »Der Krieg hat uns gelehrt, so manche fremdländischen Götzen bei Seite zu schaffen, und uns auf unsere eigenen Leistungen zu besinnen. Diese Ausstellung soll zeigen und beweisen, daß Haida-Steinschönau in Glas und Glasarten alles das selbst künstlerisch zu erzeugen und zu verwerten versteht, was zum Teil ganze Dezennien hindurch als Erzeugnis oder Monopol der französischen, englischen und belgischen Glasindustrie zu Unrecht gegolten hat..., und daß die dortigen Glaskünstler all diese Gläser durch die unbegrenzte Vielseitigkeit der Bearbeitung künstlerisch derart zu gestalten wissen, wie es in solcher Reichhaltigkeit keine fremdländische Glasindustrie darzubieten vermag.« (Deutsche Kunst und Dekoration, Juni 1916, S. 273 f.) Nach Berlin wurde die Ausstellung in weiteren deutschen Städten gezeigt.

Von den ursprünglich zehn Gläsern, die aus dieser Ausstellung in den Besitz des Berliner Museums gelangten, sind heute noch sechs erhalten (vgl. Kat. Nrn. 53, 54). Die Schlichtheit dieser Gefäße – die hier abgebildete Vase nimmt die Form klassizistischer Porzellane auf – ist wohl im Zusammenhang mit der neuerlichen Hochschätzung von Empire und Biedermeier in diesen Jahren zu sehen.

Die 1885 gegründete Glasmanufaktur Friedrich Pietsch in Steinschönau hat eng mit der seit 1880 bestehenden k. u. k. Fachschule für Glasindustrie am Ort zusammengearbeitet, ohne daß allerdings alle von der Firma vertriebenen Gläser als Entwürfe der Fachschule angesehen werden können. Charakteristisch für die Produktion dieser Raffinerie waren nach dem Ersten Weltkrieg vor allem Gefäße mit Federmalerei (vgl. Kat. Nr. 56). Seit 1913 war die Firma Mitglied des Österreichischen Werkbundes (Eisler 1916, Mitgliederliste Nr. 430).

Vergleichsstücke: Ausst. Kat. Prag 1989, Nr. 185 (Pendant)
Literatur: Unveröffentlicht. – Zur Fachschule Steinschönau: Kat. Bröhan 1976, S. 210 ff. – Kat. Bröhan 1985, S. 168 ff. – Zur Raffinerie Pietsch: Kat. Bröhan 1992, S. 465.

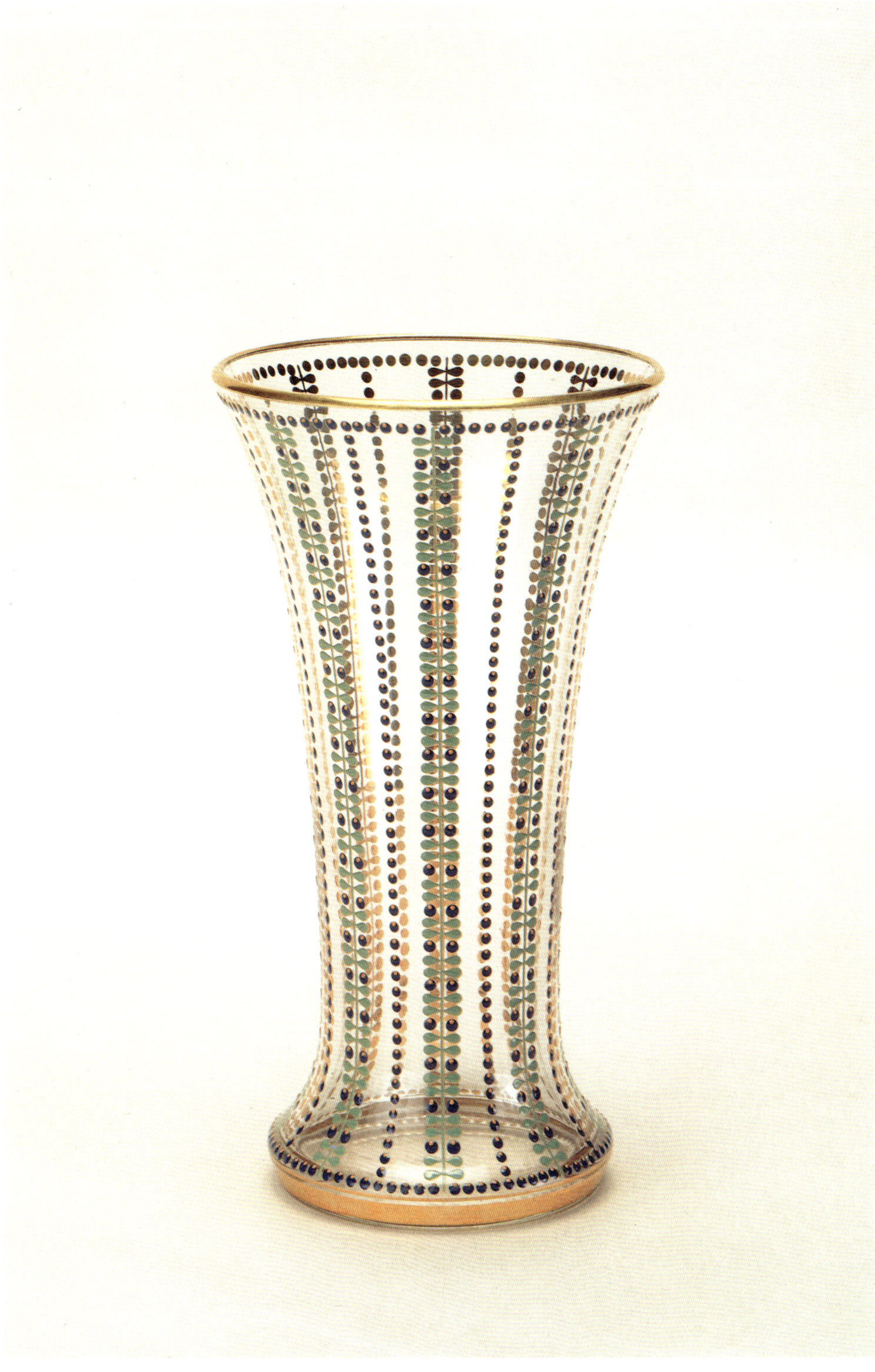

53 Fußschale mit Kugelschliff-Dekor

Entwurf: Fachschule Haida (?)
Ausführung: Glasraffinerie Johann Oertel & Co., Haida, vor 1915
Farbloses Glas, formgeblasen.
Kugelschliff, Schwarzbeize, Goldmalerei
Höhe: 22 cm
Inv. Nr. 1916,106

Diese Schale wurde von der Ausstellung »Glas nordböhmischer Manufakturen« (vgl. Kat. Nr. 52) angekauft.

Der Glasindustrielle Johannes Oertel jun. (1876–1956), Sohn des 1909 verstorbenen Hüttengründers, war seinerzeit ein wichtiger Funktionär in der nordböhmischen Glasindustrie, Präsident des Verbandes der nordböhmischen Glasindustriellen und Ausschußmitglied des 1913 gegründeten Österreichischen Werkbundes. Seit 1912 hatte die Firma, mit staatlicher Unterstützung, den Vertrieb von Gläsern der Fachschule in Haida übernommen (vgl. Einleitung S. 16f.). Von der Ausstellung im Jahre 1915 in Wien heißt es, daß »Johann Oertel & Co.-Haida mit den Kräften der Haidaer Fachschule vortreffliches geschaffen hat ... Besonders ins Auge fallend wird die Vornehmheit und bewußte Strenge der Gefäßbildung, die in den gewölbten Glasflächen, in dem edeln Umriß des Aufbaues ihre Hauptstütze sucht« (Das Interieur XV, 1914/15, Tafel 111).

Seit 1910 besaß die Fachschule Haida eine eigene Versuchsglashütte. »Die Hütte soll ein Mittelpunkt des technischen und künstlerischen Fortschrittes, eine Stätte für Lehre und wissenschaftliche Forschung werden und der Glasindustrie neue Wege in bezug auf Betrieb und Erzeugung zeigen.« (Sprechsaal, 1910, S. 201 f.) Eine dieser neuen Erfindungen war die sogenannte Schwarzbeize, die durch den zweifachen Brand einer kupferhaltigen Farbbeize im niedertemperaturigen Muffelofen entsteht. Diese Schwarzbeize, auch »Edelschwarz« genannt, wurde erstmals 1914 als Dekor an der Fachschule ausgeführt, war also zum Zeitpunkt der Wiener und der Berliner Ausstellung eine Neuheit. Beim Brand verband sich die Farbbeize fest mit der Glasoberfläche, die Vergoldung dieser Schale wurde dagegen »kalt« aufgetragen und nicht eingebrannt, sie war deshalb nicht so beständig und ist heute an vielen Stellen abgerieben.

Vergleichsstücke: Severočeské Muzeum, Liberec (Inv. Nr. S 1120). – Deutsche Kunst und Dekoration, 1916, S. 280, Abb. oben links. – Deutsche Exportindustrie, 1916, S. 8 (Pendants). – Ausst. Kat. Köln 1976, Nr. 415. – Schmitt 1989, Nr. 144. – Neuwirth 1973, Kat. Nr. 185; 1985, Nr. 237. – Bröhan 1985, Nr. 168 (Form)
Literatur: Unveröffentlicht. – Zur Fachschule Haida: Kat. Bröhan 1976, S. 210 ff.; 1985, S. 168 ff. – Kat. Passau 1993, S. 8 f. – Zu Oertel: Schmitt 1989, S. 274 ff. – Kat. Passau 1993, S. 11.

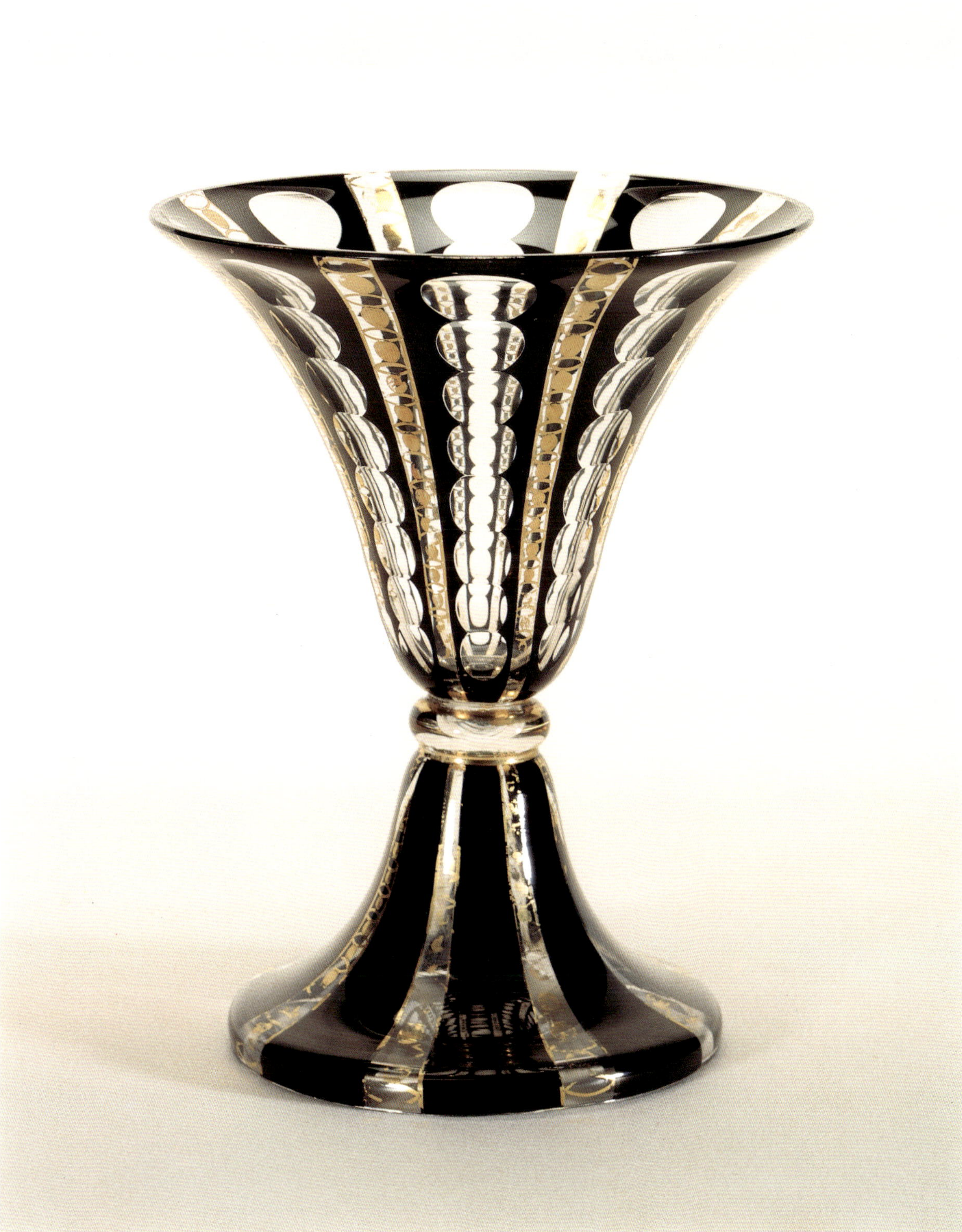

54 Deckeldose mit Schliffdekor

Entwurf: Josef Emanuel Margold, Darmstadt, vor 1915
Ausführung: Glasraffinerie Carl Schappel, Haida
Unbezeichnet
Farbloses Glas, formgeblasen. Rotbeize und Schliff
Höhe: (mit Deckel) 21,1 cm
Inv. Nr. 1916,112

Um das Jahr 1917 brachte die kunstgewerbliche Abteilung der Glasraffinerie Carl Schappel in Haida einen Katalog mit dem Titel »Kunstgläser nach Entwürfen erster Künstler« heraus. Er enthält vor allem Gläser nach Entwürfen von Josef Emanuel Margold in Darmstadt und Otto Prutscher in Wien. Darin ist auf Tafel 15 diese Deckeldose als Nr. 117 abgebildet. Auch sie besitzt, wie die Vase Kat. Nr. 52, ein Pendant im Wiener Museum für Angewandte Kunst. Dem Berliner Museum wurde 1916 von der Raffinerie Schappel außerdem eine Kristallglasschale überwiesen (Inv. Nr. 1916,111).

Zeitgemäß an Margolds Entwurf sind die kantige Form der Dose mit ihrem gewölbten Deckel und dem kurzen zylindrischen Knauf und die Reduktion des Schliffdekors auf wenige große Schliffformen. Hier kommt eine spezifische »Spezialität« der Raffinerie zum Tragen: die Verzierung von Gefäßen mit durchschliffenen Dekoren. In diesem Fall wurde eine dünne Schicht kupferhaltiger Farbbeize durchschliffen, die auf das Grundglas aufgetragen und bei niedrigen Temperaturen auf die Glasoberfläche eingebrannt wurde.

Josef Emanuel Margold (1889–1962) war seit 1911 Mitglied der Darmstädter Künstlerkolonie. Wie viele seiner Kollegen schuf er eine Fülle von Entwürfen für das Kunstgewerbe – abgesehen von Gläsern auch Möbel, Tapeten und Porzellan. Ursprünglich als Schreiner ausgebildet, hatte er später bei Josef Hoffmann in Wien (vgl. Kat. Nr. 50) Architektur studiert und war, vor seiner Berufung nach Darmstadt, als Assistent Hoffmanns auch für die Wiener Werkstätte tätig gewesen. Aus dieser Zeit dürften seine Kontakte zur nordböhmischen Glasindustrie stammen. Wann seine entwerferische Tätigkeit für die Glasraffinerie Carl Schappel begann und wie lange sie währte, ließ sich bislang nicht klären. In der Zeitschrift »Deutsche Kunst und Dekoration«, in der Arbeiten Margolds häufig abgebildet wurden, heißt es in einer Besprechung seiner Werke, daß sich alle seine Arbeiten durch »Sachlichkeit, Werkvernunft und Geschmack auszeichnen« (Artur Roessler, Zu den Arbeiten von Emanuel Josef Margold. In: Deutsche Kunst und Dekoration, Bd. XXIX, 1911/12, S. 391).

Die Glasraffinerie Carl Schappel wurde 1857 in Haida gegründet. Sie vergab Aufträge für die Glasveredelung an Heimarbeiter, besaß aber auch eigene Veredelungswerkstätten, so seit 1913 eine Glaskugelei und -schleiferei, in der das vorliegende Stück wahrscheinlich dekoriert wurde. Die Firma besaß nicht nur enge Kontakte zu Wiener Secessionskünstlern, sondern übernahm auch die serielle Veredelung von Entwürfen der ortsansässigen Glasfachschule. Verkaufsniederlassungen in ganz Europa zeugen von Erfolg und Bedeutung des Exports für die Firma. In einer Besprechung der Ausstellung »Österreichisches Kunst- und Exportglas« (vgl. Kat. Nr. 52) heißt es, »... auch Karl Schappel-Haida ist in vordere Reihe gerückt« (Das Interieur XV, 1914/15, Tafel 112).

Vergleichsstücke: Ausst. Kat. Prag 1989, Nr. 105
Literatur: Unveröffentlicht. – Zu Margold: Ausst. Kat. Darmstadt 1976, Bd. IV, S. 132 ff. – Zu Schappel: Kat. Bröhan 1992, S. 465. – Kat. Passau 1993, S. 12.

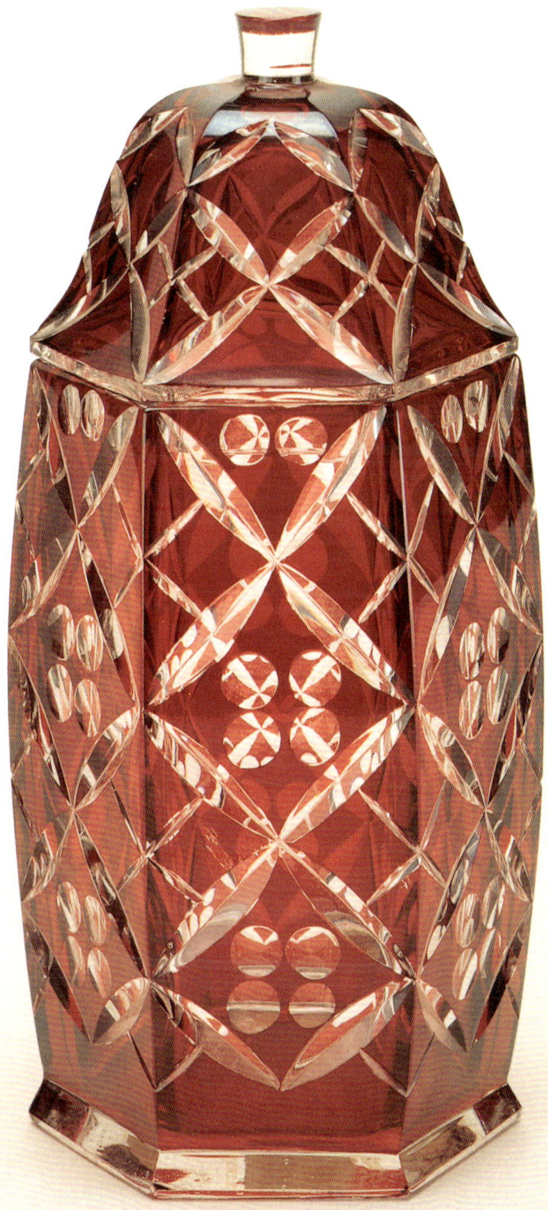

55 Doppelhenkelvase mit floralem Dekor

Hermann Pautsch, Arnsdorf, 1915/20
Unbezeichnet
Farbloses Glas, formgeblasen und frei geformt. Bemalung in Transparentemails und Gold, Zeichnung in Schwarzlot
Höhe: 26,5 cm
Inv. Nr. O 1988,82

Dieses Gefäß, dessen Dekor einen ausgeprägten *horror vacui* zeigt (vgl. Kat. Nrn. 59, 67), gehört zu einer in relativ großer Zahl erhaltenen Gruppe von Gläsern dieses Dekors. Hermann Pautsch (1871–1955) und sein Sohn Erich (1908–1941) arbeiteten beide als Glasmaler im nordböhmischen Arnsdorf bei Haida. Sie waren für verschiedene Firmen in Haida sowie für die Wiener Glasverleger J. & L. Lobmeyr tätig und statteten offenbar eine Reihe von Residenzen des In- und Auslandes mit Ziergefäßen aus.

Vergleichsstücke: Aukt. Kat. Fischer, Heilbronn, 36, 1985, Nr. 566; 43, 1987, Nr. 942; 49, 1988, Nr. 1145; 53, 1989, Nr. 1157 (als Friedrich Pautsch); 69, 1992, Nr. 733 (als Hermann Pautsch). – Aukt. Kat. Fischer, Zwiesel, 3 und 4, 1993, Nr. 616 bzw. Nr. 735. – Aukt. Kat. Ketterer, München, 148, 1990, Nr. 254. – Aukt. Kat. Schloß Ahlden, 77/78, 1992, Nr. 167
Literatur: Unveröffentlicht. – Zu Pautsch: Brigitte Klesse, Kunstgewerbemuseum Köln. Seine großen Stifter, Köln 1981, S. 56.

56 Vase mit Ornamentkartuschen

Entwurf: Fachschule Steinschönau, 1915/20
Ausführung: vermutlich Glasraffinerie Friedrich Pietsch, Steinschönau
Unbezeichnet
Farbloses, dickwandiges Glas, formgeblasen. Schliff, Teilätzung, Malerei in Schwarzlot und Gold, Randvergoldung
Höhe: 21,7 cm
Inv. Nr. O 1988,173

Die sogenannte Federmalerei erfreute sich seit etwa 1910 als Veredelungsform großer Beliebtheit in der böhmischen Glasindustrie. Der im Ersten Weltkrieg früh verstorbene Karl Massanetz in Steinschönau hatte mit seinen von der Ornamentik der Wiener Werkstätte geprägten Entwürfen zur Popularisierung dieser Dekorform beigetragen. Adolf Beckert (1884–1929), ausgebildet an der Glasfachschule in Haida und seit 1918 Direktor der nun »Deutsche Staatsfachschule für Glasindustrie« genannten Schule in Steinschönau, werden die Entwürfe einer Reihe dichter linearer Ornamente in dieser Technik zugeschrieben, die in den Glasraffinerien Steinschönaus umgesetzt worden sind. Neben Beckert entwarf offenbar auch Alfred Walter, Lehrer für zeichnerische Fächer an der Schule, ähnliche Dekore.

Auch die phantastische, streng symmetrisch angelegte Ornamentik steht in ihrer kontrastreichen Farbigkeit und dem prunkenden Gold der Wiener Secessionskunst nahe. In der Kombination von Schliff und Federmalerei waren gleich zwei Fertigungsbereiche nordböhmischer Glasraffinierung gefordert.

Die Kombination immer neu ansetzender Ornamentstriche und unruhiger Lichtbrechung auf der Oberfläche schafft eine überaus lebhafte, »nervöse« Gesamtwirkung. Die gestauchte Stangenform dieser Vase, auf der die drei ovalen Ornamentkartuschen als Wölbung hervortreten, findet sich auch in der gleichzeitigen Wiener Fayence.

Vergleichsstücke: Kat. Passau 1993, Abb. nach S. 12 (Beckert). – Kat. Düsseldorf 1989, Nr. 334 (Walter; Dekor)
Literatur: Unveröffentlicht. – Zur Fachschule Steinschönau: Kat. Bröhan 1976, S. 210 ff.; 1985, S. 168 ff. – Kat. Passau 1993, S. 9 ff. – Zu Friedrich Pietsch: Kat. Bröhan 1976, S. 210.

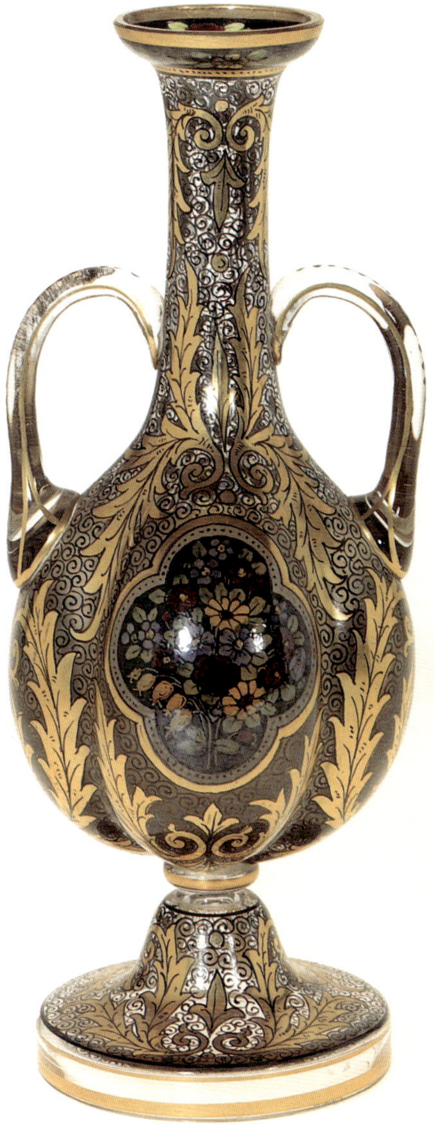

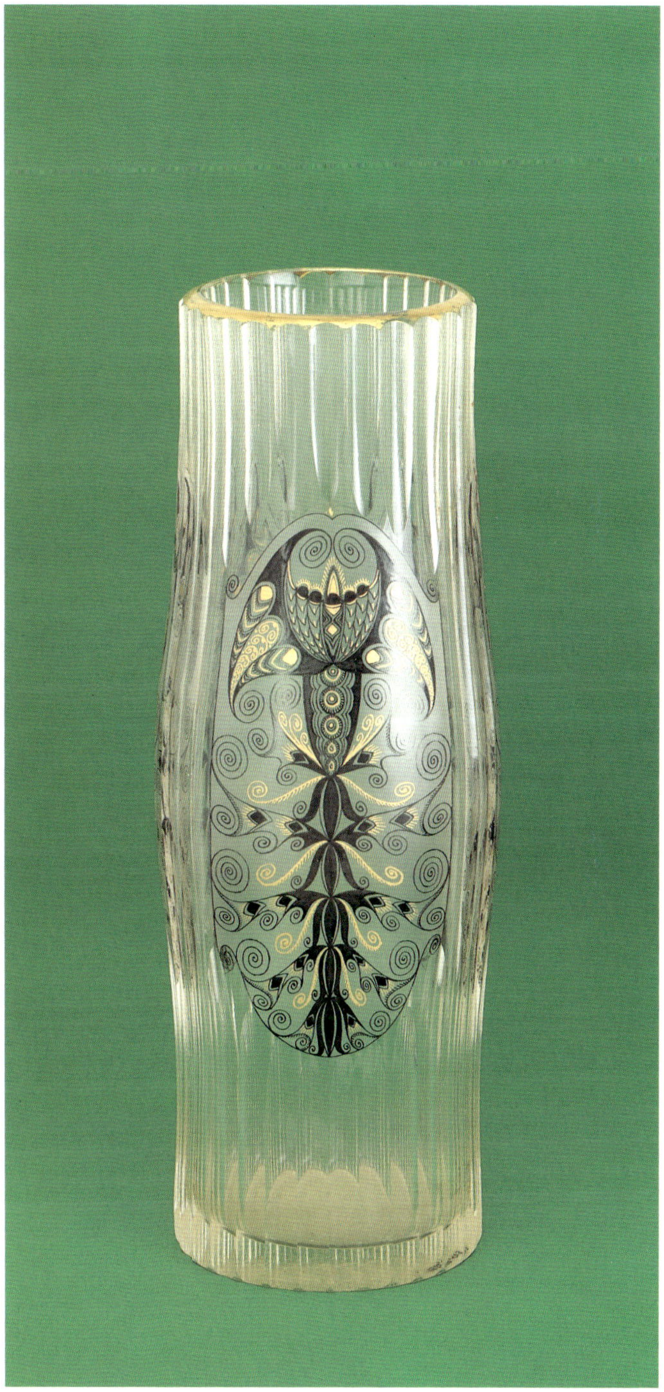

57 Schale mit ornamentalem Dekor

Nordböhmen (Johann Oertel, Haida?), um 1920
Unbezeichnet
Farbloses Glas, formgeblasen. Bemalung in bunten Transparentemails, Schwarzlot und Gold
Höhe: 15,5 cm
Inv. Nr. O1976,336

Ähnlich wie an der Münchner und der Wiener Kunstgewerbeschule bemühte man sich nach der Jahrhundertwende an den nordböhmischen Glasfachschulen um neue, zeitgemäße Formen der Gefäßdekoration. Gerade in der böhmischen Glasindustrie waren die verschiedenen historischen Stilimitationen des 19. Jahrhunderts ausgiebig umgesetzt worden. Dem wollte man nun etwas anderes entgegensetzen, und tatsächlich war die ornamentale Zeichnung, wie sie auf dieser Schale zu sehen ist, in der böhmischen Glasgestaltung etwas Neues, das keine Vorläufer in der eigenen vielseitigen Glastradition besaß.

Dieser Dekor verbindet Motive der Wiener Werkstätte, wie die Blätter und Blüten und das schwarze Zackenband am Gefäßrand, mit Einzelornamenten, die der slawischen Textilkunst, Stickereien auf Volkstrachten etwa, entlehnt zu sein scheinen. Muster wie die auf dieser Schale umgesetzten Ornamente konnten relativ einfach variiert und auf unterschiedliche Formen übertragen werden. Dies ermöglichte die Serienfertigung ohne zur Massenproduktion von Immergleichem zu werden.

Der größte Glasveredler und -verleger in Haida war die Raffinerie Johann Oertel & Co. 1869 gegründet besaß sie seit 1887 ein Patent für die Verzierung von Glas und Porzellan, unterhielt eigene Veredelungswerkstätten, vergab aber auch Aufträge an Heimarbeiter in Haida und Umgebung (vgl. Kat. Nr. 53). Bislang ließ sich nicht klären, ob der Dekor ein Fachschulentwurf ist oder von einem unabhängigen Entwerfer stammt.

Literatur: Unveröffentlicht. – Zur Firma Oertel: siehe Kat. Nr. 53.

58 Schale mit ornamentalem Schnitt

Entwurf: Fachschule Haida (?), um 1920
Ausführung: Johann Oertel & Co., Haida
Unbezeichnet
Dickwandiges Glas, formgeblasen. Schliff, flacher, teilweise polierter Schnitt
Höhe: 11,3 cm
Inv. Nr. O1978,31

Der Dekor der hier abgebildeten Schale zeigt, ähnlich wie die Vase von Kat. Nr. 56, einen tiefen Hohleckenschliff, der hier, der Gefäßform angepaßt, horizontal verläuft. Die sechs eingefügten Ornamentfelder zeigen wiederkehrend stilisierte Blütenrosetten im Empirestil.

An den nordböhmischen Fachschulen ist der Glasschnitt immer gepflegt worden, in den 20er Jahren, im Zuge einer ästhetischen Rückbesinnung auf eine der Haupteigenschaften des Materials, seine Transparenz, wurde die Technik allgemein wieder stärker eingesetzt. Diese Schale wurde vermutlich in der Fachschule Haida entworfen, die Serienfertigung der Schulentwürfe hatte seit 1912 die Firma Johann Oertel & Co. übernommen (vgl. Kat. Nrn. 53, 57). Anders als im Falle der Fachschule Zwiesel (vgl. Kat. Nr. 48), wo Entwürfe in den Schulwerkstätten selbst umgesetzt wurden und der Vertrieb der Schule oblag, lieferten die nordböhmischen Fachschulen lediglich die Entwürfe und Musterstücke, Serienfertigung, Veredelung und Vertrieb lag in den Händen der umliegenden Raffinerien.

Vergleichsstücke: Pazaurek/Spiegl 1983, Abb. 243 (Pendant). – Deutsche Kunst und Dekoration, Bd. XLVI, 1920, S. 69. – Jaeger/Fraunberger 1922, S. 191. – Ausst. Kat. Köln 1976, Nr. 417. – Kat. Bröhan 1985, Nrn. 169/170 (ähnliche Formen und Dekore)
Literatur: Unveröffentlicht. – Zur Fachschule Haida und Oertel: siehe Kat. Nr. 53.

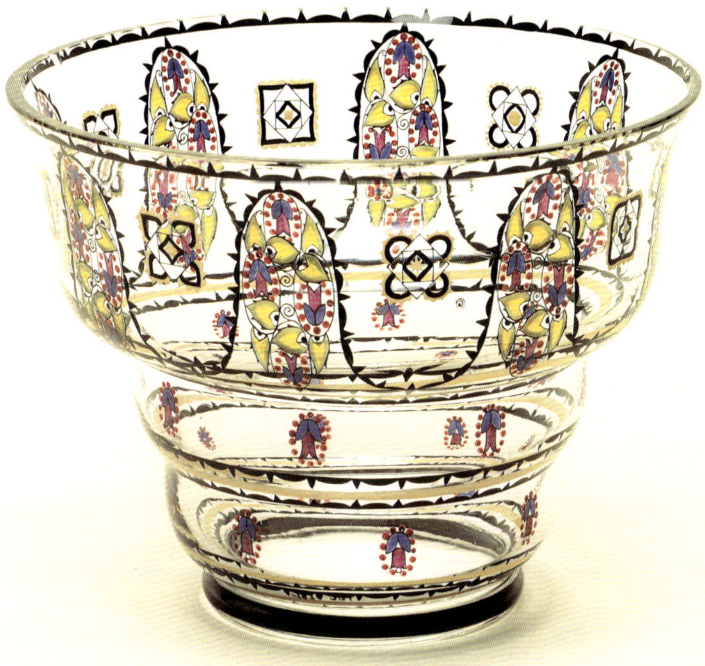

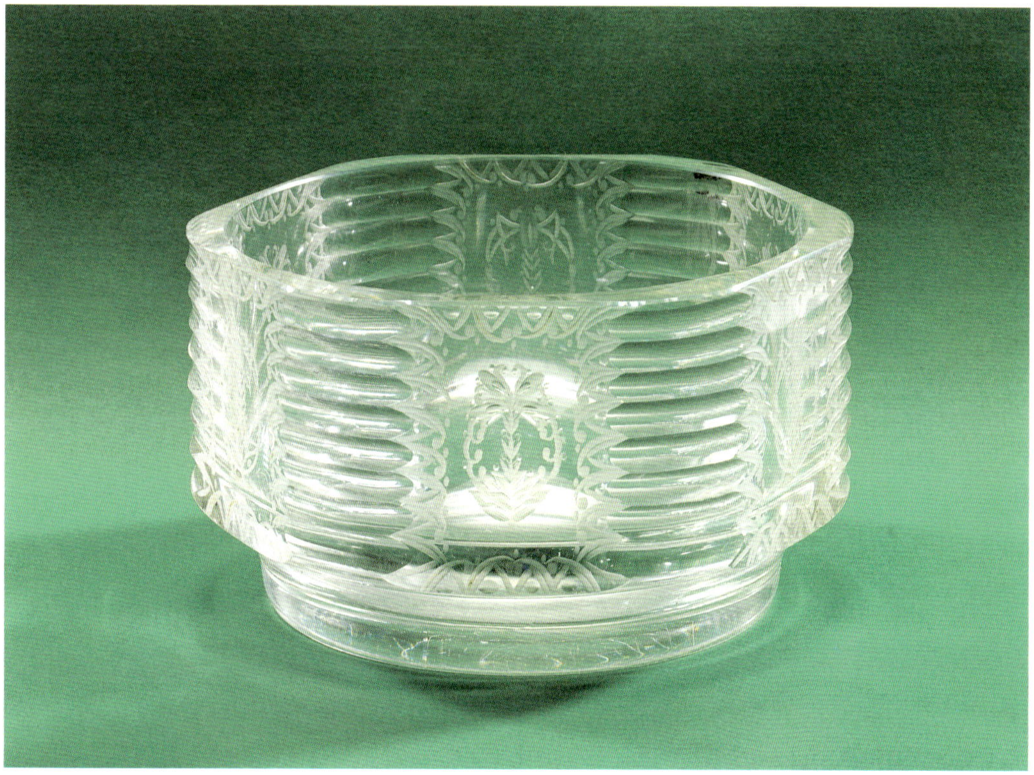

59 Vase mit Blütenkörben und -gehängen

Nordböhmen, um 1920
Unbezeichnet
Dickwandiges, farbloses Glas, formgeblasen. Oberfläche mit Umdruck-Ätzmuster, teilweise poliert. Bemalung in Transparentemailfarben, Konturen z.T. in Schwarzlot
Höhe: 22,5 cm
Inv. Nr. O1988,8

Üppig gefüllte Blütenkörbe gehörten zu den gängigen »biedermeierlichen« Motiven der Wiener Kunst nach der Jahrhundertwende. Zwischen der Wiener Kunstgewerbeschule, ebenso wie der Wiener Werkstätte, und den leistungsfähigen nordböhmischen Glasraffinerien bestanden rege Kontakte (vgl. Kat. Nrn. 50–56).

Auf diesem Stück ist Blütenmalerei kombiniert mit einer flächigen Schablonenätzung aus Blättern und polierten »Früchten«. Sie war auch bei anderen nordböhmischen Glasraffineuren gebräuchlich (Conrath & Liebsch, Beyermann). Dieses dichte, flächendeckende Muster wurde offenbar von gleichzeitigen Wiener Dekorentwürfen inspiriert, es findet sich z. B. auf Textilentwürfen Otto Prutschers (Abbildung in: Dekorative Kunst XVIII, 1910, S. 283). In ihrem *horror vacui* ist sie anderen nordböhmischen Dekoren der Zeit verwandt (vgl. Kat. Nrn. 55, 67). Die aus der seidenmatten Fläche herausfunkelnden polierten Perlen verleihen dem Gefäß den Charakter von Kostbarkeit.

Vermutlich besaß diese pokalförmige Vase ursprünglich einen hochgewölbten Deckel, wodurch die gesamte Form Gleichgewicht erhielt.

Form und Dekor dieser Vase sind mit der Haidaer Glasraffinerie Oertel & Co. sowie der südböhmischen Hütte Lötz in Verbindung gebracht worden, bis heute läßt sie sich jedoch nicht mit Sicherheit einer bestimmten Hütte bzw. Raffinerie zuweisen.

Vergleichsstücke: Aukt. Kat. Fischer, Heilbronn, 69, 1992, Nr. 1854 (Form, Zuschreibung an Johann Oertel & Co., Haida). – Kat. Bröhan 1976, Nr. 227 (Technik, Zuschreibung an Lötz)
Literatur: Unveröffentlicht.

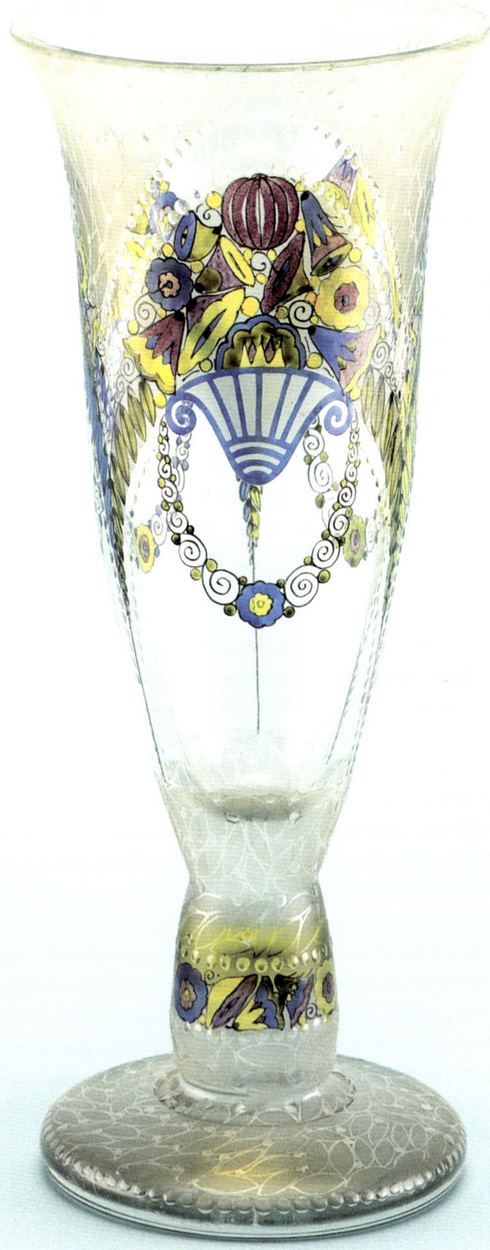

60 Deckeldose und Fußschale

Böhmen, um 1920
Unbezeichnet
Farbloses Glas mit farbigem Innenfang.
Fassungen Messing, versilbert
Höhe: 14,5 cm (a), 17,5 cm (b)
Inv. Nrn. O1988,61 (a und b)

Die sogenannten Tango-Farben, kräftige opake Farbtöne, wurden Ende des 19. Jahrhunderts entwickelt. Zu den ersten Gläsern dieser Art gehörten Gefäße der südböhmischen Glashütte Lötz Witwe, gefertigt nach Entwürfen von Künstlern der Wiener Werkstätte (vgl. Kat. Nr. 50) für die Werkbund-Ausstellung des Jahres 1914. Noch im Jahre 1921 hieß es: »Es ist eine tiefbedauerliche Tatsache, daß in unseren Tagen der Wert der Farbe von den meisten Menschen noch nicht genügend eingeschätzt wird... Und dies in einer Zeit, in der wir alle Ursache haben, unsere Mitmenschen durch frohe Farbengebung über die Trostlosigkeit unserer Lage hinwegzutäuschen!« (Hausrat 2, 1921, S. 17) Gefäße in diesen Farben und mitunter in grellen Kombinationen scheinen dennoch populär gewesen zu sein; das Orange in dem Ton, wie es diese beiden Gefäße zeigen, gehörte zu den häufigsten Farben.

Die Gefäße sind im Stil sehr viel aufwendigerer Silbergefäße, etwa der Wiener Werkstätte, gefaßt, sie wurden aber vermutlich in Serie hergestellt, da sie nicht übermäßig sorgfältig gearbeitet sind.

Ein Problem der Wiener Werkstätte bestand darin, ihre aufwendigen Produktionsbedingungen in Einklang zu bringen mit einer kostendeckenden Preisgestaltung. Erst mit der Einrichtung der Künstlerwerkstätten und einem Verzicht auf teure Materialien wurde nach dem Ersten Weltkrieg in dieser Richtung etwas unternommen. In Böhmen, wo einige Hütten eng mit der Wiener Werkstätte und Wiener Glasverlegern zusammenarbeiteten, hat man die Wiener Luxusartikel preisgünstig zu imitieren verstanden, wofür die hier abgebildeten Gefäße zwei Beispiele bieten.

Farbgläser dieser Art wurden in den 20er Jahren nicht nur von der Glashütte Lötz Witwe, sondern auch von den Hütten Wilhelm Kralik in Eleonorenhain (vgl. Kat. Nr. 79), Josef Riedel in Unterpolaun, der Harrachschen Glashütte in Neuwelt (vgl. Kat. Nr. 27) und von Anton Rückl & Söhne in Prag produziert. Die Fassungen mit ihrem klassizistischen Eierstabfries lassen eine genauere Bestimmung beider Gefäße nicht zu.

Vergleichsstücke: Glasmuseum Passau
Literatur: Unveröffentlicht. – Zu Gefäßen in Tango-Farben: Kat. Passau 1993, S. 25f.

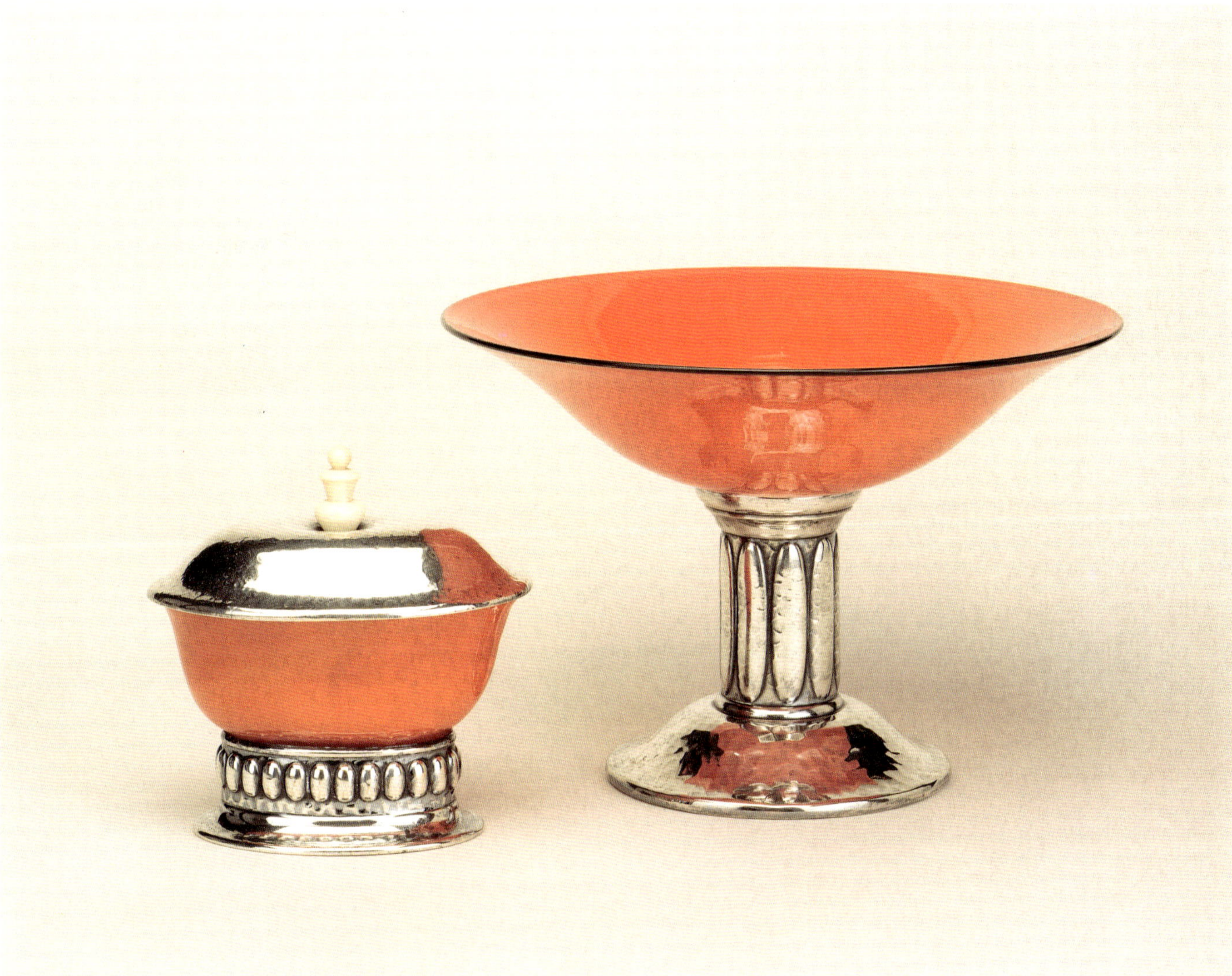

61 a Vier Farbgläser

Entwurf: Jean Beck, München, um 1920
Ausführung: vermutlich Theresienthaler Krystallglasfabrik, Zwiesel
Bezeichnung: »JEAN BECK/ MÜNCHEN« (Ätzstempel am Boden)
Transparentes rotes, zitronengelbes und farbloses, irisiertes Glas, formgeblasen
Höhen (v.l.n.r.): 25 cm, 10 cm, 12,5 cm, 16,7 cm
Inv. Nrn. (v.l.n.r.): O1980, 122; O1979, 237; O1985, 86; B 485

61 b Vier kobaltblaue Gläser

Entwurf: Jean Beck, München, um 1920
Ausführung: vermutlich Theresienthaler Krystallglasfabrik, Zwiesel
Bezeichnung: »JEAN BECK/ MÜNCHEN« (Ätzstempel am Boden)
Blaues Glas, formgeblasen
Höhen (v.l.n.r.): 7 cm, 5 cm, 10 cm, 16,5 cm
Inv. Nrn. (v.l.n.r.): O1980, 22; O1975, 95b; O1979, 238; O1979, 236

Jean (Johann Ludwig) Beck (1862–1938), ausgebildet bei Villeroy & Boch in Mettlach, besuchte die Kunstgewerbeschulen und die Akademien in München, Dresden, Berlin, Düsseldorf und Paris und ließ sich um 1892 als Kunstmaler und Kunstgewerbler in München nieder. Seit 1898 führte er eine »Kunst- und kunstgewerbliche Anstalt für die Keramische und Glasbranche«. 1908 stellte er in München erstmals Gläser aus, 1912, auf der Bayerischen Gewerbeschau, »bemerkenswerte Einzelstücke«. Er »ist dann aber aus der Erkenntnis, daß nur durch die geschmackliche Auswirkung auf weiteste Kreise wirklich die fruchtbare künstlerische Arbeit geleistet wird, daran gegangen, den Gebrauchsgegenstand in Glas, das Zierstück zu erschwinglichen Preisen ... zu erwählen« (Dekorative Kunst XXII, 1919, S. 117).

Seit 1914 wandte er sich ausschließlich der Glasgestaltung zu, sein wichtigster Beitrag lag im Bereich des Farbglases. Ideen und Anregungen des Werkbundes und der Wiener Werkstätte aufnehmend, entwickelte er Serien schlichter, undekorierter, dafür elegant proportionierter Gefäße für den täglichen Gebrauch. »Das Geheimnis der Erfolge von Jean Becks Ziergläsern besteht darin, daß er bestrebt ist, nicht viel an dem Glas zu dekorieren, sondern ihm hauptsächlich die Schönheit der Form abzugewinnen.« (Dr. Karl Thomas Fleischmann, Professor Jean Beck, München o. J., S. 10)
Im Sinne des Werkbundes hat Jean Beck, die Marktlage erkennend, statt luxuriöser Einzelstücke die »gute Form für alle« propagiert. Ein erschwinglicher Kaufpreis war nur durch Massenfertigung und Verzicht auf aufwendige Veredelung zu gewährleisten. »Nicht im Raffinieren liegt der Reiz und Witz, Eindruck und Erfolg der Beckschen Gläser begründet, sondern im festen Verankertsein in der aus der Herstellungstechnik und den chemischen Voraussetzungen sich ergebenden Grundform.« (Dekorative Kunst XXII, 1919, S. 118)

Unklar ist, ob alle mit seinem Namen signierten Formen tatsächlich von ihm entworfen worden sind, oder ob sie mitunter auch von Mitarbeitern, wie seinem langjährigen (1897–1916) Entwerfer Max Fischbach, stammen. Beck hat mit verschiedenen niederbayerischen Hütten zusammengearbeitet: zwischen 1910 und 1920 mit der Theresienthaler Krystallglasfabrik und mit den Bayerischen Kristallglasfabriken vorm. Steigerwald, in den späten 20er Jahren mit der Freiherr von Poschingerschen Kristallglasfabrik in Frauenau.

Auch andere Hütten produzierten seinerzeit Farbgläser mit ähnlichem Formenrepertoire: Gläser nach Entwürfen des Münchner Landschaftsmalers Carl Rehm entstanden in der Hütte von Franz Steigerwalds Neffe (Abbildung in: Jahrbuch des Deutschen Werkbundes, 1915, S. 94), die Petersdorfer Glashütte Fritz Heckert und die Lausitzer Glaswerke brachten in diesen Jahren ebenfalls Farbgläser auf den Markt. Durch die Zusammenarbeit mit den Glashütten des Bayerischen Waldes und, nicht zuletzt, durch den kommerziellen Erfolg seiner Gläser gab Beck der Glasproduktion dieser Region in den 20er und 30er Jahren wichtige Impulse. Anfang der 30er Jahre sprach sich Beck, wie manche seiner Zeitgenossen (vgl. Einleitung S. 26), erneut für Schmuckformen aus, denn in der Schmucklosigkeit des Zeitstils sah er einen Grund für die Arbeitslosigkeit vieler Kunsthandwerker (Die Form 6, 1931, Heft 6, S. 236).

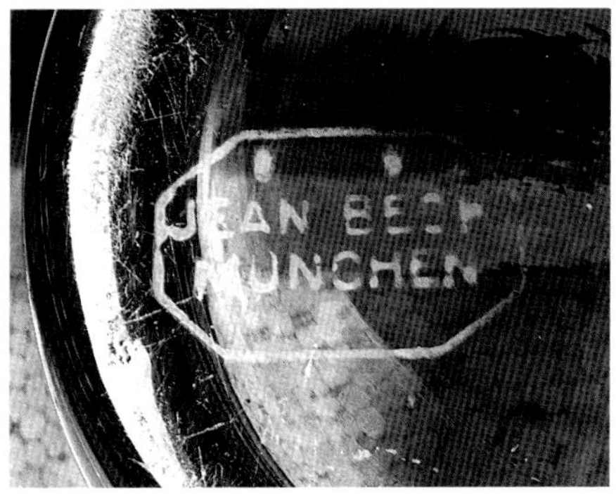

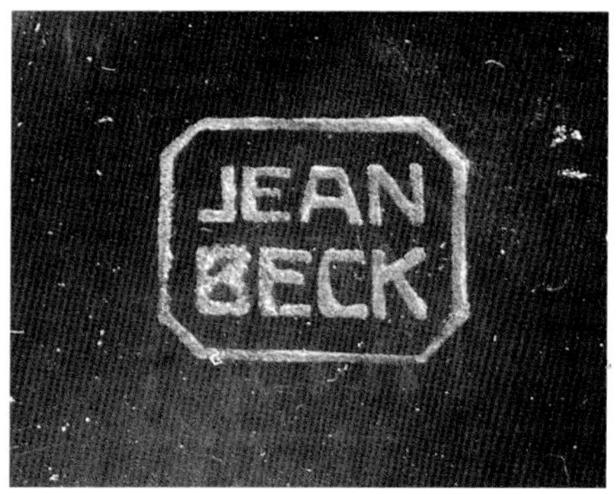

Vergleichsstücke: Dekorative Kunst XXII, 1919, S. 117, Abb. 2. v. r. (O1979,237) und Abb. r. (O1979,238). – Glasmuseum Passau
Literatur: Unveröffentlicht. – Zu Beck: Schmitt 1989, S. 34ff. – Kat. Passau 1993, S. 19.

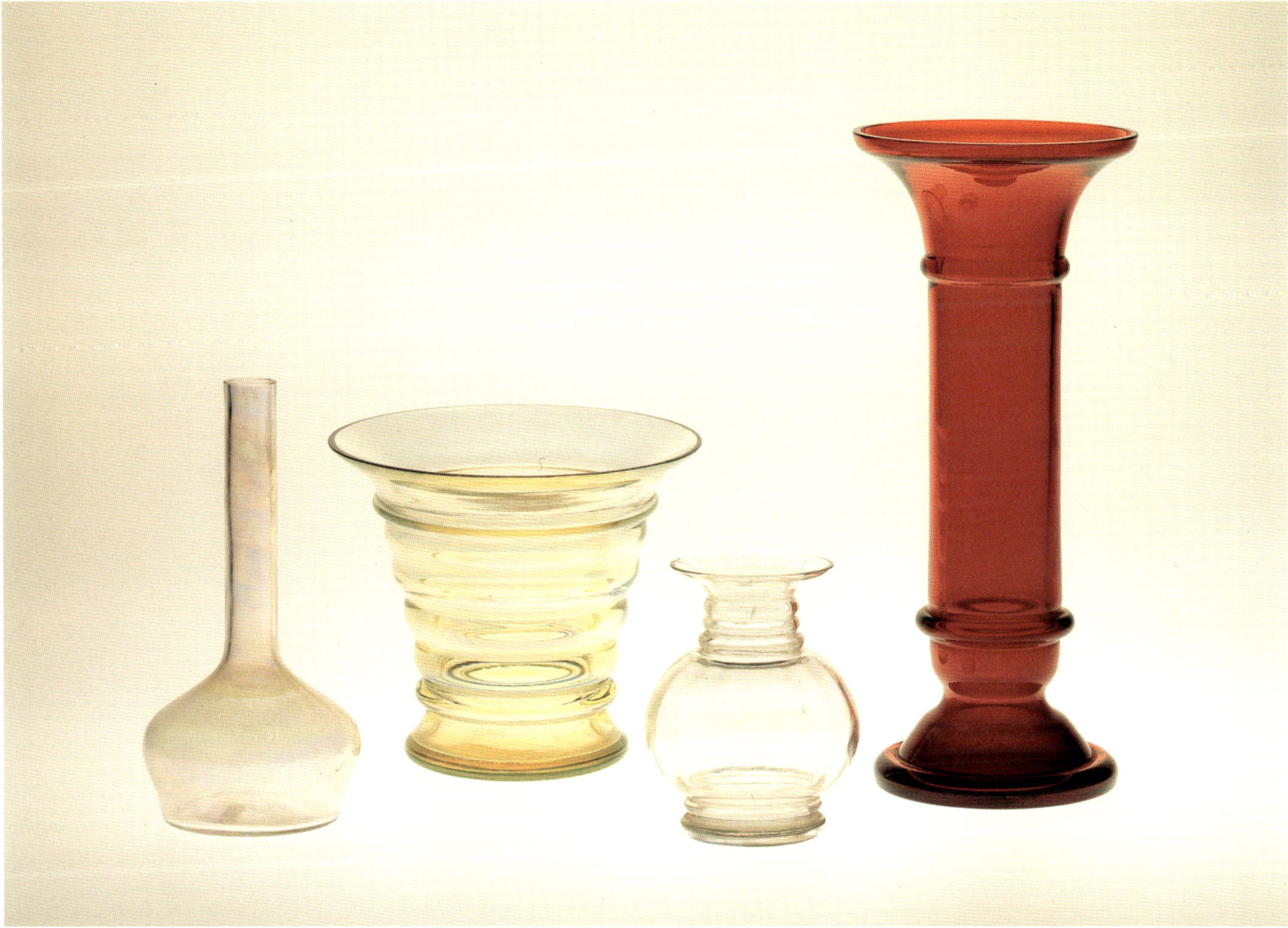

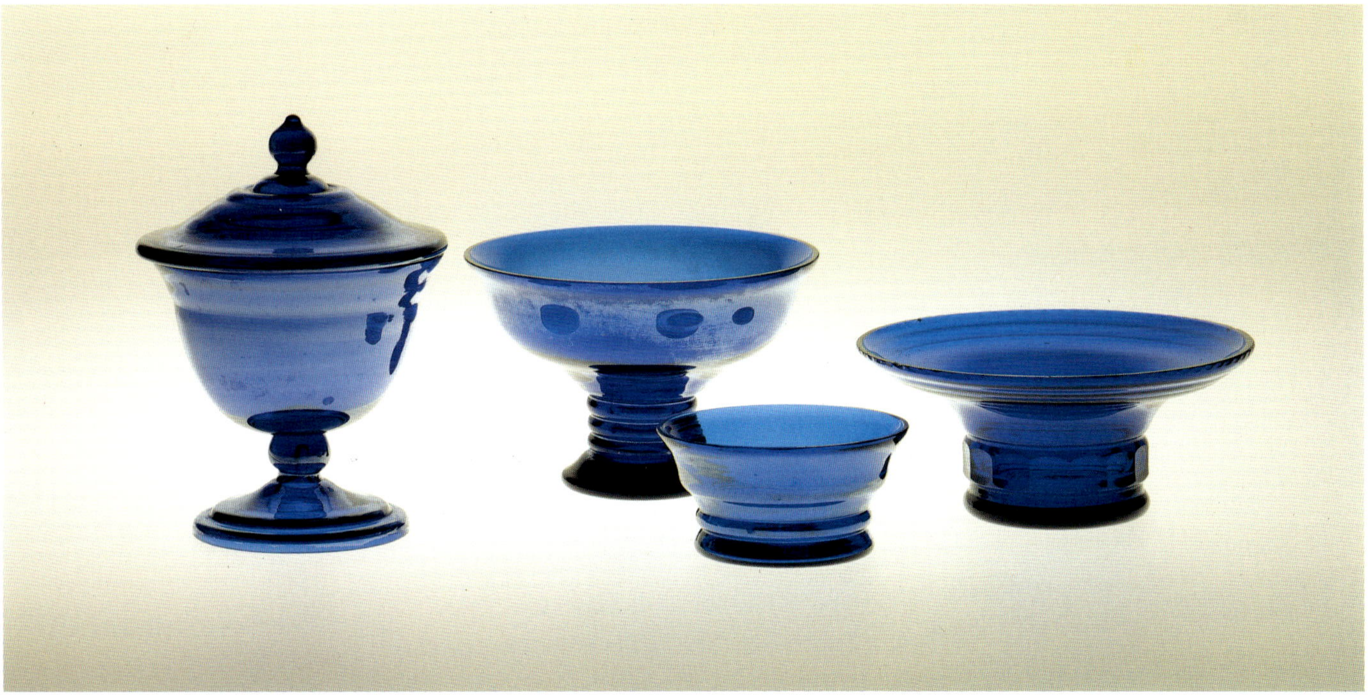

62 Deckeldose und Schälchen mit Golddekor

Nordböhmen, 1920/25
Unbezeichnet
Violettes Glas, formgeblasen.
Eckenschliff, Bemalung in Gold, Gravur und Weißemail (Schälchen)
Höhe: 36,8 cm (a), 7 cm (b)
Inv. Nrn. O1984,37 (a), SB 47 (b)

Die Deckeldose, mit ihren ungewöhnlichen Füßen und dem dachartigen Dekkel, besitzt eine glasuntypische Form. Der gezackte Dekorstreifen läßt an Kristallstrukturen denken und zeigt damit einen schwachen Reflex der zeitgenössischen Stilrichtung des Futurismus. Vielleicht gehört der Entwurf in den Umkreis der Prager Künstlergruppe Artěl, deren Entwürfe verschiedene nordböhmische Glashütten, z. B. die Harrachsche in Neuwelt (vgl. Kat. Nr. 27), seit etwa 1910 ausgeführt haben.

Das Schälchen hingegen, um die gleiche Zeit entstanden, ist noch ganz dem pretiösen Ornamentreichtum der Wiener Kunst dieser Zeit verpflichtet. Es existieren einige Gefäße dieses Typs aus blauem und violettem Glas. Schon Otto Prutscher hatte derartige fein ziselierte Gläser für die Wiener Werkstätte entworfen (vgl. Deutsche Kunst und Dekoration XXV, 1909/10, S. 78).

Vergleichsstücke: Okregowe Muzeum, Jelenia Góra (Inv. Nr. MJG 4495/s). – Passauer Glasmuseum. – Uměleckoprůmyslové Muzeum, Praha (Inv. Nr. 15.445, erworben 1924 aus der Ausstellung »Kunstgläser«). – Sklářské Muzeum, Kamenický Šenov. – Aukt. Kat. Ketterer, München, 171, 1993, Nr. 269 (b)
Literatur: Unveröffentlicht.

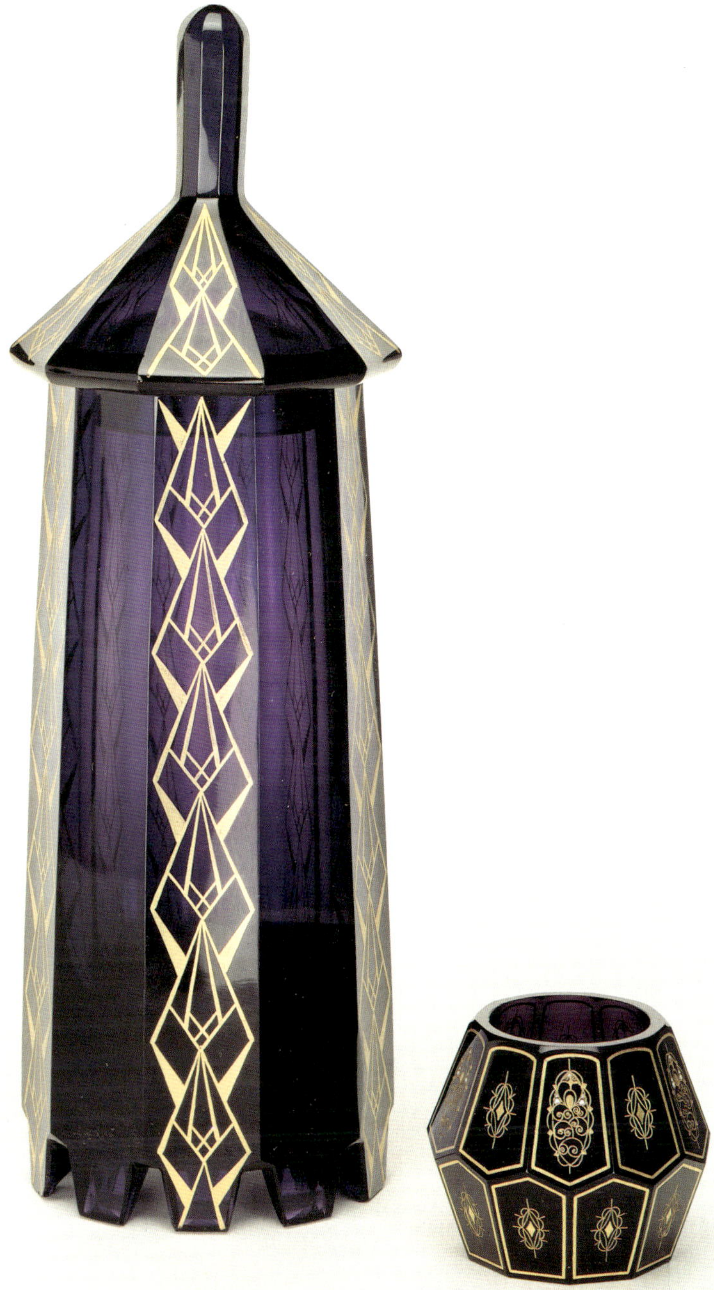

63 Karaffe mit stilisiertem Blütendekor

Petersdorfer Glashütte Fritz Heckert,
Petersdorf, um 1920
Unbezeichnet
Farbloses Glas, formgeblasen. Bemalung in Schwarzlot und Transparentemails, teilweise vergoldet
Höhe: (mit Stöpsel) 31 cm
Inv. Nr. O 1971,304

In einem undatierten Verkaufskatalog der Firma Heckert findet sich die hier abgebildete Karaffe unter den Gläsern mit »moderner Handmalerei« (Produktionsnummer 111 1D 1354). Der Stöpsel des Gefäßes trägt auf seiner Unterseite in Gold die Seriennummer »4«. Einen weiteren Hinweis auf die schlesische Provenienz liefert der Umstand, daß sich im Museum von Hirschberg ein identisches Stück befindet.

Die Felderung der Gefäßfläche und der stilisierte Pflanzendekor lassen noch den Stil der Wiener Werkstätte erahnen. Hier ist er nurmehr sparsam auf die Fläche gesetzt, wie dies auch die gleichzeitigen Glasentwürfe von Josef Hoffmann und Hans Bolek zeigen (vgl. Kat. Nr. 50).

Vergleichsstücke: Okregowe Muzeum, Jelenia Góra (Inv. Nr. MJG 359/s, Pendant ohne Stöpsel)
Literatur: Unveröffentlicht. – Zu Heckert: siehe Kat. Nr. 10.

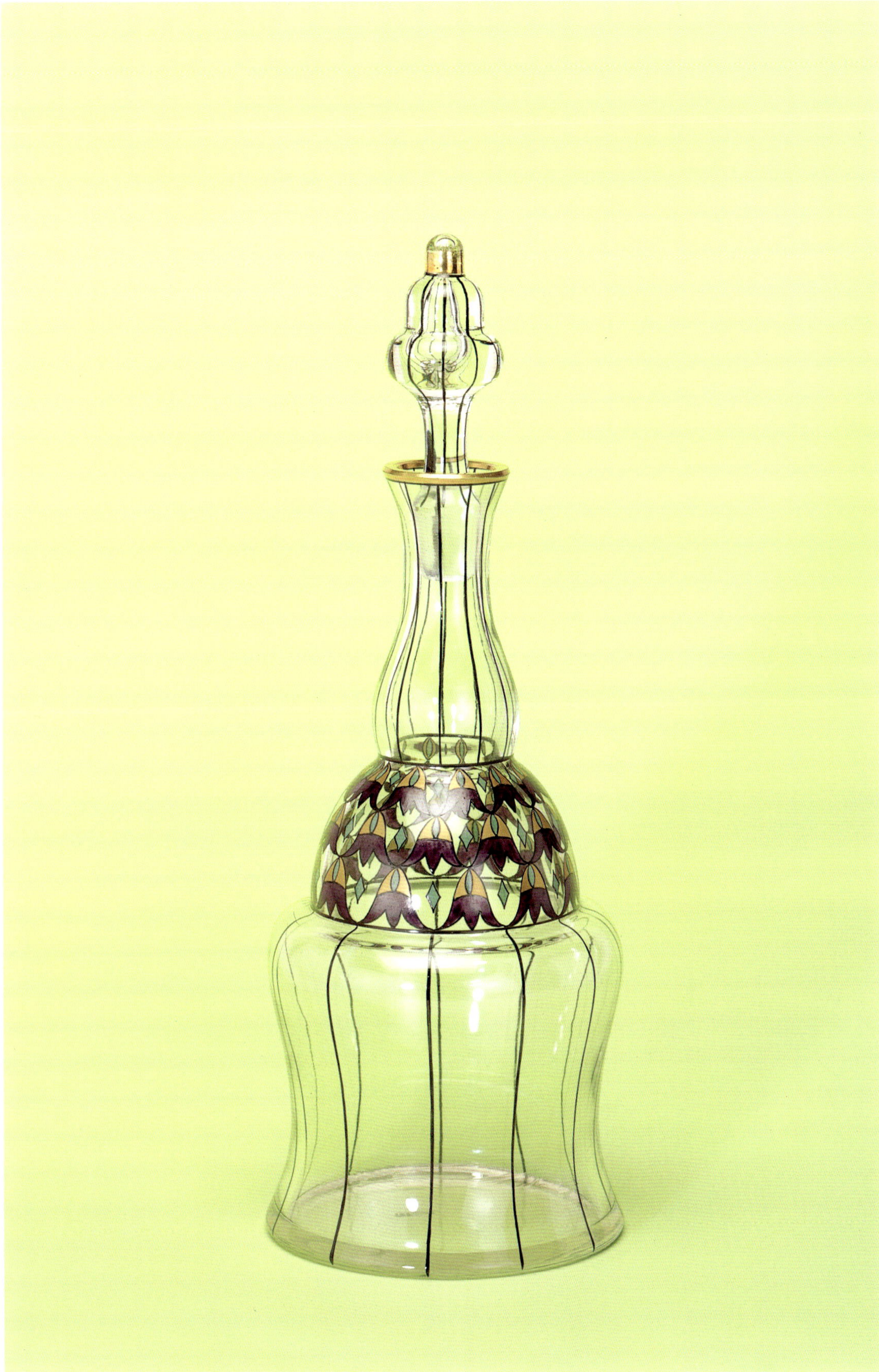

64 Gefäß mit stilisiertem Blumen-Dekor

Entwurf: Alexander Pfohl, um 1920
Ausführung: Gräflich Schaffgott'sche Josephinenhütte, Schreiberhau
Unbezeichnet
Opalglas, formgeblasen. Bemalung in Transparentemails, Ranken in Gold, Zeichnung in Schwarzlot
Höhe: 31,2 cm
Inv. Nr. O1976,258

»Das was die Josephinenhütte in den ersten beiden Dezennien unseres Jahrhunderts auf den Markt brachte, steht zwar technisch auf der Höhe, läßt sich aber künstlerisch nur in wenigen Einzelstücken heute noch verteidigen«, heißt es in einem Bericht der »Schaulade« aus dem Jahr 1925 (Heft 9, S. 512).

Die Josephinenhütte im schlesischen Schreiberhau, Mitglied des Deutschen Werkbundes seit 1912, war in den 20er Jahren dennoch die Glashütte mit der künstlerisch anspruchsvollsten und innovativsten Produktion in Deutschland.

Nach dem Ersten Weltkrieg und der vorübergehenden Stillegung der Hütte war seit 1919 Alexander Pfohl (1894–1953) Leiter des Entwurfsateliers. Er wurde eingestellt, um das Formenrepertoire der Hütte zu erweitern und zu erneuern, was ihm offenbar auch gelang. Die Produktion blieb weiterhin vorwiegend handwerklich orientiert. Im Jahre 1921 erhielt Pfohl das Angebot, als Lehrer an die Fachschule seiner Heimatstadt Haida zurückzukehren, doch erst während der Wirtschaftskrise, im Jahre 1928, nahm er ein erneutes Angebot an (vgl. Kat. Nr. 66).

Ähnlich wie Wilhelm Wagenfeld bei den Vereinigten Lausitzer Glaswerken und anders als viele Glasdesigner, die nur projektgebunden für Firmen tätig waren, war Pfohl vermutlich allein verantwortlich sowohl für die Produktgestaltung der Josephinenhütte wie auch für deren Vermarktung. Neben den Gläsern selbst entwarf er das Firmensignet und die Musterkataloge dieser Jahre und vertrat die Firma regelmäßig auf der Leipziger Messe.

Pfohl stammte aus Haida, hatte dort die Glasfachschule und in Wien die Kunstgewerbeschule besucht, war also ganz wesentlich von der dortigen Ornamentauffassung geprägt. Die hier vorgestellte Vase mit Blumenmalerei zeigt den ornamentalen Reichtum vieler Arbeiten der Wiener Werkstätte. Farbig zurückhaltender Blumenschmuck umspannt netzartig den Gefäßkörper und bleibt dabei transparent genug, um den Opalschimmer des Grundglases, zart wie eine Seifenblase, voll zur Wirkung kommen zu lassen. Pfohl hat Form und Dekor entworfen und auch die Malerei vermutlich eigenhändig ausgeführt.

Vergleichsstücke: Kunstmuseum Düsseldorf (Leihgabe). – Verk. Kat. Kovacek, Wien, 1993, Nr. 287 (Pendants). – Pazaurek 1925, S. 88, Abb. 55 (ähnlicher Dekor)
Literatur: Unveröffentlicht. – Zu Alexander Pfohl und zur Josephinenhütte: Kat. Passau 1993, S. 61 ff. – Sibylle Scharnowski, Alexander Pfohl und die Josephinenhütte. Magisterarbeit (masch., Universität Frankfurt a. M. 1993, mit älterer Literatur).

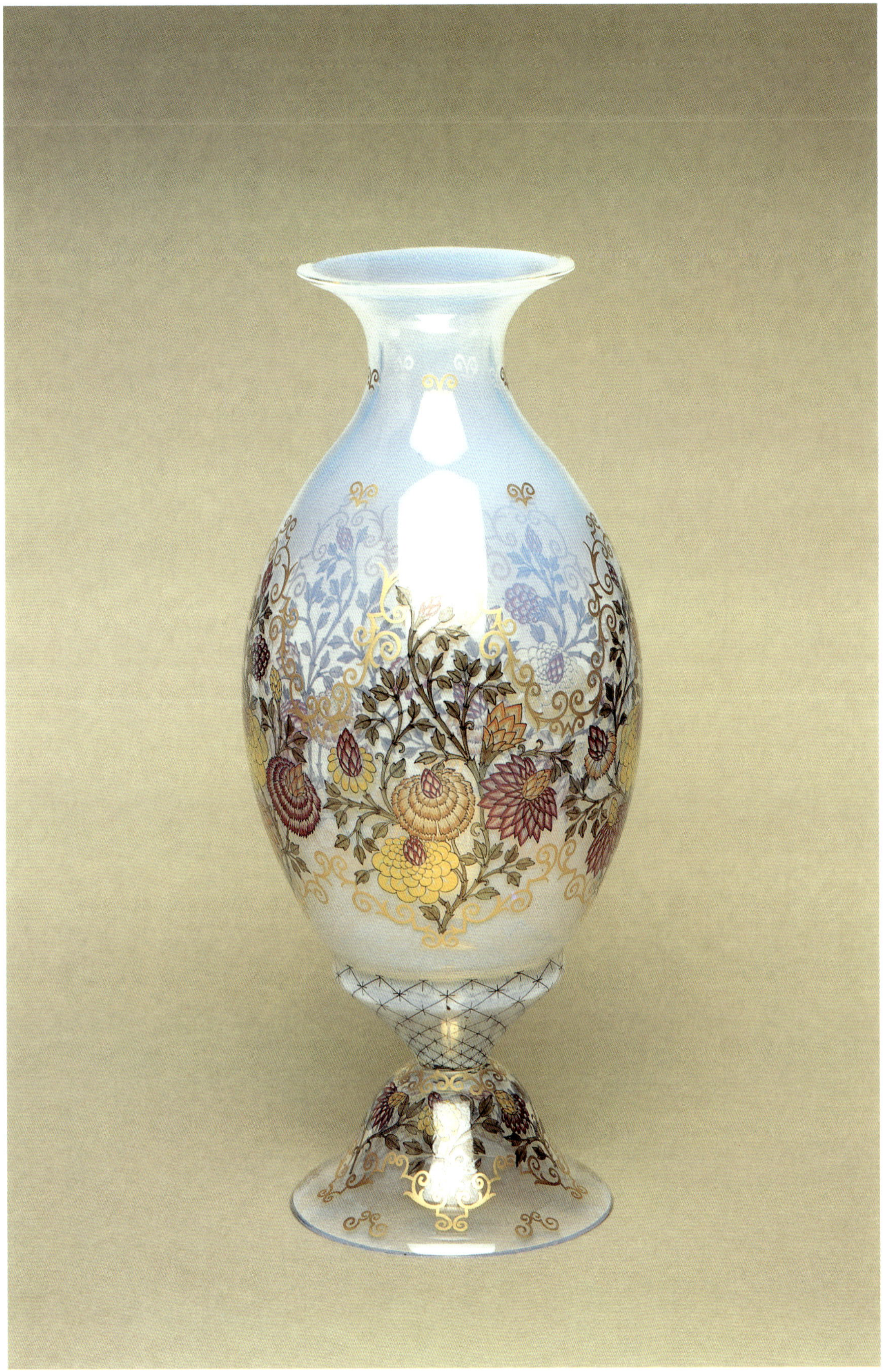

65 Vase mit Ranken und Sternen

Entwurf: Alexander Pfohl, um 1922
Ausführung: Gräflich Schaffgott'sche Josephinenhütte, Schreiberhau
Unbezeichnet
Farbloses Glas, formgeblasen und frei geformt, Schnitt
Höhe: 19,5 cm
Inv. Nr. O 1970,19

Die Grundform dieser dünnwandigen Vase wurde sowohl mit gemaltem wie mit geschnittenem Dekor ausgeführt. In einem undatierten Musterkatalog der Firma aus dem Jahre 1920/25 erscheint die Vase unter der Formnummer 0380, mit der Dekornummer 1302 (Scharnowski 1993, S. 109, Nr. 47, und S. 163, Abb. 179 untere Reihe rechts). »Kunstgläser dieser Richtung werden nie den Eindruck erwecken dürfen, daß der bauchige Kelch, der Vasenkörper, die muldige Schale auf dem Fuße des Glases ruhen, sondern es muß der Ausdruck entstehen, als ob eben wie bei einer Pflanze der Kelch, der Pokal aus der Fußwurzel des Glases emporwachsen. Dann erst haben die neuen Gläser Anspruch auf Kunstbewertung. Dann erst begegnen wir in ihnen dem Wertgedanken, rein und klar in der Form zu sein, ästhetisch im Ausdruck, edel im Material.« (Die Glashuette 63, 1933, Nummer 13, S. 223)

Pfohls frühe Dekore, flächige pflanzliche Motive, zeugen von seiner Ausbildung an der Wiener Kunstgewerbeschule (Abbildung z. B. in: Kunst und Kunsthandwerk XXII, 1919, S. 382). Bei dieser Vase hat er in der dekorativen Gestaltung eigene Wege eingeschlagen: Der expressiv bewegte Dekor ist spannungsvoll über die Gefäßwandung verteilt, wobei die Überschneidung der Motive von Vorder- und Rückseite bewußt mit einkalkuliert zu sein scheint.

Die Qualität des Glases und seine Dünnwandigkeit verleihen ihm einen luxuriösen Charakter. »Solche Formen, gleichsam beschwingten Charakters, waren im schweren Bleikristall nicht denkbar! Sie haben sich erst den Leichtkristallen erschlossen und sind für sie vorbehalten gewesen. Nun ist auch die Lichtdurchlässigkeit dieser Edelgläser so groß, daß es fast keine Schatten mehr auf ihnen gibt und daß die Reflexe sich ordentlich wie von selbst, also belebt, aus der Materie herausarbeiten. Sie fangen das Licht dort auf, wo es durch die Form überbrochen werden würde; sie halten das Leben fest wo es sich zeigt; sie verhelfen den Träumen im Glase zur Wirklichkeit. Sie machen das Glas aber auch ohne Inhalt zum Zierstück im Heim und Haus. Gewiß sieht man allen diesen Gläsern die Sprödigkeit des Materials, die Mahnung Geh vorsichtig mit mir um! auf zehn Schritt Entfernung an; aber indem aus ihnen für den Laien zunächst einmal das Hauchfeine, das Leichtzerbrechliche aus sich selbst gemahnt, werden diese Gläser für den Fachmann ein so hoch gesteigerter Grad der Kunst im Glas, daß man zunächst meinen sollte, daß dieses Glas die tatsächlich Letzte Neuheit sein werde, die glastechnisch vorerst einmal geboten werden könne. Die Qualität dieses Materials und sein Ausdruck durch Schliff und Gravur sind unbedingt Superlative.« (Wolfgang Greiser, Kunst- und Kristallgläser. In: Die Glashuette 63, 1933, Nummer 12, S. 224)

Literatur: Unveröffentlicht. – Zu Pfohl und zur Josephinenhütte: siehe Kat. Nr. 64.

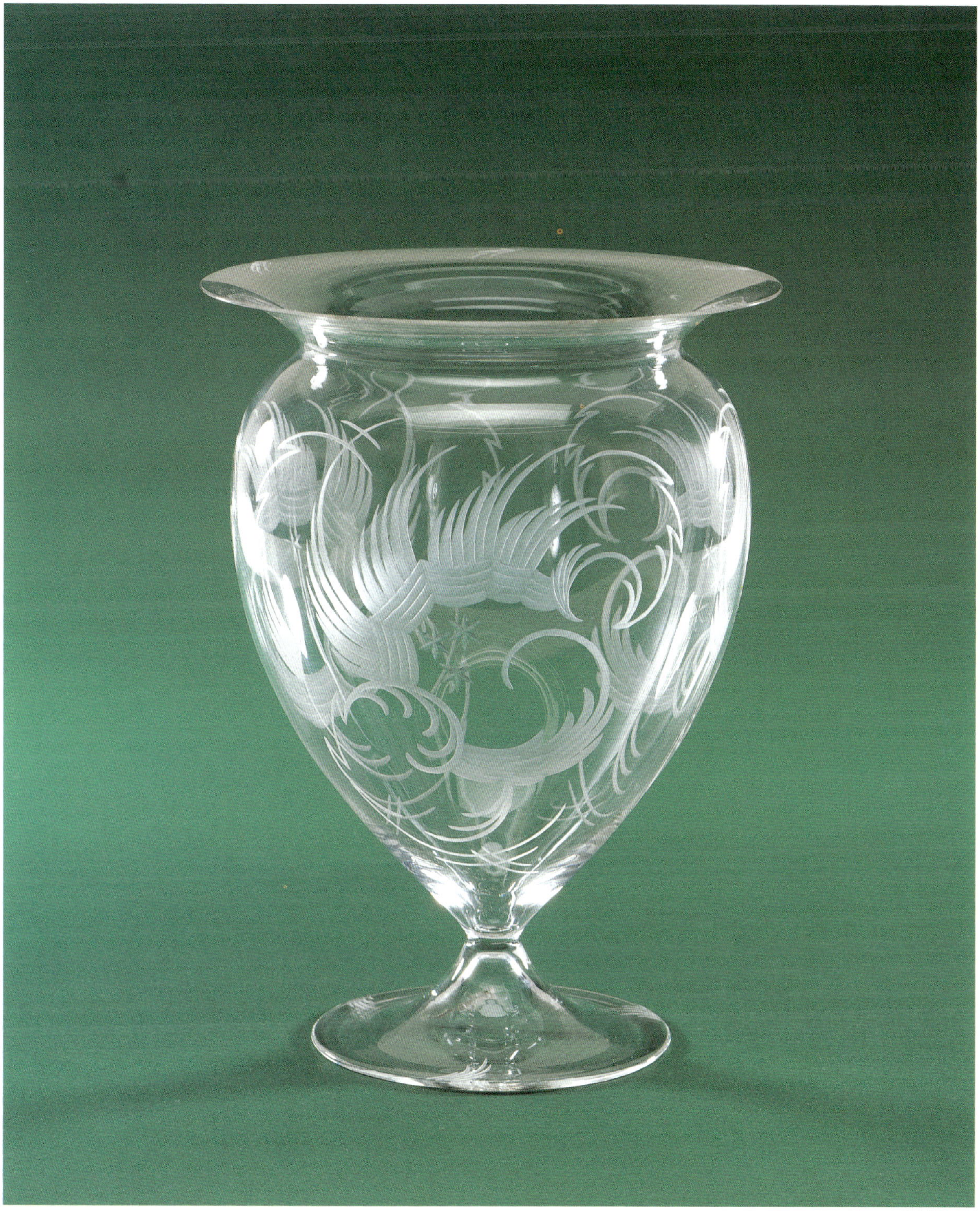

66 Schale mit Ornamentband

Entwurf: Alexander Pfohl, um 1925
Ausführung: Jo-He-Ky AG, Petersdorf
Unbezeichnet
Farbloses Glas, formgeblasen. Malerei in Gold, Transparent- und Opakemails, Zeichnung in Schwarzlot
Höhe: 13,5 cm
Inv. Nr. Dgs 242

»Das deutsche Volk ist arm geworden, schreiend-prunkendes Kunstgewerbe paßt weder zu uns noch zu unserer Umgebung. Soll die Kunst Allgemeingut werden, so muß sie preiswert sein. Preiswert und schön sind keine Gegensätze. Edel in der Linie, gut im Material, einfach gediegen im Schmuck, das sind die Grundlagen, die das Glas popularisieren können.« (Olly Ottmanns, Kunstgläser der Josefinenhütte. In: Die Schaulade 1, 1925, Heft 5, S. 248) An anderer Stelle heißt es über die Strukturprobleme der Glasindustrie im Riesengebirge: »Die Glasindustrie des Riesengebirges... steht vor der schwierigen Frage, wie sich der Absatz durch Herstellung guter Gebrauchsware erhalten und erhöhen läßt, ohne daß die großen künstlerischen Gedanken darunter leiden... Selbst der großfordernde Kunstsachverständige kann sich heute der Tatsache nicht mehr verschließen, daß sich mit einseitiger Betonung künstlerischer Höchstleistungen die Betriebe nicht mehr aufrecht erhalten lassen.« (Walter Dreßler, Die Glasindustrie des Riesengebirges. In: Die Schaulade 2, 1926, Heft 5, S. 331 und S. 333)

Diese Zitate zum »Luxusglas in Krisenzeiten« machen den vergleichsweise schlichten, anspruchslosen Dekor auf der hier vorgestellten Schale, der offenbar mit Hilfe einer Schablone aufgetragen worden ist, verständlich. Deutlich wird die Notwendigkeit, den Aufwand an Arbeitsstunden bei der Glasveredelung zu reduzieren, um konkurrenzfähig bleiben zu können. Durch die Verwendung von Gold sollte offenbar dennoch der Eindruck von Exklusivität vermittelt werden. Die abgeknickte Gefäßform legt eine nur sparsame Bemalung auf den vertikalen Flächen geradezu nahe. Solche Schalenformen waren in den frühen 20er Jahren beliebt, u. a. vertrieb sie die Firma Oertel in Haida (vgl. Kat. Bröhan 1976, Nr. 36), bemalte Beispiele bot Bernhardine Bayerl in ihrem Verkaufskatalog von 1921 an (vgl. Kat. Nr. 49).

Abgebildet ist eine Schale dieser Art in der Fachzeitschrift »Die Schaulade« des Jahres 1925, was einen Anhaltspunkt für ihre Datierung gibt. Der Dekor, ohne die roten Früchte, erscheint auch auf einer kugelförmigen Deckeldose (Scharnowski 1993, Abb. 19 links) und auf Trinkgläsern der Josephinenhütte aus dieser Zeit (Prod. Nr. 092/D 2245 A, abgebildet in einer undatierten Mustersammlung im Okregowe Muzeum, Jelenia Góra, Inv. Nr. MJG 4091/s, und bei Scharnowski 1993, S. 126, Abb. 95 links).

Die 1842 gegründete und nach der Frau des Besitzers benannte Josephinenhütte schloß sich 1923 mit anderen Betrieben zu einer Aktiengesellschaft (Jo-He-Ky) zusammen, mit dem Heckert-Werk im benachbarten Petersdorf, dem Neumann-Staebe-Werk in Hermsdorf (Kynast), angegliedert waren außerdem die Firmen H. Seibt in Krommenau und H. J. Baeumer in Hirschberg. 1925 wurde sie wieder selbständig geführt, nun als »Reichsgräflich Schaffgott'sche Josephinenhütte AG« – all die Jahre mit erfolgreicher Produktion. 1928 ging Pfohl als Professor für Entwurf und Gestaltung an die Glasfachschule seiner Heimatstadt Haida zurück, blieb aber weiterhin als Entwerfer für die Josephinenhütte tätig.

Vergleichsstücke: Die Schaulade, 1925, S. 247 (Pendant)
Literatur: Hennig 1983, Nr. 242 (als Fachschule Haida ?). – Zu Alexander Pfohl und zur Josephinenhütte: siehe Kat. Nr. 64.

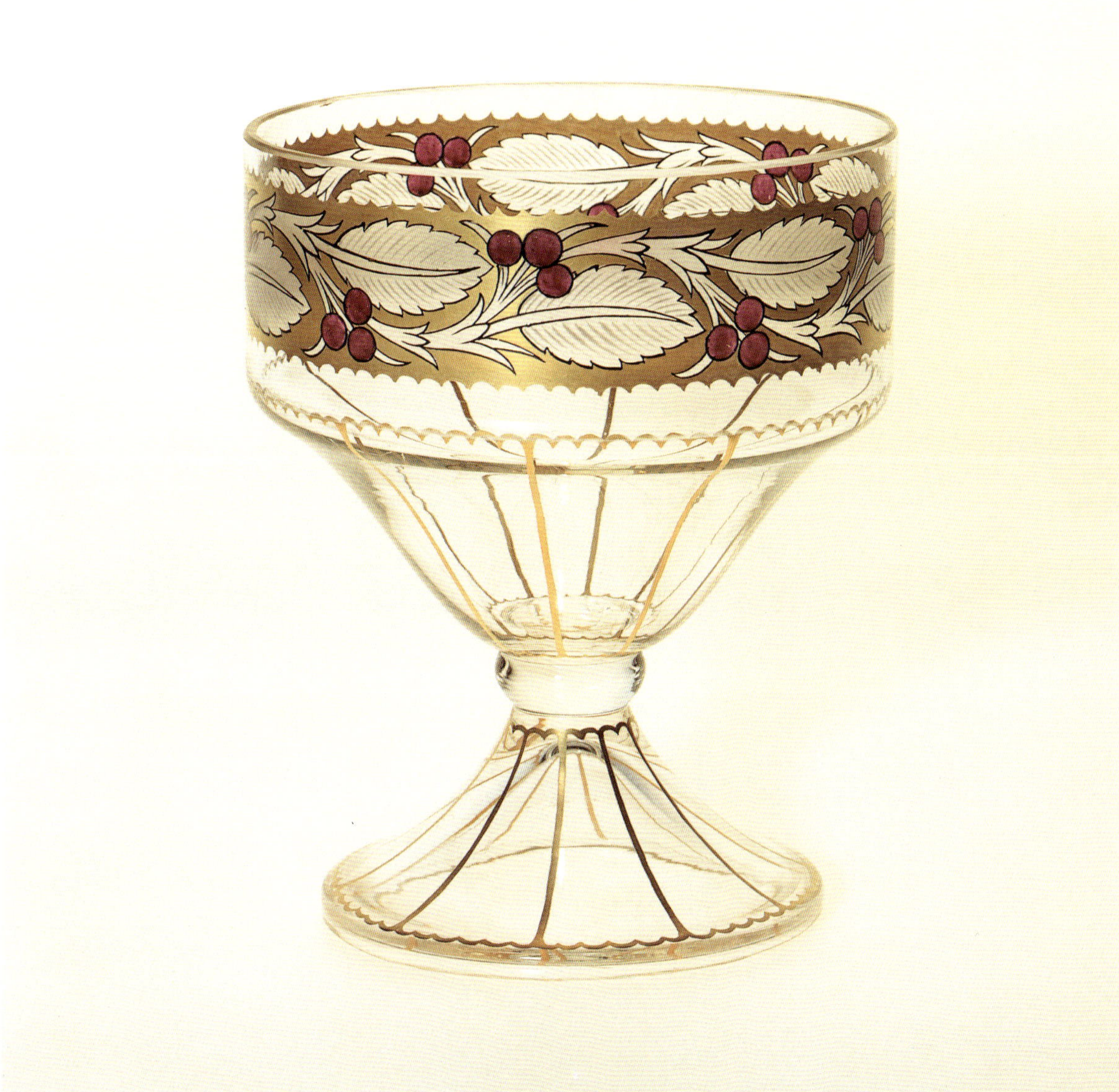

67 Vase mit pflanzlichem und geometrischem Dekor

Fachschule Haida, Nordböhmen, um 1930
Unbezeichnet
Farbloses Glas, geätzt. Bemalung in grauer Flachfarbe und Gold
Höhe: 22 cm
Inv. Nr. O1989,79

Gläser dieses Typs wurden anscheinend erstmals im Jahre 1930 der Öffentlichkeit in einer Ausstellung anläßlich des sechzigjährigen Jubiläums der Fachschule Haida vorgestellt (vgl. Die Schaulade 6, 1930, Heft 13, S. 874, Abb. 2 links). In einem Bericht heißt es über diese Gläser: »... mit Mattsalz stark mattierte Gläser, die mittels säurefesten Lacks dekoriert und nochmals längere Zeit geätzt wurden. Die weißen Linien sind das ehemalige Matt, während der Hintergrund durch die Ätzung ein wunderschönes seidiges Matt erhält« (ebenda, S. 876).

Der Dekor dieser Vase verbindet streng lineare Motive mit schwingenden Pflanzenformen, wie sie in den 20er Jahren vor allem in der Textil- und Tapetengestaltung anzutreffen und ursprünglich von der Wiener Werkstätte entwickelt worden waren. Durch die Kombination unterschiedlicher Techniken – Ätzen und Bemalung – und durch die dadurch gewonnene räumliche Wirkung des Dekors auf der Gefäßoberfläche entsteht trotz der Fülle der Motive eine homogene, wenn auch etwas schematische Gesamtwirkung.

Mit ihrem reichen Dekor zeigen sich diese Gläser der Schultradition verpflichtet, zu einer Zeit, als andernorts auf Schlichtheit und Transparenz des Glases Wert gelegt wurde. Bei diesen Gläsern dagegen wurden in mehreren Ätzverfahren ein Dekor und eine seidenmatte Oberflächenstruktur gewonnen, die die »in vielen Fällen störende Wirkung der Durchsicht des Glases aufhebt, so daß das Ornament in voller Klarheit auf den Beschauer wirkt« (Die Schaulade 6, 1930, Heft 13, S. 876). Die Ergänzung des geätzten geometrischen mit gemaltem floralen Dekor, der *horror vacui*, der darin zum Ausdruck kommt, waren kennzeichnend für viele nordböhmische Gläser der ersten beiden Jahrzehnte des 20. Jahrhunderts (vgl. Kat. Nrn. 55, 59).

Im Jahre 1928 hat Alexander Pfohl (vgl. Kat. Nrn. 64–66) die Fachklasse für Entwurf und Naturzeichnen an der Glasfachschule Haida übernommen, die er bis Kriegsende leitete. Womöglich entstand der Entwurf dieser Vase in seiner Klasse.

Literatur: Unveröffentlicht. – Zur Fachschule Haida: siehe Kat. Nr. 53.

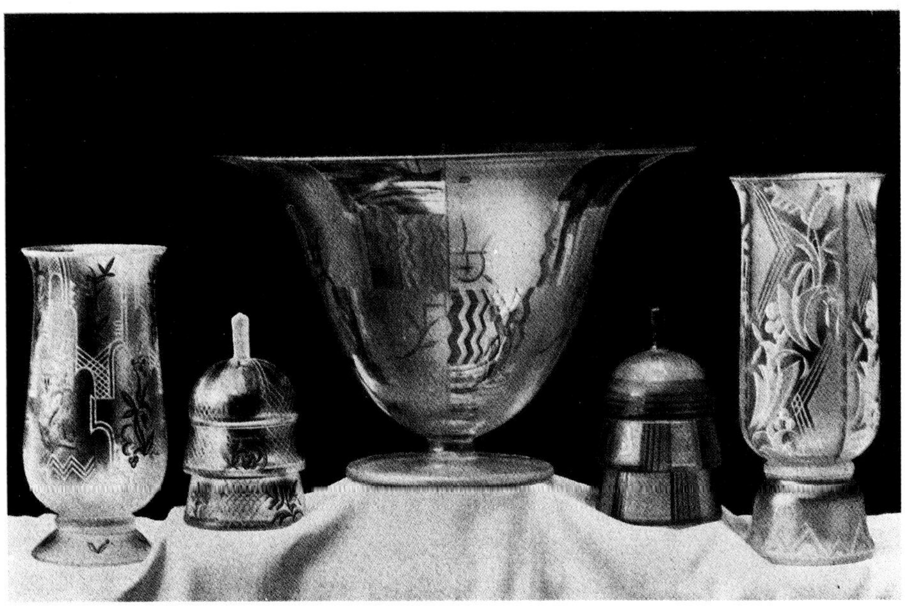

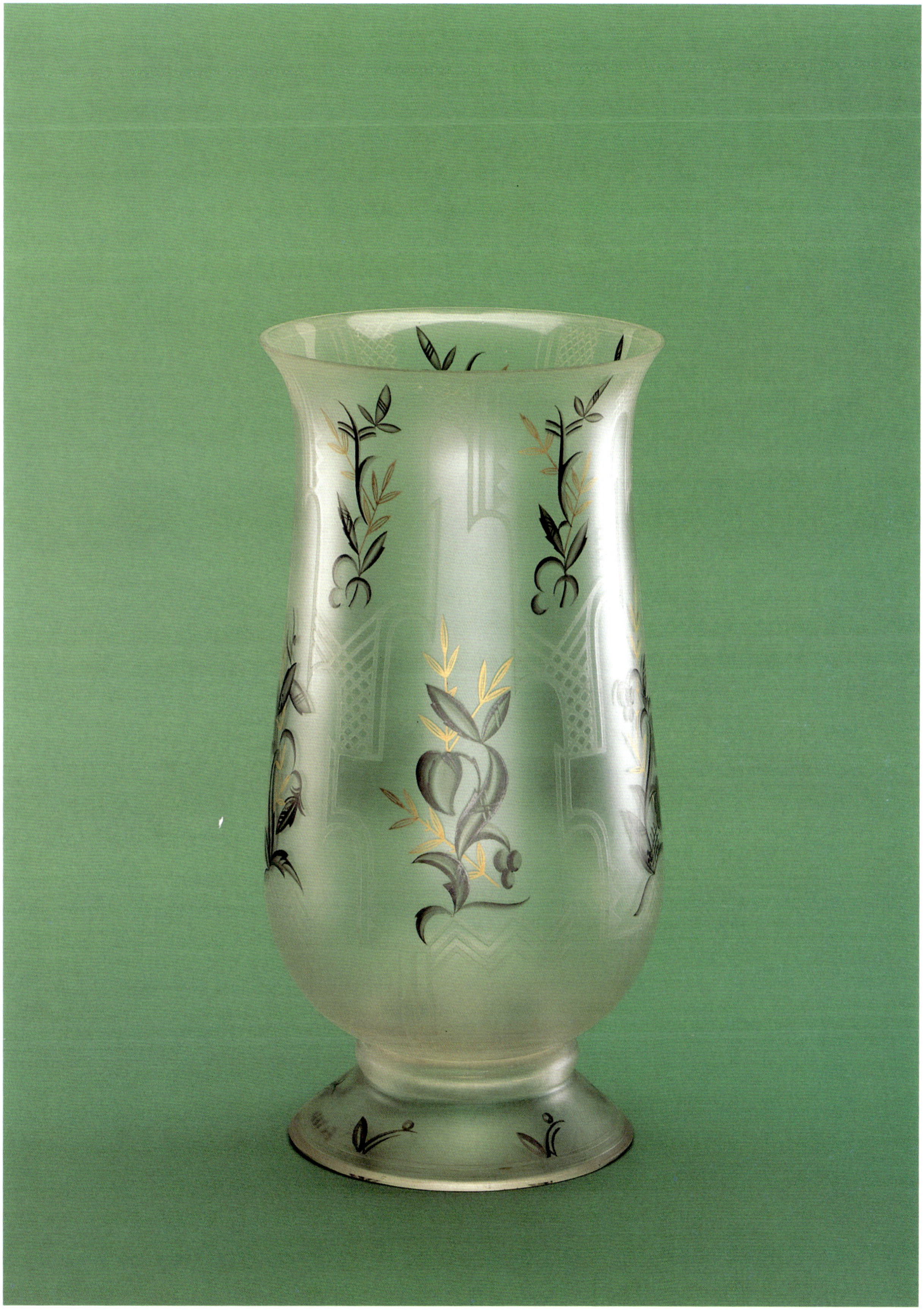

68 Schale mit ornamentalem Dekor

Entwurf und Ausführung: Victor Amalric Walter, Nancy, um 1920
Bezeichnung: »AWALTER« und »M. C.« (Ritzsignatur am Gefäßansatz)
Pâte de verre, farblos mit farbigen Pulvereinschmelzungen
Höhe: 9 cm
Inv. Nr. W1974,3

Victor Amalric Walter (1870–1959) gehörte wie Gabriel Argy-Rousseau (vgl. Kat. Nr. 69) zu den französischen Glasgestaltern, die die Technik der *pâte de verre*, der formgeschmolzenen Glaspasten, in den ersten beiden Jahrzehnten unseres Jahrhunderts weiterentwickelten. Wie Rousseau war auch Walter Schüler der École Nationale de Céramique und zunächst auch als Porzellanmaler für die Manufaktur Sèvres tätig gewesen, wandte sich aber um 1900 der *pâte de verre*-Technik zu und stellte 1903 erstmals derartige Arbeiten aus. Von 1904 bis 1919 war er Mitarbeiter der Manufaktur Daum Frères in Nancy (vgl. Kat. Nr. 15), die ihm ein Atelier für die *pâte de verre*-Produktion einrichtete. Nach dem Ersten Weltkrieg machte sich Walter in Nancy selbständig.

Walter war vor allem Techniker, als der er sich intensiv mit den plastischen Gestaltungsmöglichkeiten des Glases und der Entwicklung von Farben beschäftigte. Die Entwürfe zu seinen Arbeiten stammen von verschiedenen Gestaltern, die immer gemeinsam mit ihm signierten. Die hier abgebildete Schale entstand nach einem Entwurf von Marcel Corette. Die klassische, schlichte Form dieser Schale verweist auf ihre Entstehungszeit zu Beginn des französischen Art Déco, dessen Stilmerkmale – strenge Formgebung, kräftige Farbigkeit – dieses Stück aufweist. Der stark reduzierte Dekor tritt völlig hinter dem lebhaften Farbeindruck zurück.

Literatur: Unveröffentlicht. – Zu Walter: Schmitt 1989, S. 338ff.

69 Zwei Schalen und Lampenfuß mit floralem Dekor

Entwürfe: Gabriel Argy-Rousseau, Paris 1919 (b+c) und 1926 (a)
Ausführung: Atelier Argy-Rousseau, Paris (b+c), Société Anonyme »Les Pâtes de verre d'Argy-Rousseau« (a)
Bezeichnungen: »G. ARGY-ROUSSEAU« (a+b), »G. Argy-Rousseau« (c; jeweils formgeschmolzen auf der Wandung), »FRANCE« (a+b, geritzt am Boden)
Pâte de verre aus farblosem, rotem, blauem und gelbem Glas, formgeschmolzen
Höhe: 8,8 cm (a), 8,3 cm (b), 14,5 cm (c)
Inv. Nrn. SB 315 (a), W1975,32 (b), SB 38 (c)

»Die Arbeit mit *pâte de verre* ist gewiß die am stärksten künstlerische und persönliche Umgangsweise mit Glas, weil sie dem Künstler erlaubt, seine Ideen problemlos umzusetzen.« Dieser Satz Gabriel Argy-Rousseaus (zitiert nach: Bloch-Dermant 1983, S. 274) bezieht sich auf die Möglichkeit, Form und Farbzusammenstellung am Modell genau vorherzubestimmen und festlegen zu können – anders als bei der Arbeit vor dem Glasofen, wo die Entstehung eines Glases weit mehr dem Zufall überlassen bleiben muß.

Die schon in der Antike bekannte Verarbeitung von Glaspasten war in den 70er Jahren des vorigen Jahrhunderts von dem französischen Glaskünstler Henri Cros (1840–1907) wiederentdeckt worden, der die Beschreibung der Technik bei Plinius gefunden hatte. Cros experimentierte um die Jahrhundertwende mit Glaspasten in einem Atelier der Porzellanmanufaktur Sèvres, wo Argy-Rousseau seine Ausbildung erhielt, Bekanntschaft mit Cros' Sohn schloß und auf diese Weise vermutlich die Anregung zur Fortsetzung der Experimente Cros' erhielt.

Gabriel Argy-Rousseau (1885–1953) gehörte zu der kleinen Gruppe französischer Glaskünstler (vgl. Kat. Nr. 68), die in »zweiter Generation« in der aufwendigen Pastentechnik arbeiteten. Sein Werkverzeichnis umfaßt über 350 Modelle für Gefäße, Lampen und Objekte. Von seinen eigenhändigen Grundmodellen wurden Arbeitsmodelle abgenommen, in denen die Glaspaste (fein zerstoßenes Glaspulver mit Bindemittel) im Ofen verschmolzen wurde. Durch unterschiedliche Farbkombinationen ließen sich von ein- und derselben Urform Kleinserien, im Schnitt etwa drei Dutzend »Unikate«, schaffen.

Die drei abgebildeten Arbeiten Argy-Rousseaus tragen Blumen- und Früchtereliefs, typische am Jugendstil orientierte Dekore. Der Konus rechts im Bild ist an beiden Seiten offen und wurde als Lampenfuß verwendet. Für Lampen schuf Argy-Rousseau zahlreiche Entwürfe, da sich die *pâte de verre*-Technik aufgrund der Leuchtkraft ihrer Farben als Licht- und Stimmungsträger besonders empfahl.

Vergleichsstücke: Klesse/Mayr 1981, Nr. 401 (b). – Bloch-Dermant [2]1992, S. 316f. (a, b)
Literatur: Unveröffentlicht. – Zu Argy-Rousseau: Janine Bloch-Dermant/Yves Delaborde, Gabriel Argy-Rousseau, Paris 1990.

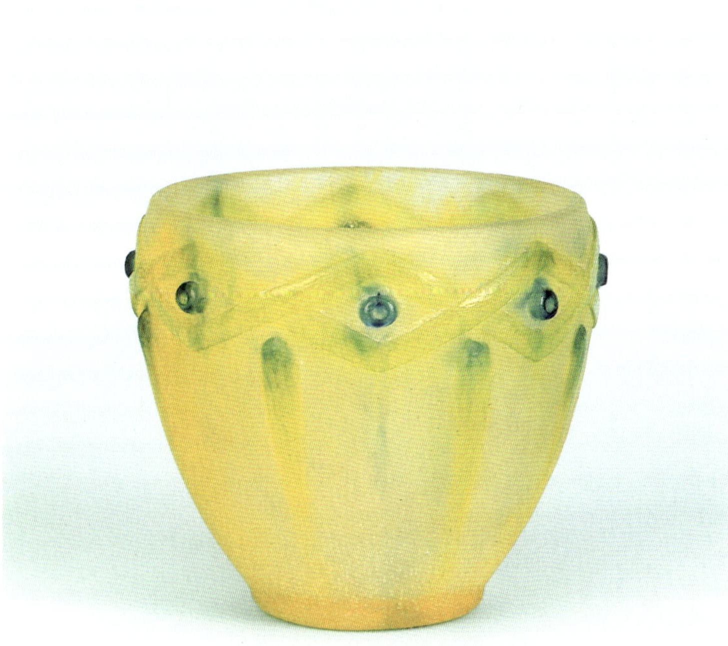

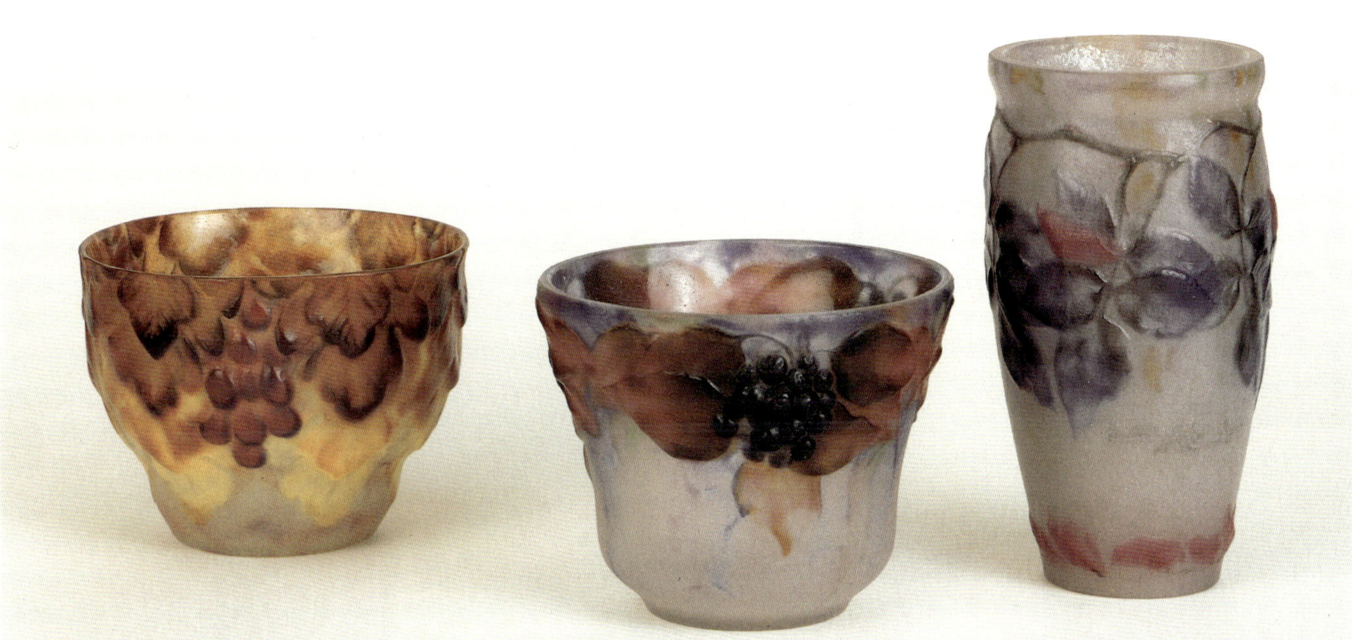

70 Vase mit geätzter Oberfläche und ornamental bemalten Rändern

Maurice Marinot, Troyes, 1920
Bezeichnung: »marinot.«
(am Boden Feder in Rot)
Graugrünliches Glas, formgeblasen, geätzt. Am Fuß und beidseitig am Öffnungsrand Dekor in Opakemails
Höhe: 25,5 cm
Inv. Nr. W 1971,42

Maurice Marinot (1882–1960), ausgebildet als Maler, wandte sich erst relativ spät der Glasbearbeitung zu. 1911 stellte er im Pariser »Salon d'Automne« erste Gläser noch neben Gemälden und Zeichnungen aus, im Jahr darauf waren nurmehr Gläser von ihm zu sehen. Marinot entwickelte sich zu einem der führenden Vertreter der Glasgestaltung des französischen Art Déco, seine Experimente in verschiedenen Techniken waren wegbereitend auch noch für die Zeit nach dem Zweiten Weltkrieg. Zunächst beschäftigte Marinot sich mit der Emailmalerei, wovon die hier abgebildete Vase mit ihren »Ziersäumen« aus Blütenköpfen und Schachbrettmuster noch Zeugnis ablegt. Blickfang ist jedoch die »leere« Glaswandung zwischen den Profilen, die wie vereist wirkt, auf der sich entlang der Gefäßränder Schattenfugen bilden. Das kräftige Profil, der strenge Umriß entstanden durch Abtragen der Oberfläche zwischen den Dekorbändern mittels intensiver Ätzung. Rauh belassen, verleiht sie dem Stück eine Solidität, die in transparentem Glas kaum zu erzielen gewesen wäre.

»Marinot hat das schwierige Problem gelöst, seinen Vasen den Charakter von Robustheit und Volumen zu geben, ohne dem Material seine Pracht, seinen Glanz, seine Transparenz zu nehmen« (Verreries Françaises Modernes. In: Art et Décoration XLIV, 1924, S. 103), hieß es über Marinots Arbeiten in der Ausstellung moderner französischer Gläser im Pariser Musée Galliéra.

Die Berliner Vase war zunächst 1921 von dem französischen Sammler Govy in der Galerie Adrien Hébrard in Paris erworben worden (freundliche Mitteilung von Florence Marinot, Troyes).

Vergleichsstücke: Bloch-Dermant 1983, S. 109 (Form). – Ausst. Kat. Paris 1990, Nr. 47 (Dekor)
Literatur: Kat. Berlin 1982, Nr. 6 (mit Abb.). – Zu Marinot: Ausst. Kat. Maurice Marinot. Peintre et Verrier, Paris 1990 (Glas bearbeitet von Jean Luc Olivié).

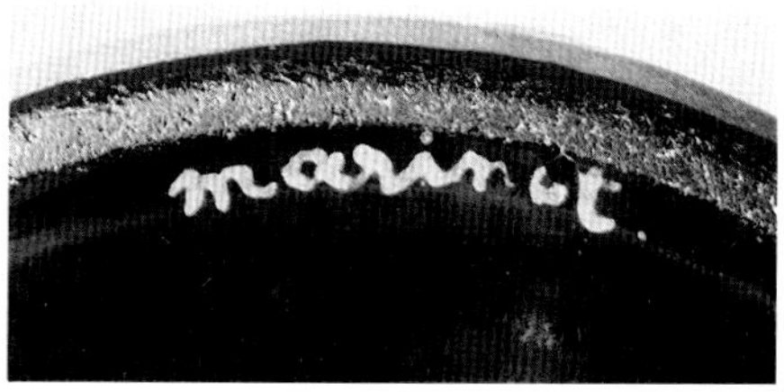

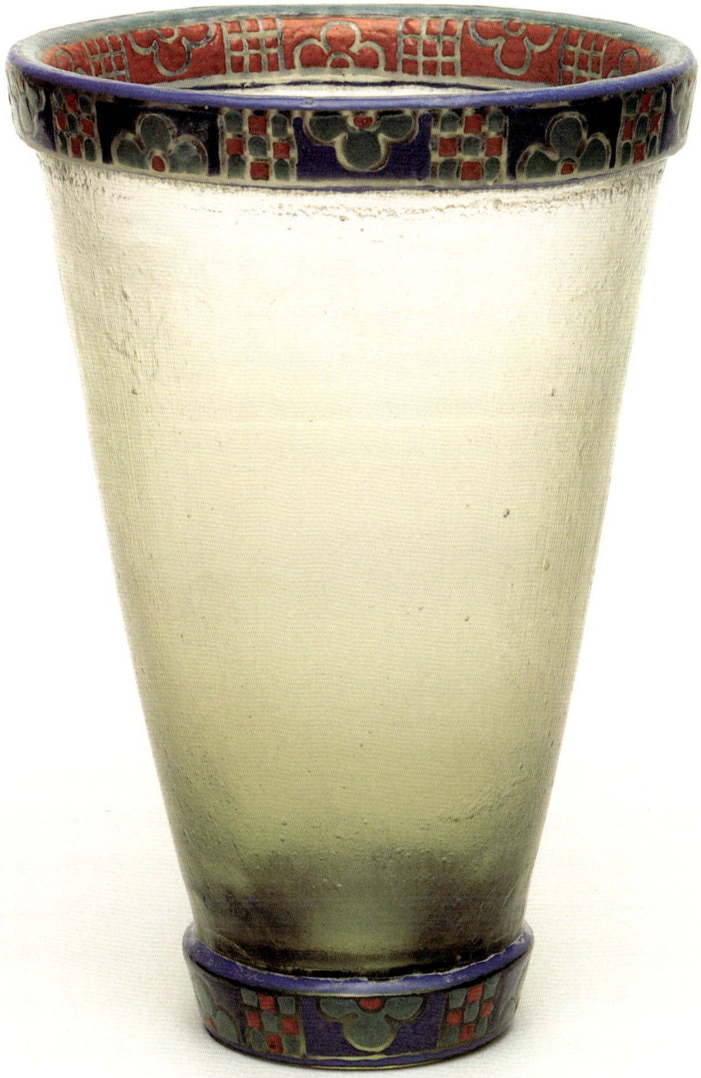

71 Kugelvase mit drei stilisierten Blumen- und Vogelmotiven

Marcel Goupy, Paris, um 1925
Bezeichnung: »M. Goupy«
(am Boden Feder in Gold)
Opalglas, frei geblasen. Dekor in Opakemails, Zeichnung in Gold
Höhe: 18 cm
Inv. Nr. W1971,44

In drei Dekorfeldern sitzt ein stilisierter Wiedehopf in unterschiedlichen Stellungen zwischen Blütenköpfen. Die Komposition ist flächig, umrißbetont, die Verwendung goldener Umrißlinien verleiht dem Dekor ebenso einen kostbaren Charakter wie die feine Abstimmung des opalfarbenen Grundglases mit den Emails des Dekors.

Goupy scheint die Fertigung der von ihm entworfenen Gläser häufig genau überwacht zu haben (Cappa 1991, S. 213). In seinen stilisierten figürlichen Dekoren ist er ein typischer Vertreter des Pariser Art Déco, mit seiner Vorliebe für Dekore in Emailmalerei trug er in Frankreich zu deren erneuter Popularisierung in den 20er Jahren bei. In einem Bericht über seine Arbeiten in der Glasausstellung im Pariser Musée Galliéra wurde betont, daß in der ersten derartigen Ausstellung 1910 überhaupt kein emailbemaltes Glas mehr zu sehen gewesen war, so sehr war diese Dekorform um die Jahrhundertwende in Mißkredit geraten (siehe: Verreries Françaises Modernes. In: Art et Décoration XLIV, 1924, S. 104). Die Wiederbelebung der Emailmalerei entsprach dem Zeitgeschmack für kräftige Farben. Es besteht eine gewisse Verwandtschaft zwischen einigen Dekoren Goupys und denen von Bruno Mauder (vgl. Kat. Nr. 48).

Marcel Goupy (geb. 1886) wurde an der École Nationale des Arts Décoratifs ausgebildet. Seit 1909 arbeitete er für den Pariser Geschäftsmann Georges Rouard, der als Inhaber einer kunstgewerblichen Werkstatt und eines Ladengeschäftes sowie als Vermittler modernen Kunstgewerbes seit dem Ersten Weltkrieg die »Nachfolge« Siegfried Bings angetreten hatte (vgl. Einleitung S. 10). Nach dem Krieg, seit 1919, war Goupy künstlerischer Leiter in Rouards Dekorationsatelier, in dem u.a. auch Auguste Heiligenstein (vgl. Kat. Nr. 72) tätig war. Goupy entwarf auch Gebrauchsglas (Abbildung in: Art et Décoration XLIV, 1924, S. 101), Schmuck und Keramik (Abbildung in: Mobilier et Décoration, Januar 1926, S. 31 f.). Waren seine Entwürfe der frühen 20er Jahre oft figürlich und von dekorativem Schwung, so zeigen diejenigen der späten 20er Jahre eine Hinwendung zu strenger Stilisierung (Abbildungen in: Mobilier et Décoration, November 1929, S. 167 ff.).

Vergleichsstücke: Encyclopédie des Arts Décoratifs et Industriels Modernes au XX. Siècle, Paris 1925, Tf. LXXXV (Form)
Literatur: Kat. Berlin 1972, Nr. 53. – Kat. Berlin 1982, Nr. 7 (ohne Abb.). – Zu Goupy: Schmitt 1989, S. 138 ff. – Cappa 1991, S. 213 ff.

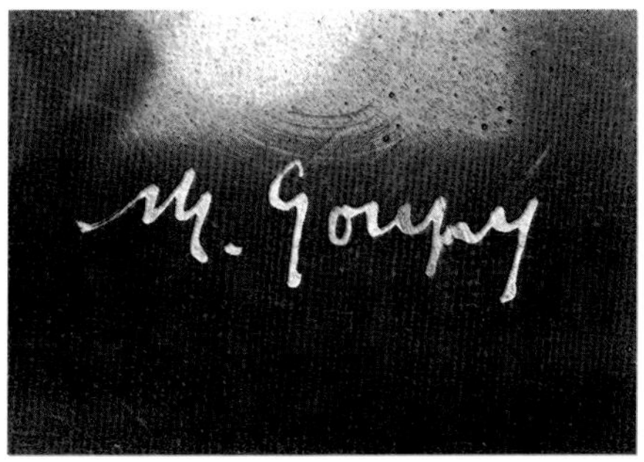

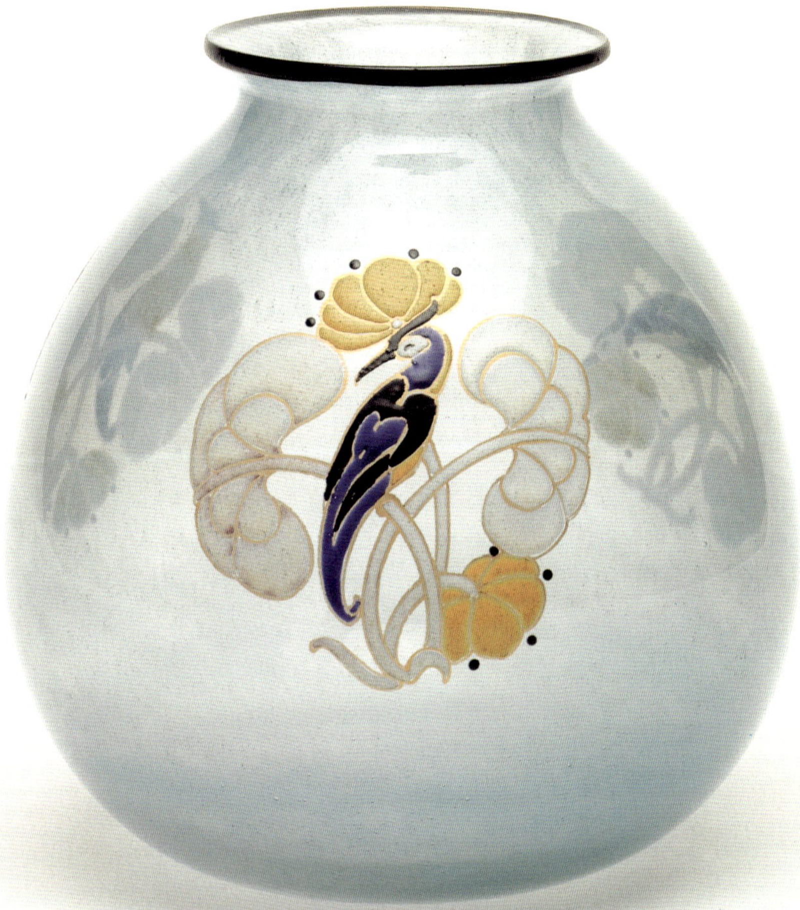

72 Vase mit floralem Dekor

Auguste Heiligenstein, Paris, um 1926 (?)
Bezeichnung: »Aug. Heiligenstein«
(Ritzsignatur am Boden)
Farbloses Glas, formgeblasen.
Bemalung in Transparentemails und
Gold, Konturen in Gold
Höhe: 30 cm
Inv. Nr. W1977, 90

»Das Glas ist bei ihm völlig eingehüllt in transparente Emailfarben ... Die dick aufgetragenen Emailschichten sind von einer Lebhaftigkeit und Transparenz, die nichts zu wünschen übrig lassen. Ich weiß nur die Monotonie der Komposition zu kritisieren«, äußerte Henri Clouzot 1924 über die im Jahr zuvor im Pariser Musée Galliéra veranstaltete Glasausstellung, in der Heiligenstein erstmals unter seinem eigenen Namen ausgestellt hat (siehe: Verreries Françaises Modernes. In: Art et Décoration XLIV, 1924, S. 105). Der dekorative Teppich »moderner«, stilisierter Blumen läßt keine Bestimmung der Pflanzen mehr zu, es handelt sich um abstrahierte, rein ornamental eingesetzte Phantasiegebilde. Die behäbige Form der Vase hat Heiligenstein vermutlich ebenfalls entworfen. Anfang der 30er Jahre gestaltete er dann, ähnlich wie Maurice Marinot, André Thuret oder Henri Navarre (vgl. Kat. Nr. 80), dickwandige Gläser mit Luft- oder Farbeinschlüssen.

Auguste Heiligenstein (1891–1976) erhielt seine Lehre als Glasdekorateur in der Hütte Legras & Cie. (vgl. Kat. Nr. 5). Zwischen 1907 und 1910 war er im Pariser Dekorationsatelier der Firma Baccarat tätig, nach dem Ersten Weltkrieg in der Galerie Rouard, deren künstlerische Leitung Marcel Goupy (vgl. Kat. Nr. 71) innehatte. Arbeiten Heiligensteins scheinen seinerzeit auch unter Goupys Namen geführt worden zu sein. Im Jahre 1923 machte er sich selbständig, seither hat er seine Arbeiten signiert. Das Rohglas bezog Heiligenstein in den 20er Jahren von der Manufaktur Daum Frères in Nancy, deren damaliger Leiter, Paul Daum (vgl. Kat. Nr. 74), ein Kamerad aus dem Ersten Weltkrieg war. Neben Gläsern hat Heiligenstein zunehmend auch Keramik gestaltet. Da er Glasmodelle aus den 20er Jahren bis in die 60er Jahre hinein gefertigt hat, muß die Datierung der Berliner Vase vorläufig fraglich bleiben (freundliche Auskunft von Janine Bloch-Dermant, Paris).

Vergleichsstücke: Janine Bloch-Dermant/Felix Marcilhac, Un emailleur sur verre, Auguste Heiligenstein. In: La Connaissance des arts 2, 1976, Abb. 4 Mitte (ähnliche Form, ähnlicher Dekor)
Literatur: Unveröffentlicht. – Zu Heiligenstein: Schmitt 1989, S. 156 ff. – Ausst. Kat. Auguste Heiligenstein. Emailleur sur verre et céramique, Saint-Denis 1994.

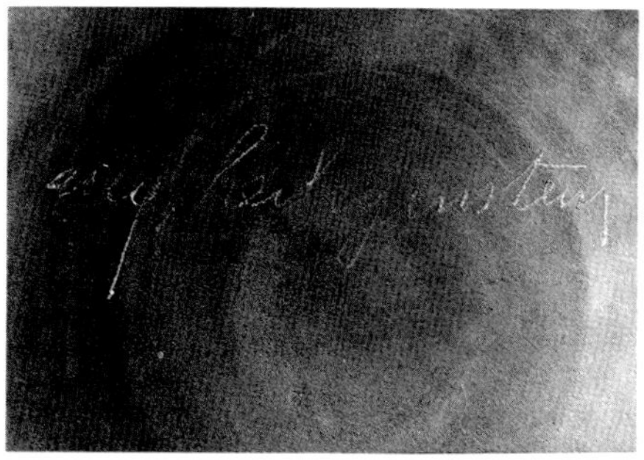

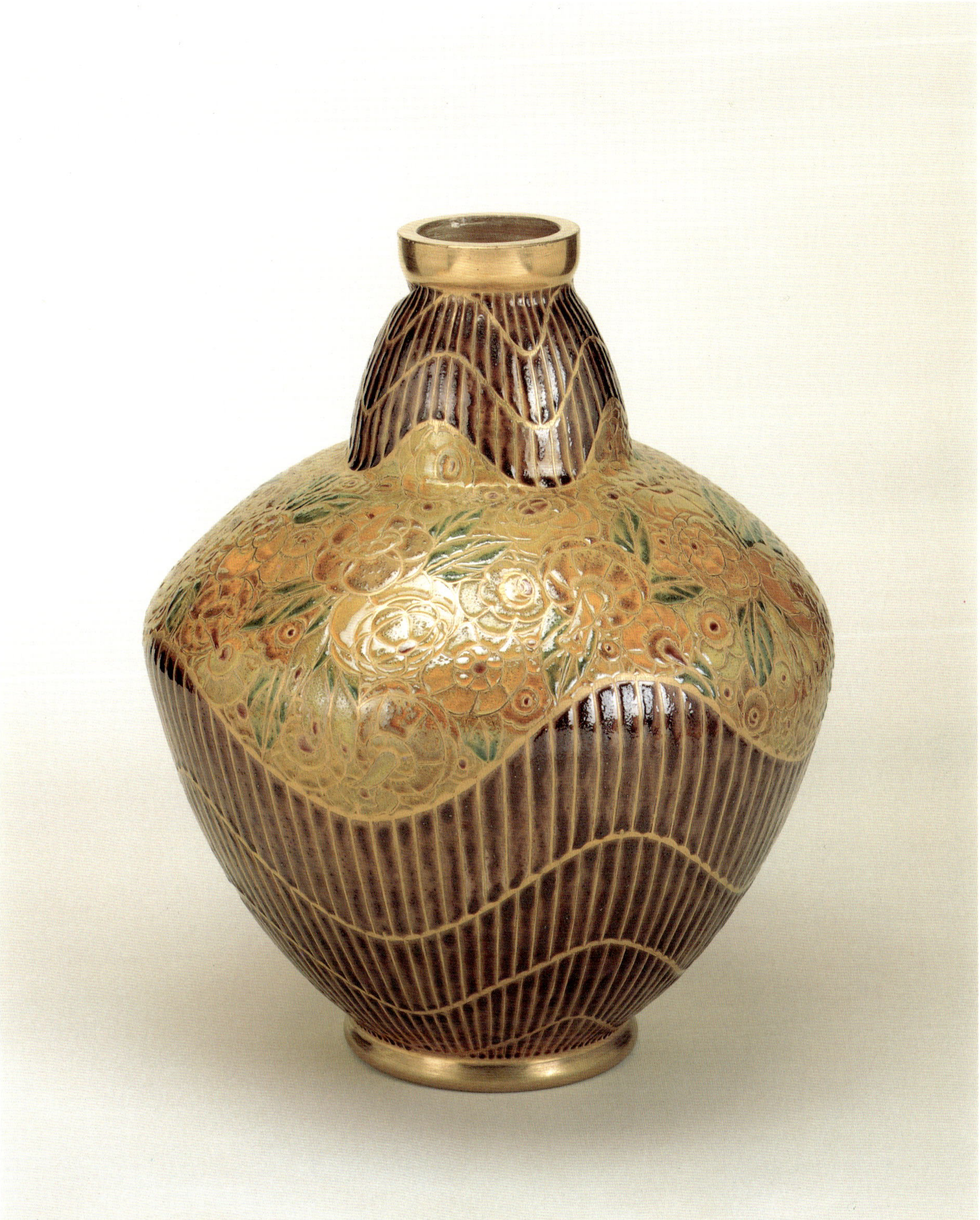

73 Vase in Eisenfassung

André Delatte, Jarville (Glas), und Louis Majorelle, Nancy (Fassung), um 1925
Unbezeichnet
Opalglas, mit blauen Farbaufschmelzungen und Silberfolien belegt, in Eisenfassung eingeblasen
Höhe: 18 cm
Inv. Nr. O 1977,116

In Gefäßen wie der hier wiedergegebenen bauchigen Vase ist die Metallfassung dem Glas nicht, wie um die Jahrhundertwende, untergeordnet (vgl. Kat. Nr. 19), sondern sie wirkt – gleichsam als Korsett der ausufernden Glasmasse – gleichwertig. Hier ist das Glas ohne die Metallfassung nicht denkbar, hier muß die Glasmasse, um gegenüber der Fassung bestehen zu können, selbst auftrumpfen – durch eine kräftige Farbigkeit und den Verzicht auf Transparenz. Dieser Gefäßtyp stellt in seiner Verbindung von Glas und Metall einmal mehr eine vor allem physikalisch-technische Herausforderung dar, muß das Metall doch so vorgewärmt sein, daß das in die Form eingeblasene Glas keinen Schaden nimmt.

Louis Majorelle (1859–1926) hatte seiner Firma für Fayence- und Möbelproduktion nach 1890 eine Metallwerkstatt angegliedert und damit begonnen, Lampenfüße und Metallfassungen für Hohlgläser – etwa Sockel nach ostasiatischem Vorbild (vgl. Kat. Nr. 20) – zu entwerfen. Seit 1902 arbeitete er mit der Hütte Daum Frères zusammen. Den hier vorgestellten Gefäßtyp hat die Firma Majorelle seit dem Ende des Ersten Weltkrieges in Zusammenarbeit mit verschiedenen Glashütten produziert, außer von Daum wurde er von der Manufaktur Delatte in Jarville bei Nancy hergestellt. Im Jahre 1923 beschäftigte Majorelle mehr als dreißig Gießer und Ziseleure in seiner Metallwerkstatt.

Die »Mode« solch armierter Gläser hat sich allerdings nicht lange gehalten. Emile Gallé hatte zwar einen Reiz in der »opposition de matières fines et brutales«, dem Kontrast feiner und grober Materialien, gesehen, aber auf die meisten Zeitgenossen wirkte die Art der Kombination von Glas und Metall schon früh verstörend und aggressiv. Im Bericht über die Glasausstellung im Pariser Musée Galliéra wird den »vases dits ferronnés« von Majorelle immerhin ihre Robustheit als Qualität konstatiert. »Vor diesen stark eingedrückten Stücken, in denen das noch formbare Glas sich unmittelbar den Formen der Montierung angepaßt hat, grübelt man über weiß Gott welche geheimnisvolle Gießarbeit nach, über die Veränderung der Materie, die dem allerfragilsten und durchsichtigsten Material die Solidität und die Kraft von Bronze gibt.« (Verreries Françaises Modernes. In: Art et Décoration XLIV, 1924, S. 109) Demgegenüber hieß es bereits 1910 in einer deutschen Kunstzeitschrift über den französischen Geschmack: »Ja sogar optisches Geschnatter beleidigt ihn nicht, sonst wären führende Künstler wie Majorelle nicht imstande, sich den frechsten, wüstesten Ausschweifungen der Linie so auszuliefern, wie sie es tun.« (Dekorative Kunst XVIII, 1910, S. 78)

Majorelle, ein Jugendfreund Antonin Daums, war wie dieser einer der Vizepräsidenten der *École de Nancy* (vgl. Kat. Nr. 32) und neben Gallé und Daum einer ihrer wichtigsten Vertreter. Mit Victor Amalric Walter (vgl. Kat. Nr. 68) gehörte er zu der Gruppe selbständiger Entwerfer, die für die Manufaktur Daum Frères tätig war. Er und sein Bruder übernahmen in Paris den Laden von Siegfried Bing nach dessen Geschäftsaufgabe im Jahre 1904 (vgl. Einleitung S. 10), ein Zeichen ihres unternehmerischen Erfolges. Daneben besaß die Firma Niederlassungen in Berlin und London.

Vergleichsstücke: Pétry 1989, Nr. 94 (ähnliche Fassung für Glas von Daum)
Literatur: Kat. Berlin 1988, Nr. 355 (mit Abb.). – Zu Majorelle: Roselyn Bouvier, Majorelle, Paris 1991.

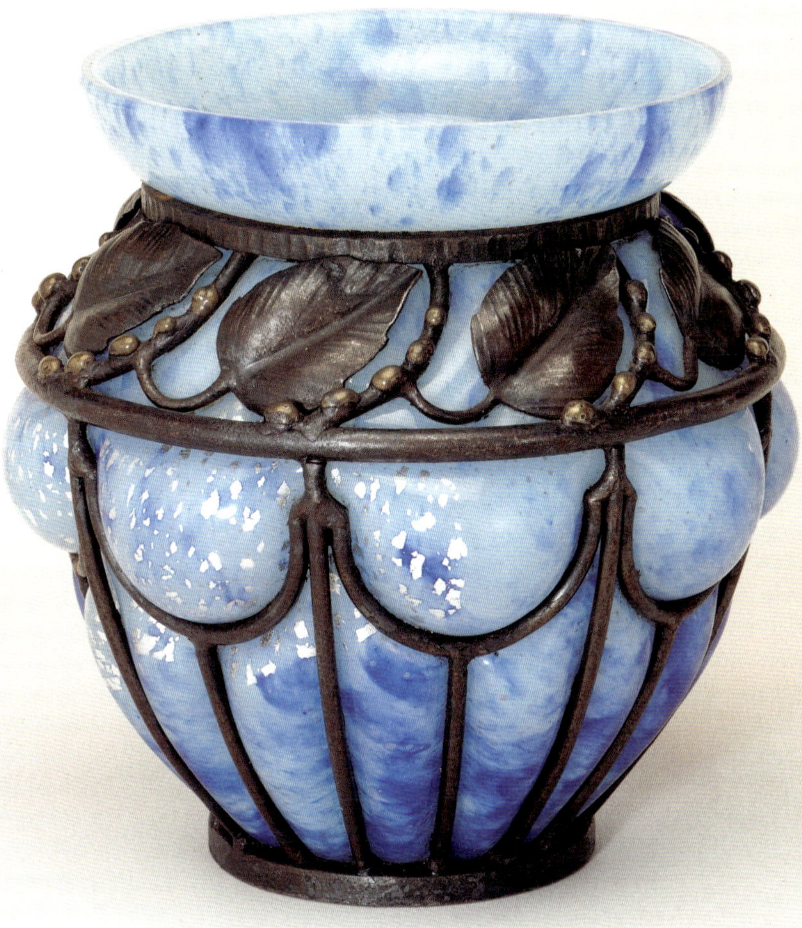

74 Vase mit Relief aus Streifen und Kugeln

Entwurf: Paul Daum, Nancy, um 1925
Ausführung: Daum Frères, Verreries de Nancy
Bezeichnung »DAUM NANCY FRANCE« mit Lothringerkreuz (am Boden eingeschnitten)
Farbloses Glas mit blauen Farbeinschlüssen, formgeblasen, geätzt, teilweise poliert
Höhe: 20,6 cm
Inv. Nr. W1971, 20

Als Dreiundzwanzigjähriger trat Paul Daum (1888–1944) im Jahre 1911 in die Fabrik seines Vaters Auguste ein (vgl. Kat. Nr. 15). Er bewirkte eine langsame Umorientierung der Firmenproduktion: die Abkehr von den Motiven des Jugendstils und eine Hinwendung zu einfachen, klaren Formen und einer materialspezifischen Veredelung des Glases. Paul Daum entwarf strenge, einfach gegliederte Gefäßkörper, Formen, deren Innenraum an der Außenform ablesbar ist. Ihre Dickwandigkeit schafft den Eindruck blockhafter Schwere, wie er für einen Teil des französischen »Kunstglases« der 20er Jahre charakteristisch ist.

Der Dekor, die blauen Farbeinsprengsel, wurde in heißem Zustand, unmittelbar im Verlauf der Arbeit am Glasofen, aufgebracht. Die noppenartige Oberfläche wurde durch Ätzung erzielt, sie wirkt in ihrer starken Plastizität fast technoid. Das Wechselspiel von Transparenz und Semitransparenz an der Oberfläche schafft sowohl haptische als auch optische Reize, da die glatten Flächen Durchblicke in das Gefäßinnere erlauben. In den 20er Jahren schufen Paul Daum und der Entwerfer Emile Wirtz (1884–1953) rund zweitausend Modelle für die Manufaktur.

Vergleichsstücke: Bloch-Dermant 1983, S. 56. – Bacri 1992, S. 211, 217 (Technik)
Literatur: Kat. Berlin 1972, Nr. 34. – Kat. Berlin 1982, S. 12, Nr. 5 (jeweils mit Abb.). – Zu Paul Daum: Cappa 1991, S. 118ff. – Bacri 1992.

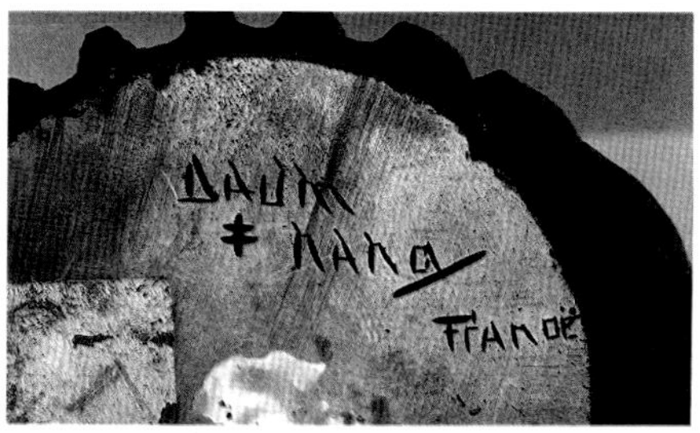

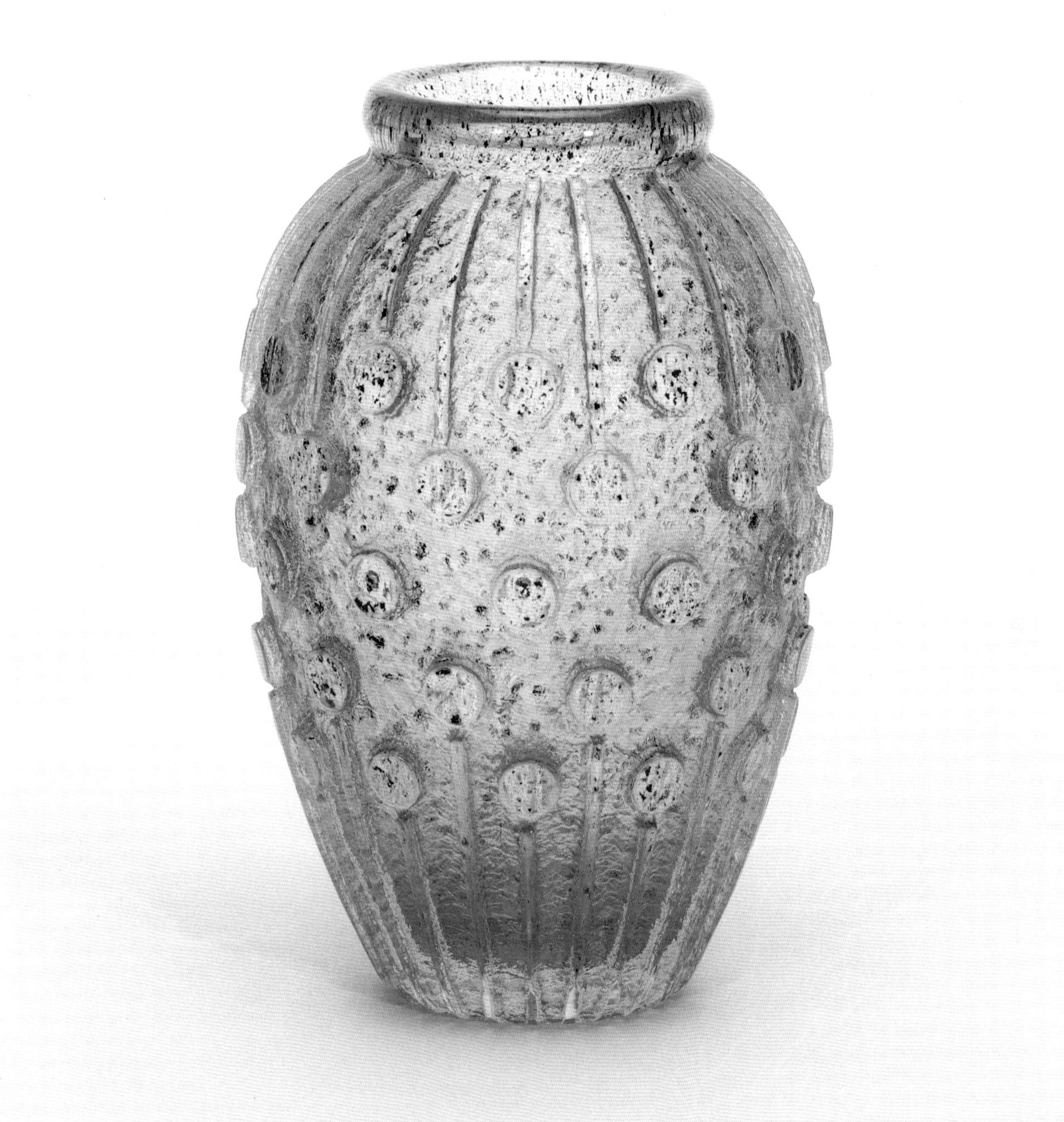

75 Vase mit Streifendekor

Entwurf: Charles Schneider (?), 1929
Ausführung: Verreries Schneider, Epinay-sur-Seine (Modellnr. 2833)
Bezeichnung: »SCHNEIDER« (sandstrahlmattiert am Fußrand)
Farbloses und rauchbraunes Glas, formgeblasen, geätzt
Höhe: 31 cm
Inv. Nr. W1971,25

Die Glashütte Schneider, 1909/10 gegründet von Ernest Schneider (1877–1937), dem ehemaligen Geschäftsführer von Daum Frères (vgl. Kat. Nr. 15), begann im Jahre 1918 mit der kunsthandwerklichen Glasproduktion. Die Entwürfe des gesamten Produktionsprogramms stammen von dem jüngeren Bruder des Firmengründers, Charles Schneider (1881–1953). Auch er hatte, wie sein Bruder, zeitweise in der Firma Daum gearbeitet und dort sowohl künstlerische als auch betriebstechnische Erfahrungen gesammelt. Während des Ersten Weltkrieges war die Hütte zwar vorübergehend stillgelegt, danach gelang es den Brüdern Schneider jedoch schnell, mit eigenständigen Entwürfen Erfolge zu erzielen. Neben Daum Frères und René Lalique gehörte die Firma zu den führenden Kunstglasproduzenten des Art Déco. Erst die Weltwirtschaftskrise Ende der 20er Jahre brachte auch die Firma Schneider in wirtschaftliche Schwierigkeiten.

Gefäße mit rauh geätzten Vertikalstreifen sind in der Firmenproduktion seit Mitte der 20er Jahre nachzuweisen. Senkrechte Streifen bilden, andersfarbig oder anders strukturiert als das Grundglas, in dieser Zeit ein dominantes Motiv in der Glasgestaltung nicht nur der Firma Schneider. Die Form ist als Umrißzeichnung in einem erhaltenen Musterbuch der Firma mit Arbeiten aus den Jahren 1929 bis 1933 abgebildet (siehe: Edith Mannoni, Schneider, Paris 1992, S. 184, die Signatur der Jahre 1928/29, ebenda, S. 172).

Vergleichsstücke: R. und L. Grover, Carved and decorated European glass, Rutland 1970, Abb. 394 (ähnliche Form). – Klesse/Mayr 1981, Nr. 349 (ähnliche Form, gleicher Dekor). – Ausst. Kat. Düsseldorf, Schneider France. Glas des Art Déco, Hannover 1981 (bearbeitet von Helmut Ricke), Nr. 22 (Technik)
Literatur: Kat. Berlin 1972, Nr. 87 (ohne Abb.). – Zu Schneider: Schmitt 1989, S. 312 ff. – Cappa 1991, S. 418 ff.

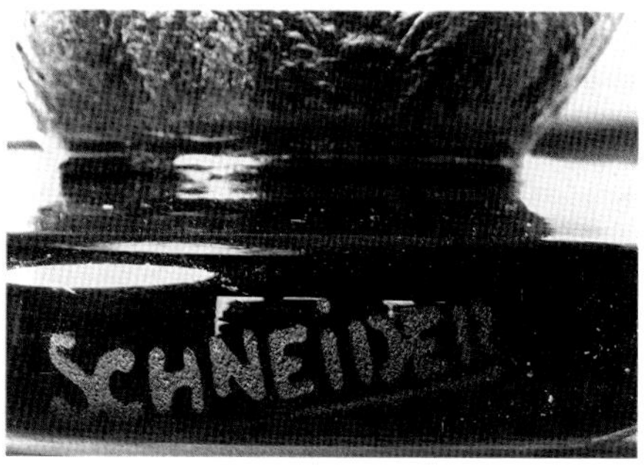

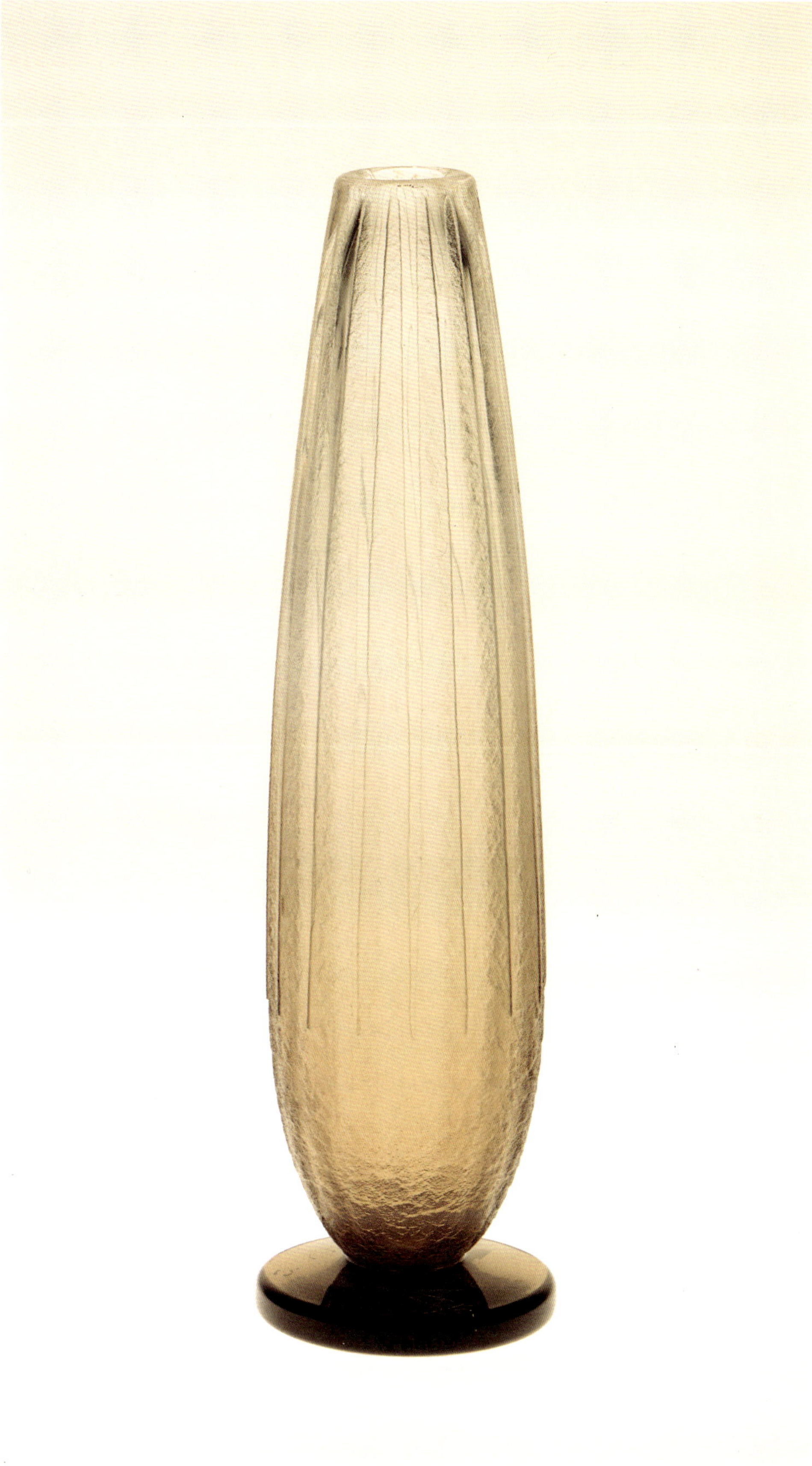

76 Drei Gefäße mit antikisierenden Figurenfriesen

a Vase mit kämpfenden Kriegern
Glashütte W. Kulka, Haida, um 1920
Bezeichnung: »Kulka/Bohemia«
(Bodenstempel)
Blaues Glas, formgeblasen,
galvanoplastische Ätzgoldkante
Höhe: 21 cm
Inv. Nr. O 1978,21

b Schultervase mit Amazonenfries
Firma Ludwig Moser & Söhne, Karlsbad,
nach 1918
Bezeichnung: »made in/CzechoSlovakia/
moser/Karlsbad«
(Ritzsignatur am Boden)
Annagrünes Glas, formgeblasen,
galvanoplastische Ätzgoldkante
Höhe: 10,5 cm
Inv. Nr. O 1976,198

c Vase mit Figurenfries
Sächsische Glasfabrik August Walther
& Söhne, Ottendorf-Okrilla, um 1920
Bezeichnung: »Walther« und gekröntes
Herz (formgepreßt)
Violettes Preßglas, galvanoplastische
Ätzgoldkante
Höhe: 20,3 cm
Inv. Nr. B 343

Die beiden linken Gefäße sind mit sogenanntem Schäleckenschliff geformt, die rechte ist in dieser Form gepreßt, alle drei tragen ein Metallband mit Figurenrelief, eine Erfindung der Firma Moser, die offenbar aufgrund ihrer Popularität auch von anderen Firmen als Dekor aufgegriffen wurde.

Die Firma W. Kulka in Haida, Glasraffinerie und kunstgewerbliche Werkstätten, produzierte in den 20er Jahren, neben reich dekorierter Ware mit Schliff und Gravur, diese Gefäße mit dem vergleichsweise ruhigen und schlichten Schäleckenschliff in unterschiedlichen Farben. Außer dunklen und hellen Blautönen gab es Gefäße in Grün (»Limon«) und rauchfarben (»Smoke«). »Der Schäleckenschliff wird in geschmackliebenden Kreisen immer besonders gern gesehen. Diese Schliffart gibt dem Glas, gleichgültig, ob es wasserklar oder getönt ist, etwas juwelenhaftes, und zwar so rein und so stark wie es keine andere Schliffart vermag.« (Die Schaulade 4, 1928, Heft 11, S. 575) Die Firma erhielt auf der Weltausstellung von Barcelona 1929 einen »Gran Premio«.

Der Glasschneider Ludwig Moser (1833–1916) gründete 1857 eine Glasraffinerie in Karlsbad, 1893 nahm er eine eigene Hohlglashütte in Meierhöfen bei Karlsbad in Betrieb. Nach dem Ersten Weltkrieg begann eine Zusammenarbeit mit auswärtigen Entwerfern, u. a. mit Künstlern der Wiener Werkstätte, der Kölner Werkkunstschule und mit dem holländischen Entwerfer Chris Lebeau.

Seit 1898 entstanden in der Firma farblose Gläser mit verlaufendem Unterfang und tief geschnittenen floralen Dekoren. Nach dem Ersten Weltkrieg erschienen Gefäße mit figürlichen Ornamentbändern, sogenannte Oroplastik (1919 patentiert) auf dem Markt, wofür hier ein Beispiel vorgestellt wird (b, eine weitere Schale mit diesem Dekor: Inv. Nr. B 268). In den 20er Jahren entstanden Gefäße mit expressiv-bewegtem Umriß und dynamischen Schliffdekoren, 1930 die ersten Gläser aus sogenannten seltenen Erden. Die Firma Moser war stark auf den Export orientiert, besaß Filialen in einigen Hauptstädten Europas und stellte neben Luxusglas in den 30er Jahren auch Wirtschaftsglas und maschinell gravierte Trinkglasgarnituren her.

Die Wahl eines englischsprachigen Signets bei den Gläsern der Firmen Moser und Kulka verweist auf den Export solcher Stücke nach Übersee. Im Jahre 1929 heißt es in einem Artikel über die tschechoslowakische Glasindustrie: »In den U.S.A. besteht bereits die Vorschrift, daß jedes einzelne Stück Glas unauslöschlich mit dem Ursprungslande gekennzeichnet sein muß. In England ist die Glasindustrie bestrebt, eine ähnliche Verfügung zu erreichen und verspricht sich von derselben, daß sich dadurch die Erzeugung derart verteuern wird, daß ausländische Glaswaren nurmehr in unbedeutenden Mengen dortselbst placiert werde können.« (Fritz Heller, Ueber die tschechoslowakische Glasindustrie. In: Das Glas 4, 1929, Heft 19, S. 222)

Die sächsische Preßglasfabrik August Walther & Söhne (vgl. Kat. Nr. 77) übernahm um 1920 den offenbar populären Dekor mit antikisierenden Figurenbändern ebenfalls in ihre Produktion.

Vergleichsstücke: Kat. Zürich 1975, Nr. 339. – Klesse/Mayr 1981, Nr. 319. – Pazaurek/Spiegl 1983, S. 91. – Aukt. Kat. Ketterer, München, 160, 1991, Nr. 172; 191, 1993, Nr. 123. – Kat. Amsterdam 1993, Nr. 496 (b, Dekor)
Literatur: Unveröffentlicht. – Zu Moser: Schmitt 1989, S. 259 ff. – Cappa 1991, S. 342 f. – Kat. Passau 1993, S. 56 f.

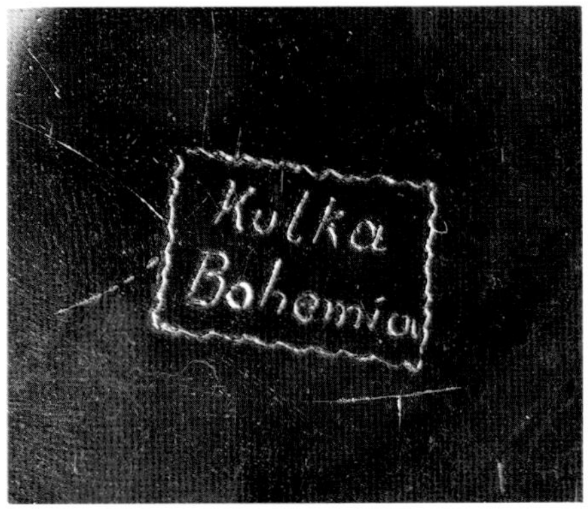

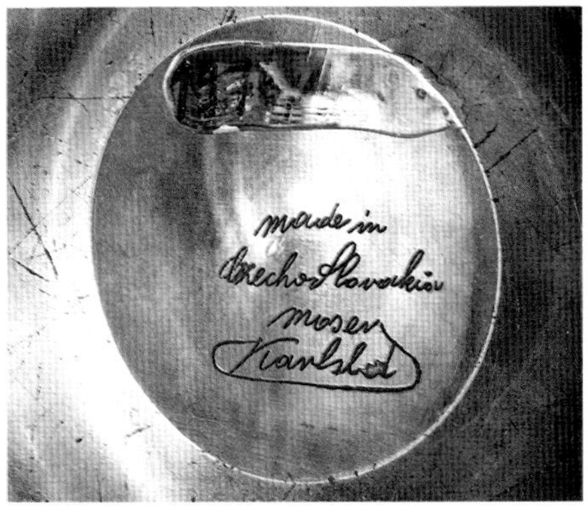

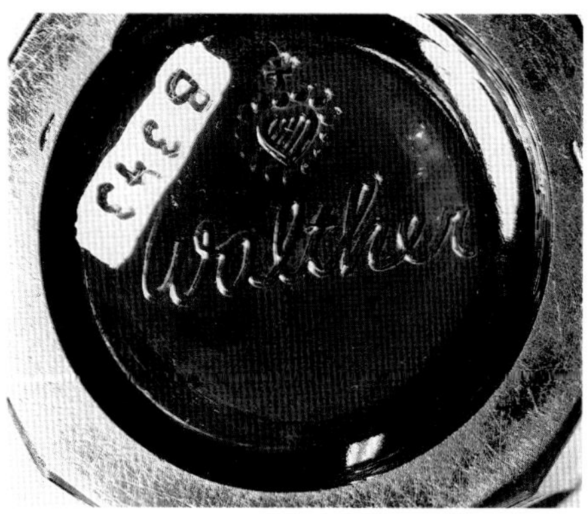

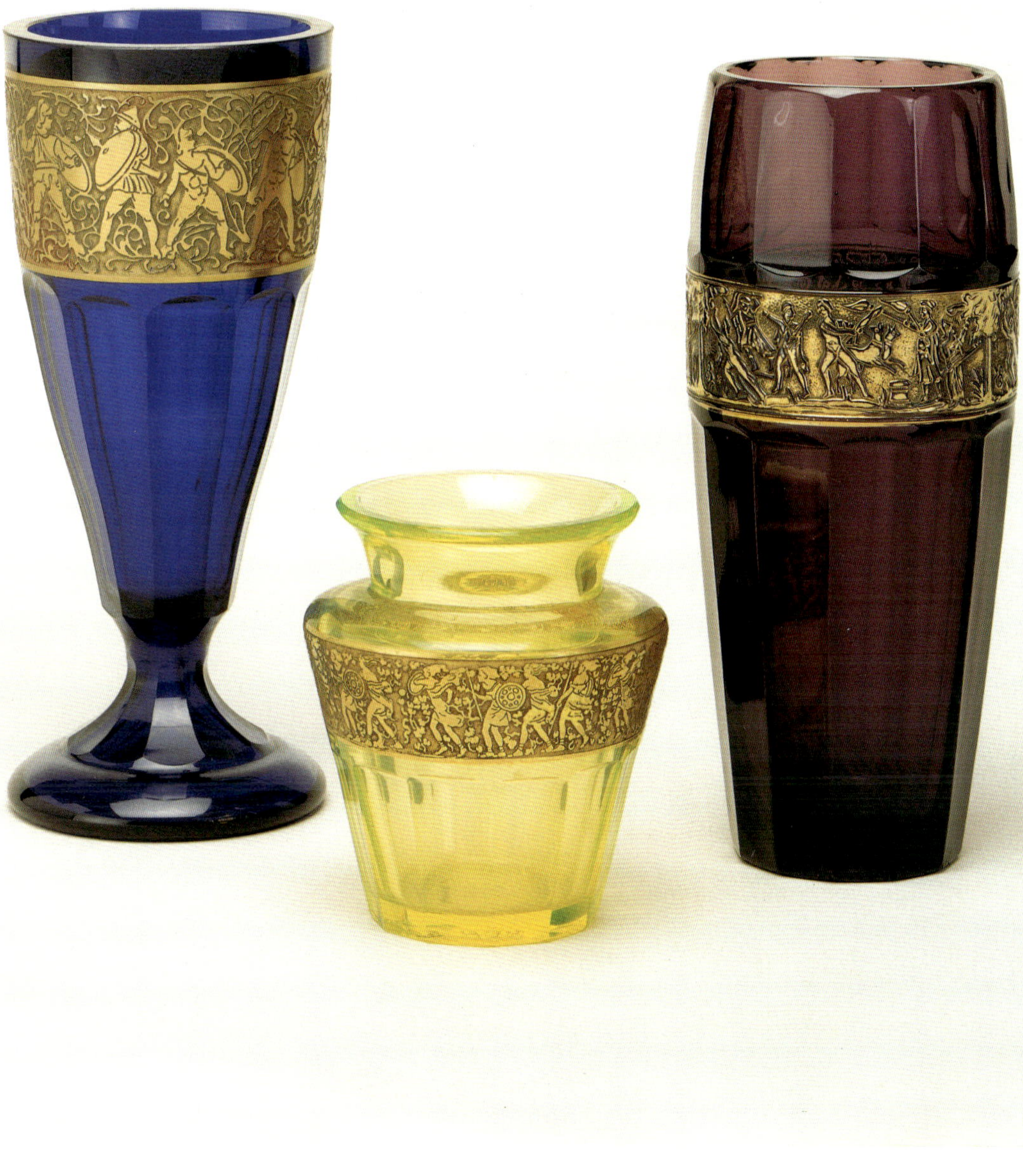

77 Schale »Juno«, Deckeldose »Ulm« und Vase »Greta«

Sächsische Glasfabrik August Walther & Söhne, Ottendorf-Okrilla, um 1930
Unbezeichnet
Preßglas, teilweise matt geätzt
Durchmesser: 27 cm (a, Schale), 14,5 cm (b, Dose)
Höhe: 16 cm (c, Vase)
Inv. Nrn. O1989, 161 (a); O1975, 143 (b); O1982, 37 (c)

Die drei Preßglasgefäße erscheinen in einem Musterbuch der Firma aus dem Jahre 1934: die Schale »Juno« (a, Modellnummer 42995a) als Teil eines größeren Schalensatzes, die Dose »Ulm« (b, Modellnummer 31427) als Teil einer Gefäßgruppe aus sogenanntem Oralitglas, einer in verschiedenen Farben produzierten Art von »Achatglas«, und die Vase »Greta« (c, Modellnummer 42462) als modernste Form in einem eher konventionellen Vasenangebot.

Die Vase besaß ursprünglich einen Einsatz, der heute fehlt. Ihre Form stellt eine für die Massenproduktion im Umriß »geglättete« Variante einer expressiven, breit»flügeligen« Schale dar, die die Firma Moser & Meyr's Neffen in Karlsbad auf den Markt gebracht hatte und die u. a. auf der Pariser Ausstellung des Jahres 1925 zu sehen war (Abbildung z. B. in: Die Schaulade 2, 1926, Heft 8, S. 475). Die Fabrik August Walther & Söhne hat auch deren Vasen mit sogenannter Oroplastik imitiert (vgl. Kat. Nr. 76).

Produkte aus dem wolkigen Oralitglas (Dose) wurden als »neues Achat-Kunstglas« Ende der 20er Jahre auf den Markt gebracht, inspiriert wahrscheinlich von dem *moss agate*-Glas der englischen Firma Stevens & Williams in Brierly Hills.

Die Firma August Walther & Söhne war in den 20er Jahren die erfolgreichste Preßglasfabrik Sachsens. Im Jahre 1865 hatte Karl Gottlieb Walther in Ottendorf-Okrilla eine Glasfabrik gegründet, die 1888 sein Sohn August übernahm. Seither lief die Firma, die sich auf die Produktion von Gebrauchs-, Beleuchtungs- und Preßglas konzentrierte, unter seinem Namen. Seit 1920 wurde ausschließlich Preßglas mit Hilfe neuester amerikanischer Maschinen hergestellt, 1931 wurde das Unternehmen mit anderen sächsischen Firmen zusammengelegt (freundliche Auskunft von Carolus Hartmann, Bayersoien).

»In einigen sehr bedeutenden und einer ganzen Anzahl kleinerer Hütten fabrizieren die Glaswerke des Königreichs Sachsen den grössten Teil des in Deutschland erzeugten Pressglases. Dieses hat sich meistens auch der Qualität nach in letzter Zeit so gehoben, dass es fast durchweg dem Fabrikat der rheinischen Hütten nicht nachsteht«, hieß es bereits kurz nach der Jahrhundertwende (Keramische Rundschau IX, 1901, S. 553). In den wirtschaftlichen Notzeiten nach dem Ersten Weltkrieg waren gerade anspruchsvolle Preßglasprodukte, da sie preiswert angeboten werden konnten, populär, wurden aber von den Wortführern moderner Gestaltung nur selten akzeptiert.

Literatur: Unveröffentlicht.

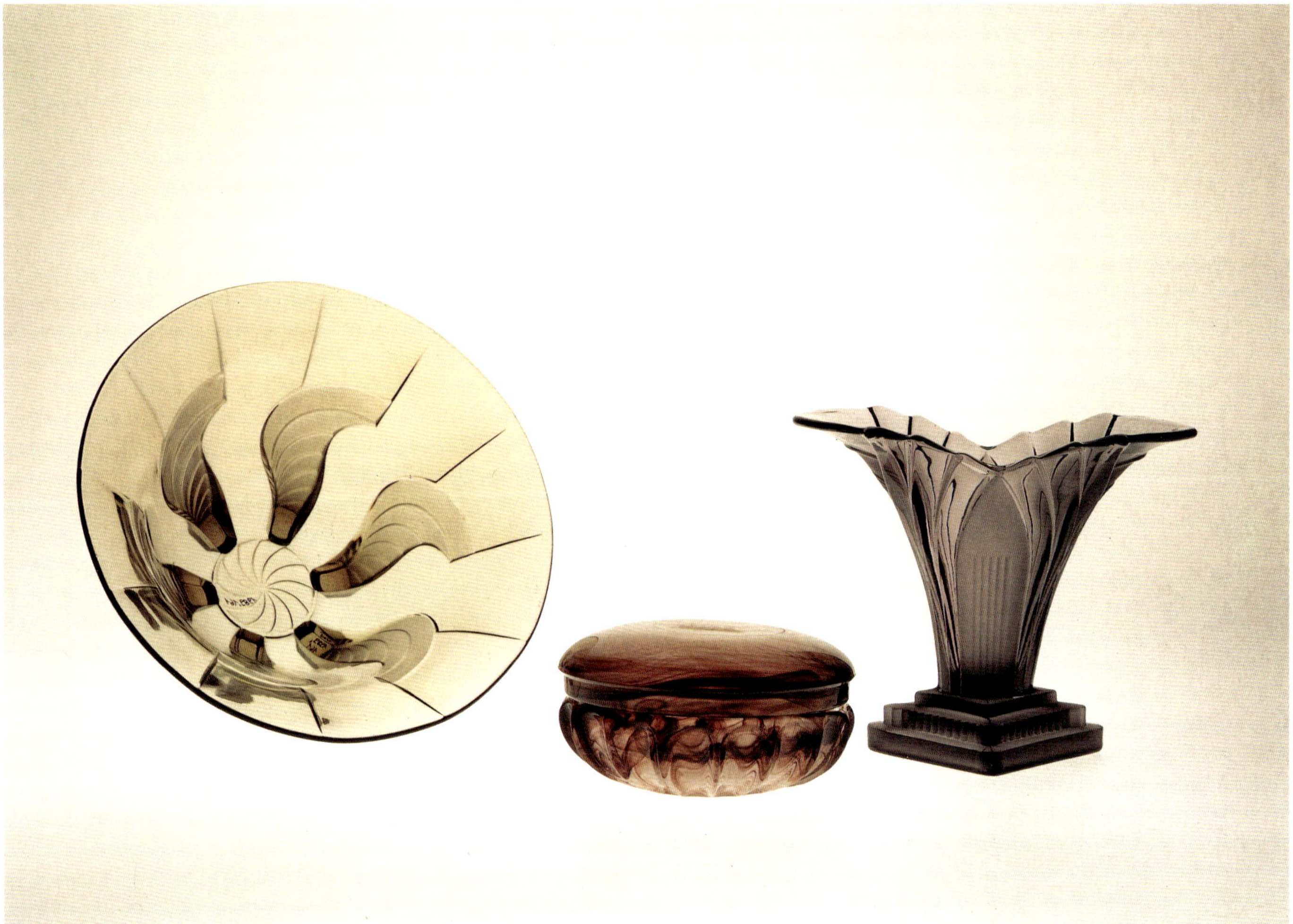

78 Fußschale mit blaugrünem Zwischenschichtdekor (Ikora-Kristall)

Entwurf: Karl Wiedmann, Geislingen, nach 1926
Ausführung: Württembergische Metallwarenfabrik, Geislingen (Modellnr. E 514)
Unbezeichnet
Dickwandiges, farbloses Glas mit farbigem geäderten und schaumigen Zwischenschichtdekor, formgeblasen und frei geformt
Höhe: 26,1 cm
Inv. Nr. O 1983,51

Die Württembergische Metallwarenfabrik (WMF) besaß seit 1883 eine Glashütte, in der Glaseinsätze für metallenes Tischgerät produziert wurden. Diese Hütte wurde während des Ersten Weltkrieges zerstört und 1922 wieder aufgebaut. Seit 1925 wurden geschnittene Kunstgläser hergestellt, versierte Mitarbeiter hierfür gewann man aus Böhmen und aus der Stuttgarter Versuchsglaswerkstätte von Wilhelm von Eiff.

Die Kunstglasproduktion ging auf die Initiative des Firmendirektors Hugo Debach sowie des Glastechnikers Karl Wiedmann (geb. 1905) zurück. Wiedmann hatte nach einer Lehre bei der WMF 1924/25 auf Kosten der Firma eine zusätzliche Ausbildung als Glastechniker an der Glasfachschule in Zwiesel absolviert (vgl. Kat. Nr. 48). Im Laufe der späten 20er und der 30er Jahre entwickelte er, seit 1927 Leiter der kunstgewerblichen Abteilung der WMF, für die Firma eine Reihe erfolgreicher Farbglasserien, darunter die seit 1926 in vielen Varianten produzierten sogenannten Ikora-Gläser.

Mit diesen Farbgläsern lieferte die WMF einen eigenständigen Beitrag in der Entwicklung neuer Glasdekore, wie sie gleichzeitig auch in der Glasproduktion der niederländischen Hütte Leerdam und der schwedischen Hütte Orrefors zu beobachten ist, deren Gläser in Deutschland auf Ausstellungen und auf der Leipziger Messe kennenzulernen waren. Charakteristisches Merkmal der Ikora-Gläser ist, daß sie trotz starker Farbakzente auch die Transparenz des Materials zur Wirkung kommen lassen.

Gestalterische Ziele waren Funktionalität und eine klare, schlichte Formgebung. Der Reichtum der Erfindung lag in der vielfach komplexen »abstrakten« Farbgebung, deren Palette durch neue technische Experimente laufend erweitert wurde.

Getragen wurden diese Experimente vom wirtschaftlichen Aufschwung der Firma in den späten 20er Jahren, der den finanziellen Spielraum dafür bot.

In einem undatierten Verkaufskatalog dieser Jahre heißt es über das Ikora-Kristall: »Unter den Kristallarten nimmt das Ikora-Kristall eine Sonderstellung ein: es ist ein vielfarbig inkrustiertes Kristall, dessen Herstellung jahrelange, kostspielige Experimente erforderte, um diese moderne Erfindung auf glastechnischem Gebiet zu verwirklichen. ... Es liegt in der Besonderheit des Entstehungsprozesses beim Ikora-Kristall, daß die einzelnen zur Anwendung kommenden Farben nicht in starrem Schema nebeneinander angeordnet sind, sondern stets in lebendig bewegtem Rhythmus durcheinanderfließen. Dadurch ergeben sich ganz wundersame, geradezu märchenhafte Farbenharmonien und die reizvollsten Linienspiele. Keines Künstlers Phantasie könnte sich geheimnisvollere Effekte ersinnen. Jeder einzelne Ikora-Kristall-Gegenstand ist deshalb etwas Einmaliges, eine durchaus originale Leistung (ein Unica), die genau nie zu wiederholen ist.« In dieser Firmenwerbung wird das Bemühen deutlich, auch der Großserie weiterhin den Charakter des Einzelstücks, des künstlerischen Luxusglases, zu verleihen. »Nur ein hochqualifizierter Arbeiterstamm vermag diese Gläser herzustellen, die genau genommen lauter Improvisationen auf der Grundlage eines klaren, fest umrissenen Planes sind. Denn nur die Grundform kann der mit dem Entwurfe betraute Künstler angeben, nur die Farbenskala, die Art der Einlagen, der Metalldämpfe, der die Formbildungen innerhalb des Glaskörpers erzeugenden Abkühlungen usw. Alles übrige muß er dem Ausführenden überlassen, der selbst künstlerischen Sinn für die Farbe wie für die Form sein eigen nennen muß, um im rechten Augenblick einzuhalten, ein Verfahren durch ein anderes zu ersetzen, und von dem ein hoher Grad von Geistesgegenwart verlangt wird, weil kaum eine Technik so reich an Überraschungen ist wie jene der Glasbläserei. Arbeitet diese doch mit einem Stoffe, der gleichsam lebendig ist, nach eigenem Willen wächst, und sich ständig der Herrschaft seines Meisters zu entziehen trachtet.« (Die Kunst 66, 1931, Heft 3, S. 75) Anders als bei der ähnlich umfangreichen Produktion der Firma Lötz (vgl. Kat. Nrn. 19–25), bei der die Glasmacher vielseitig, aber nach genauen Vorgaben arbeiten mußten, spielt bei den Gläsern der WMF das Moment der Improvisation eine größere Rolle, am ehesten *Marqueterie*-Gläsern der *École de Nancy* (vgl. Kat. Nr. 9) vergleichbar. Die Rückkehr zu hüttentechnischen Verfahren und der Verzicht auf Weiterveredelung waren auch eine Folge notwendiger Rationalisierungsmaßnahmen in der Produktion.

Literatur: Unveröffentlicht. – Zu Wiedmann und der WMF: Schmitt 1989, S. 342 ff. – Cappa 1991, S. 542 ff.

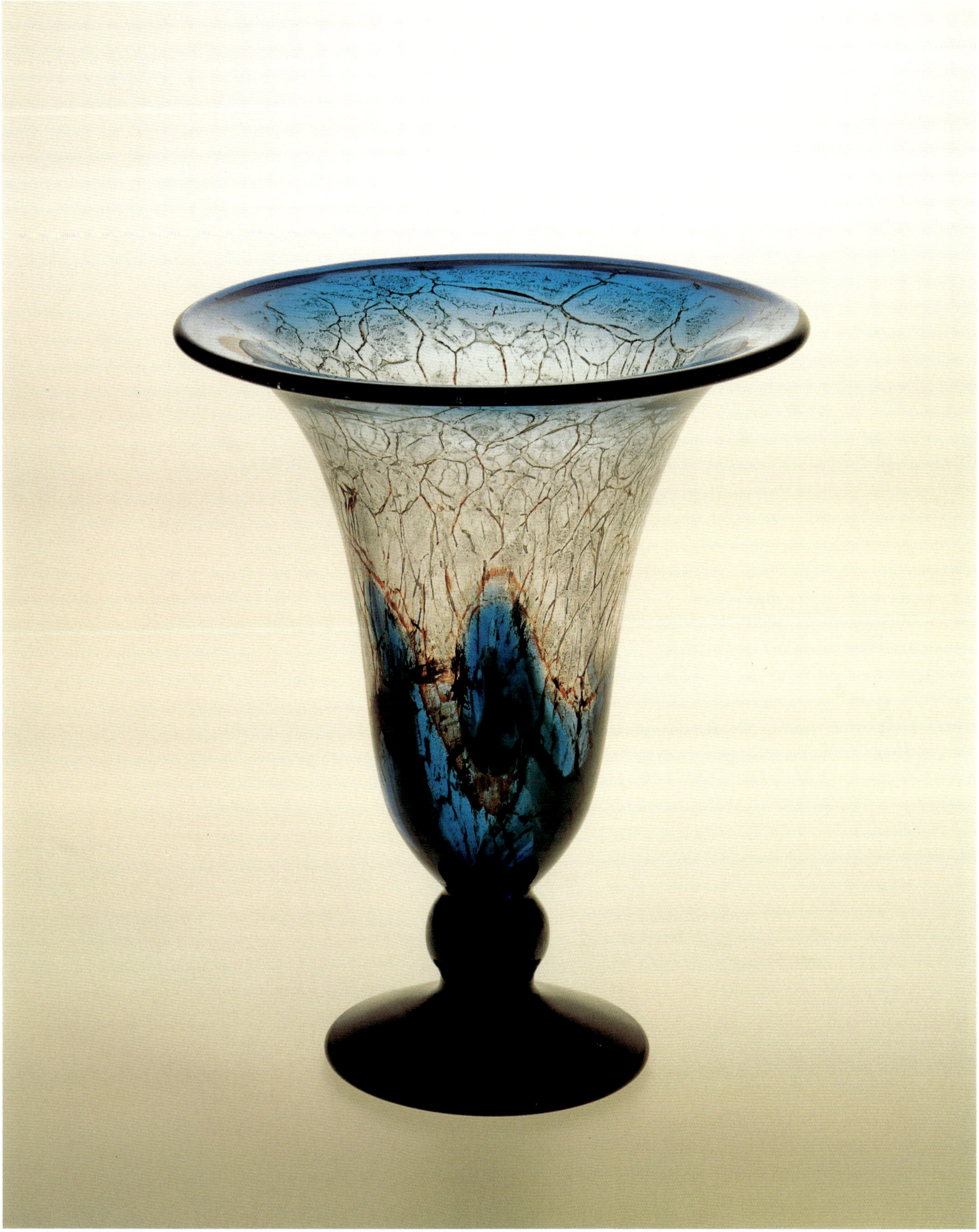

79 Doppelhenkelvase mit Blütendekor

Glashütte Wilhelm Kralik Söhne, Eleonorenhain, Ende der 20er Jahre
Unbezeichnet
Opalglas mit farbigen Aufschmelzungen, formgeblasen, rosafarbener, transparenter Überfang. Henkel frei geformt
Höhe: 40 cm
Inv. Nr. O 1973, 37

Ähnlich wie die Glashütte Lötz Witwe im benachbarten Klostermühle (vgl. Kat. Nrn. 19–25) konzentrierte sich die Firma Kralik auf Hüttendekore, auf Verzierungsarten, die unmittelbar am Glasofen erfolgten. Bei der hier abgebildeten Vase wurde in einer der französischen *marqueterie de verre* vergleichbaren Weise das mit Farbpulvern belegte Werkstück an der Glasmacherpfeife (Külbel) zunächst mit farbigen Glasplättchen bzw. -stangen belegt, die beim Aufblasen an Größe gewannen bzw. rissen oder sich verschoben, so daß das charakteristische, Wirbelsäulen ähnelnde Motiv im Dekor entstand. Häufig wurden Gefäße dieser Gruppe anschließend noch irisiert, was bei diesem Stück unterblieb.

Mit dieser stark farbigen Glasproduktion setzten sich einige Fabriken des Böhmerwaldes in der zweiten Hälfte der 20er Jahre betont ab von der sonst zu beobachtenden Tendenz einer Rückkehr zum geschliffenen Kristallglas. Gleichzeitig weist der expressive Dekor voraus auf das sogenannte Studioglas, die hüttenungebundene, freie Glasgestaltung der 60er und 70er Jahre. Die Form der hier abgebildeten Vase orientiert sich an französischen Gläsern des Art Déco.

Die 1834 gegründete Glashütte Wilhelm Kralik gehörte zum Besitz von Meyr's Neffen in Adolf bei Winterberg und firmierte erst seit dem Tod des Firmengründers im Jahre 1877 unter dem Familiennamen Kraliks. Von den sechs Hütten Kraliks trugen nach der Aufteilung des Besitzes im Jahre 1881 vier den Firmennamen »Meyr's Neffe«, die zwei anderen »Wilhelm Kralik Söhne«. Um die Jahrhundertwende produzierte die Firma irisierende Gläser ähnlich denen der Lötz-Hütte. Da es anscheinend keine strengen Musterschutzverabredungen zwischen beiden Hütten gab, sind sie mitunter schwer zu lokalisieren.

Vergleichsstücke: Umĕleckoprůmyslové Muzeum, Praha (Inv. Nr. 97. 452). – Augustinermuseum Freiburg (Inv. Nr. K86/66-Sil A27). – Glasmuseum Passau
Literatur: Unveröffentlicht. – Zu Kralik: Kat. Passau 1993, S. 43 ff.

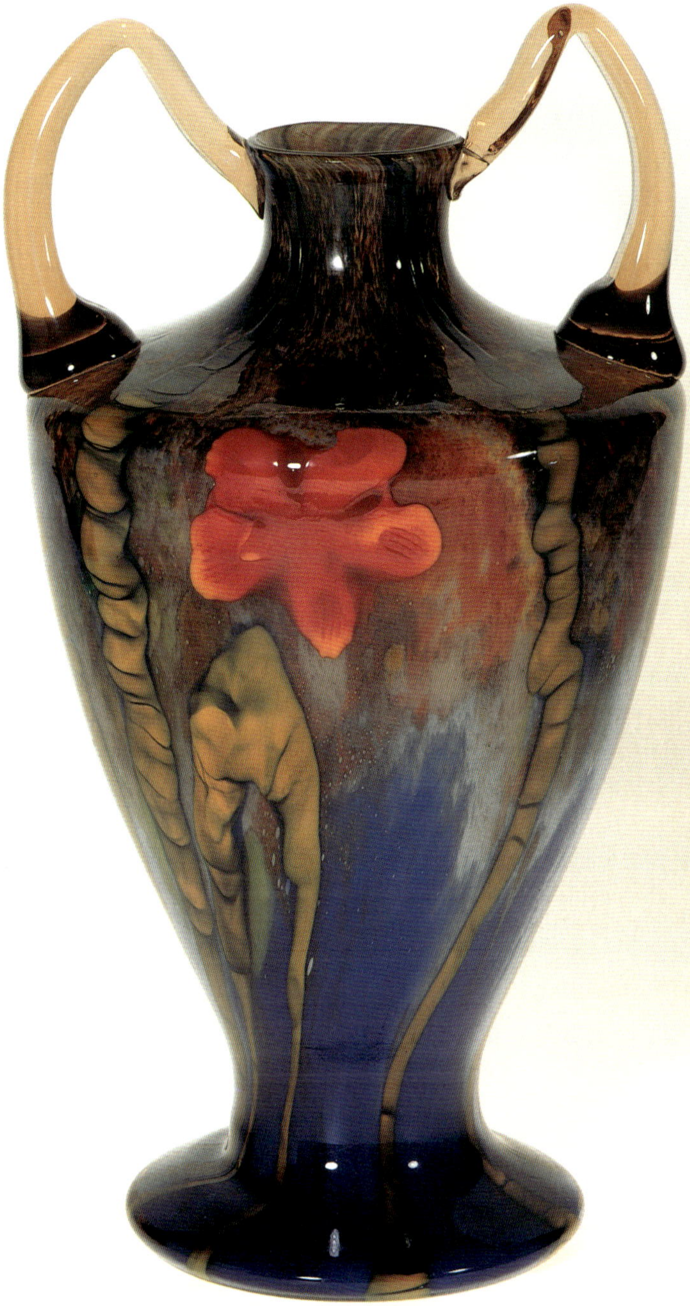

80 Vase

Henri Navarre, Paris, nach 1925
Bezeichnung: »HNAVARRE/527«
(Ritzsignatur am Boden)
Farbloses Glas mit farbigen
Einschmelzungen, frei geformt
Höhe: 14,5 cm
Inv. Nr. W1971,26

Henri Edouard Navarre (1885–1971) hatte zunächst eine Ausbildung als Bildhauer und Goldschmied absolviert und sich dem technischen Studium von Glasfenstern und -mosaiken zugewandt. 1923 schuf er, in Zusammenarbeit mit André Thuret (1898–1965) erstmals Hohlgläser, in den 30er Jahren entstand Figürliches – Köpfe und Torsi –, das auf Entwicklungen der freien Glasgestaltung nach dem Zweiten Weltkrieg vorauswies. Für die Pariser Firma Rouard (vgl. Kat. Nr. 71) schuf Navarre Vasen und Flakons, deren Charakteristikum, wie bei dem hier vorgestellten Gefäß, die dichte Binnenstruktur aus Luftblasen ist. In ihrer kräftigen Form, in der Betonung des Volumens und in ihrer die glasspezifische Leichtigkeit und Transparenz negierenden Materialbetonung ist der Gestaltungswillen eines Plastikers erkennbar.

Für Navarre war, wie für Maurice Marinot (vgl. Kat. Nr. 70), die Eigenhändigkeit der Ausführung entscheidend. Darin zeigt sich eine neue Auffassung des Glasgestalters, die sich betont absetzt von der bislang gepflegten Zusammenarbeit von Entwerfer und ausführender Glashütte. Gestaltete sich diese Zusammenarbeit von nun an bei der gleichzeitigen Entwicklung des Industriedesigns noch enger als bislang üblich, so suchten vor diesem Hintergrund die Schöpfer von »Kunstgläsern« noch größere Unabhängigkeit von der Industrie. Einige Künstler des Art Déco gingen hier neue Wege und wurden damit zu Vorläufern einer neuen Richtung der Glasgestaltung, des sogenannten Studioglases. Dank der Entwicklung eines kleinen Brennofens in den 60er Jahren nahm die künstlerische Glasgestaltung eine völlig neue Entwicklung.

Literatur: Kat. Berlin 1972, Nr. 76 (ohne Abb.). – Zu Navarre: Schmitt 1989, S. 268ff. – Cappa 1991, S. 350ff.

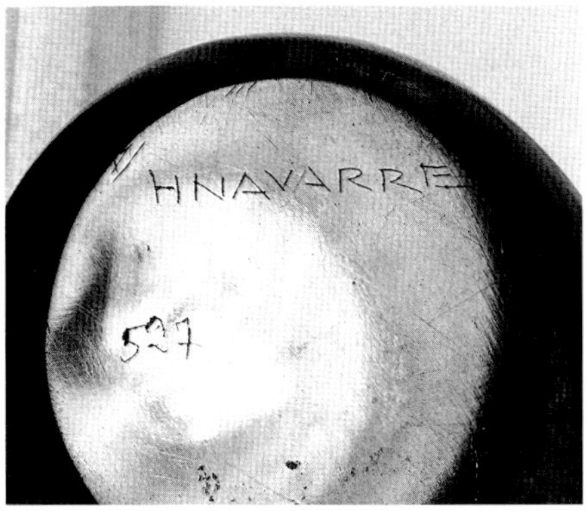

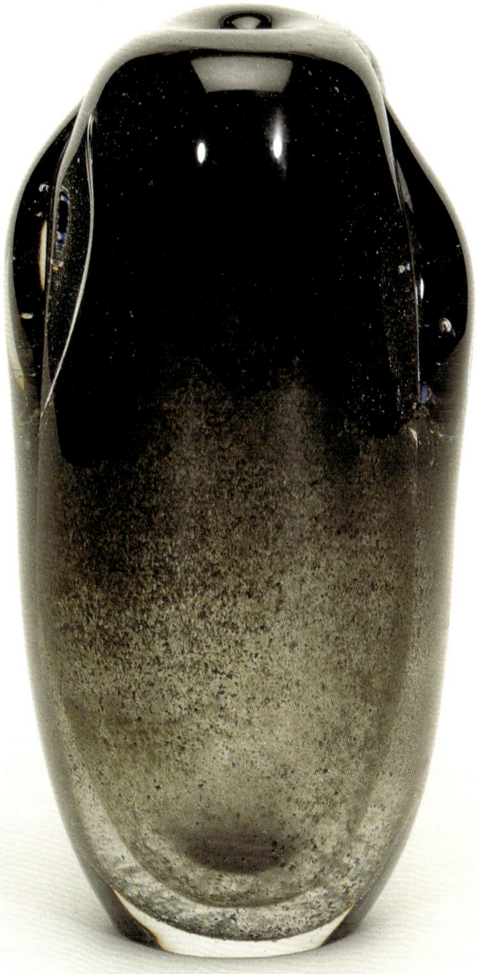

Verzeichnis der Künstler- und Firmennamen, die in der Sammlung des Berliner Kunstgewerbemuseums vertreten sind

Appert Frères
Argental (Münzthal)
Argy-Rousseau, Gabriel
Arsall
Aubervilliers

Baccarat
Bakalowits & Söhne, Ernst
Bayerl, Bernhardine
Beck, Jean
Beckert, Adolf
Beckmann & Weis
Beranek
Beyermann
Bimini
Blumenbach
Bolek, Hans
Boudnik
Burgun, Schverer & Co.

Caranza
Christian, Désiré
Colotte, Aristide
Conrath & Liebsch

Daum Frères
Daum, Paul
Davidson
Décorchemont
Defforge
Delatte, André

Eiff, Wilhelm von
Eiselt, Hermann

Fachschule Haida
Fachschule Steinschönau
Fachschule Zwiesel
Feure, Georges de
Fratelli Toso

Gallé, Emile
Goldberg, Carl
Goupy, Marcel

Harrach
Heckert, Fritz
Heiligenstein, Auguste
Hoffmann, Josef

Jilek
Josephinenhütte
Jo-He-Ky AG

Kasper, E.
Kirschner, Marie
Köln-Ehrenfeld
Koepping, Karl
Kralik, Wilhelm
Kulka, W.

Lalique
Ledru, Léon
Legras & Cie.
Leveillé, Ernest

Lobmeyr, J. & L.
Lötz Witwe

Majorelle, Louis
Margold, Emanuel
Marinot, Maurice
Marschall, Rudolf
Mauder, Bruno
Mellerio Frères
Meltzer & Co., Johann
Meyr's Neffen
Michel
Michel & Mayer
Moser & Söhne, Ludwig
Münzthal (Argental)
Muller Frères
Murano (Fratelli Toso)

Navarre, Henri
Niemen

Oertel, Johann

Pallme-König & Habel
Palme, Heinrich
Pantin
Pautsch, Hermann
Petersdorfer Glashütte, Fritz Heckert
Pfohl, Alexander
Pietsch, Friedrich
Poschinger, Benedikt von
Poschinger, Ferdinand von
Prutscher, Otto

Rade, Max
Reichenbach, Georg Carl von
Riedel, Josef
Rindskopf & Söhne

Sabino, Marius-Ernest
Saint Louis (Argental/Münzthal)
Schaffgott'sche Josephinenhütte
Schappel, Carl
Schlevogt, Curt
Schneider, Charles
Schöler, Arthur
Stingl, Franz
Stölzle's Söhne, Carl
Strehblow, Heinrich
Sütterlin, Ludwig

Theresienthal
Tiffany, Louis Comfort
Tutré de Varreux, Camille

Vallérysthal
Val Saint Lambert

Walter, Victor Amalric
Walther & Söhne, August
Whitefriars
Wiedmann, Karl
Württembergische Metallwarenfabrik (WMF)

Zasche, Adolf

Register des Katalogteils

Abgekürzt zitierte Literatur

Arwas 1987
Victor Arwas, Glas. Vom Jugendstil zum Art Déco, Stuttgart 1987

Bacri 1992
Clotilde Bacri, Daum, Mailand 1992

Bangert 1979
Albrecht Bangert, Glass Art Nouveau and Art Déco, Amsterdam 1979

Bloch-Dermant 1974
Janine Bloch-Dermant, L'art du verre en France 1860–1914, Lausanne/Paris 1974

Bloch-Dermant 1983
Janine Bloch-Dermant, Le verre en France d'Emile Gallé à nos jours, Osny 1983

Bloch-Dermant 1985/²1992
Janine Bloch-Dermant, Le Guidargus de la verrerie de l'antiquité à nos jours, Paris 1985 (Zweitauflage 1992)

Cappa 1991
Giuseppe Cappa, L'Europe de l'art verrier des précurseurs de l'art nouveau à l'art actuel 1850–1990, Liège 1991

Eisler 1916
Max Eisler, Österreichische Werkkultur, Wien 1916

Hakenjos 1982
Bernd Hakenjos, Emile Gallé. Keramik, Glas und Möbel des Art Nouveau, (Diss. masch.) Köln 1982

Hennig 1983
Wolfgang Hennig, Glas um 1900. Bestandskatalog der Sammlung Alfred Daugs, Kunstgewerbemuseum Berlin – Schloß Köpenick, (Diplomarbeit masch.) Berlin 1983

Jaeger/Fraunberger 1922
Carl Jaeger/Georg Fraunberger, Kunstgläser – Werktreue Schöpfungen aus alter und neuer Zeit, München 1922

Klesse/Mayr 1981
Brigitte Klesse/Hans Mayr, Glas vom Jugendstil bis heute, Sammlung Gertrud und Karl Funke-Kaiser, Köln 1981

Lötz I bzw. Lötz II siehe *Ricke/Vlček/Adlerová/Ploil 1989*

Neuwirth 1973
Waltraud Neuwirth, Das Glas des Jugendstils. Sammlung des Österreichischen Museums für Angewandte Kunst Wien, München 1973

Neuwirth 1985
Waltraud Neuwirth, Glas 1905–1925. Vom Jugendstil zum Art Déco, Wien 1985

Neuwirth 1991/I+II
Waltraud Neuwirth, Blühender Jugendstil – Österreich. Bd. I: Farben, Formen, Dekore, Bd. II: Firmen und Marken, Wien 1991

Pazaurek 1902
Gustav E. Pazaurek, Moderne Gläser, Leipzig o. J. (1902)

Pazaurek 1912
Gustav E. Pazaurek, Guter und schlechter Geschmack im Kunstgewerbe, Stuttgart/Berlin 1912

Pazaurek 1925
Gustav E. Pazaurek, Kunstgläser der Gegenwart, Leipzig 1925

Pazaurek/Spiegl 1983
Gustav E. Pazaurek, Glas des 20. Jahrhunderts. Jugendstil, Art Déco. Neuauflage der Publikationen von 1902 und 1925 bearbeitet von Walter Spiegl, München 1983

Pétry 1989
Claude Pétry, Daum dans les Musées de Nancy, Nancy o. J. (1989). Bearbeitet von Claude Pétry und Nathalie Maury, Aufsätze von Jean-Luc Olivié, Pierre Valck, Clotilde Bacri-Herbo

Ricke/Vlček/Adlerová/Ploil 1989 (= Lötz I bzw. Lötz II)
Herlmut Ricke/Tomás Vlček/Alena Adlerová/Ernst Ploil, Lötz. Böhmisches Glas 1880–1940, München 1989

Rosenthal 1927
Léon Rosenthal, La verrerie française depuis cinquante ans, Paris 1927

Schmitt 1989
Eva Schmitt, Glas – Kunst – Handwerk 1870–1945. Glassammlung Silzer, Freiburg 1989

Schöne-Chotjewitz 1993
Katrin Schöne-Chotjewitz, Die Fachschule für Glasindustrie in Zwiesel unter Leitung von Bruno Mauder 1910–1948, (Diss. masch.) Freiburg 1993

Sellner 1992
Christiane Sellner, Gläserner Jugendstil aus Bayern, Grafenau 1992

Thiébaut 1993
Philippe Thiébaut, Les dessins de Gallé, Paris 1993

Waentig 1909
Heinrich Waentig, Wirtschaft und Kunst. Eine Untersuchung über Geschichte und Theorie der modernen Kunstgewerbebewegung, Jena 1909

Bestandskataloge
(alphabetisch nach Orten)

Kat. Amsterdam 1993
Glass in the Rijksmuseum. Bearbeitet von Pieter Ritsema van Eck

Kat. Berlin 1966
Werke um 1900. Bearbeitet von Wolfgang Scheffler

Kat. Berlin 1972
Stilkunst um 1900 in Deutschland. Glas bearbeitet von Georg Brühl

Kat. Berlin 1972
20er Jahre. Neuerwerbungen. Bearbeitet von Barbara Mundt

Kat. Berlin 1977
Glas. Historismus und die Historismen um 1900. Bearbeitet von Angelika Wesenberg und Wolfgang Hennig

Kat. Berlin 1982
Nostalgie warum? Kunsthandwerkliche Techniken im Stilwandel vom Historismus zur Moderne. Bearbeitet von Barbara Mundt

Kat. Berlin 1983
Kunstgewerbemuseum Berlin. Geschichte, Wiederaufbau, Neuerwerbungen. Glas bearbeitet von Wolfgang Hennig

Kat. Berlin 1985
Arsall. Bearbeitet von Wolfgang Hennig

Kat. Berlin 1986
Kunsthandwerk um 1900. Schenkung Brühl. Bearbeitet von Wolfgang Hennig

Kat. Berlin 1988
Kunstgewerbemuseum. Führer durch die Sammlungen. Jugendstil und 20er/30er Jahre. Bearbeitet von Wolfgang Hennig

Kat. Bröhan 1976
Kunsthandwerk der Jahrhundertwende und der zwanziger Jahre. Sammlung Karl H. Bröhan. Bd. II/1: Glas, Holz, Keramik. Bearbeitet von Karl H. Bröhan

Kat. Bröhan 1985
Kunst der 20er und 30er Jahre. Sammlung Karl H. Bröhan. Bearbeitet von Karl H. Bröhan und Dieter Högermann

Kat. Bröhan 1992
Glaskunst der Moderne. Bearbeitet von Torsten Bröhan, Thomas Berg, Reto Niggl, Walter Scheiffele und Christina Schroeter

Kat. Düsseldorf 1973
Das Glas des Jugendstils. Katalog der Sammlung Hentrich im Kunstmuseum Düsseldorf. Bearbeitet von Helga Hilschenz

Kat. Düsseldorf 1985
Glas – Historismus, Jugendstil, Art Déco. Bd. 1: Frankreich. Die Sammlung Hentrich im Kunstmuseum Düsseldorf. Bearbeitet von Helga Hischenz-Mlynek und Helmut Ricke

Kat. Düsseldorf 1989
Reflex der Jahrhunderte. Die Glassammlung des Kunstmuseums Düsseldorf mit Sammlung Hentrich. Eine Auswahl. Bearbeitet von Helmut Ricke

Kat. Mainz 1990
Jugendstil im Landesmuseum Mainz. Bearbeitet von Wolfgang Venzmer

Kat. Nürnberg 1985
Glas. Gewerbemuseum Nürnberg. Bearbeitet von Elisabeth Bornfleth

Kat. Passau 1993
Böhmisches Glas. Phänomen europäischer Kultur 1700–1950. Passauer Glasmuseum. Bearbeitet von Jarmila Brožová, Helena Brožková, Olga Drahotová, Jan Mergl, Raimund Schuster und Christiane Sellner

Ausstellungskataloge
(chronologisch)

Ausst. Kat. Darmstadt 1976
Darmstadt. Ein Dokument deutscher Kunst 1901–1976. Glas bearbeitet von Carl B. Heller und Brigitte Rechberg (Hessisches Landesmuseum)

Ausst. Kat. Köln 1976
Sammlung Giorgio Silzer. Kunsthandwerk vom Jugendstil bis zum Art Déco. Bearbeitet von Giorgio Silzer (Kunstgewerbemuseum)

Ausst. Kat. Mainz 1976
Jugendstilglas. Sammlung H. R. Gruber. Bearbeitet von Wolfgang Venzmer (Mittelrheinisches Landesmuseum)

Ausst. Kat. München 1980
Nancy 1900 – Jugendstil in Lothringen. Bearbeitet von J. A. und Helga Schmoll gen. Eisenwerth (Stadtmuseum)

Ausst. Kat. Zürich 1980
Emile Gallé – Keramik, Glas und Möbel des Art Nouveau. Bearbeitet von Sigrid Barten und Bernd Hakenjos (Museum Bellerive)

Ausst. Kat. Köln 1982
Auf den künstlerischen Spuren Emile Gallés – Gläser und ihre Entwürfe. Bearbeitet von Brigitte Klesse (Kunstgewerbemuseum)

Ausst. Kat. Brüssel 1983
100 ans d'art verrier en Europe. Bearbeitet von Giuseppe Cappa (Societé Générale de Banque)

Ausst. Kat. Theuern 1983
Hohlglas der Sammlung Arendt. Bearbeitet von S. Arendt und Christiane Sellner (Bergbau- und Industriemuseum)

Ausst. Kat. Kaiserslautern 1983
Sammlung H. R. Gruber, Pirmasens. Jugendstil. Bearbeitet von Wolfgang Venzmer (Pfalzgalerie)

Ausst. Kat. Theuern 1986
Glas in der Vervielfältigung. Gepreßtes Glas vom Gebrauchsgegenstand zum Kunstobjekt. Bearbeitet von Christiane Sellner (Bergbau- und Industriemuseum)

Ausst. Kat. Paris 1986
Gallé. Bearbeitet von Francoise-Thérèse Charpentier und Philippe Thiébaut (Musée du Luxembourg)

Ausst. Kat. Zürich 1986
Daum Nancy – Glas des Art Nouveau und Art Déco. Bearbeitet von Sigrid Barten (Museum Bellerive)

Ausst. Kat. Wien 1987
Josef Hoffmann 1870–1956. Ornament zwischen Hoffnung und Verbrechen. Die Sammlung des Österreichischen Museums für Angewandte Kunst. Glas bearbeitet von Waltraud Neuwirth (Österreichisches Museum für Angewandte Kunst)

Ausst. Kat. München 1988
Die Meister des Münchner Jugendstils. Glas bearbeitet von Kathryn Bloom Hiesinger, Helga Schmoll gen. Eisenwerth, Beate Dry von Zezschwitz, Clementine Schack von Wittenau Simitzis (Stadtmuseum)

Ausst. Kat. Prag 1989
Sklo 1905–1925. Aus den Beständen des Österreichischen Museums für Angewandte Kunst. Bearbeitet von Waltraud Neuwirth (Umĕleckoprůmyslové Muzeum)

Ausst. Kat. Dortmund 1992
Prager Jugendstil. Glas bearbeitet von Jan Mergl (Museum für Kunst und Kulturgeschichte der Stadt Dortmund)

Verk. Kat. Kovacek 1993
Glas 1500 bis heute. Glas aus fünf Jahrhunderten. Glasgalerie Michael Kovacek, Wien 1993

Photonachweis für die Einleitung

Abbildungen 2, 3, 6, 7, 10, 11:
Originale im Besitz der Kunstbibliothek
Staatliche Museen zu Berlin
Repros: Jörg Anders

Abbildungen
1: Roselyne Bouvier, Majorelle, Paris 1991, S. 88
4: Kunstgewerbeblatt, N.F. XI, 1900, S. 146
5: G. E. Pazaurek, Guter und schlechter Geschmack im Kunstgewerbe, Stuttgart 1912, S. 305
8: Kat. Paris 1986, S. 55
9: Kat. Paris 1986, S. 304
12: Glasmuseum Nový Bor
Repros: Saturia Linke

Vorlagen für die Übersichtskarten
(überarbeitet von Mega-Satz-Service, Berlin)
S. 41 (unten) und S. 42: Sibylle Scharnowski, Alexander Pfohl und die Josephinenhütte (Magisterarbeit, masch., Universität Frankfurt a.M.), 1993
S. 41 (oben): Wolfgang Venzmer, Jugendstil. Bestandskatalog Landesmuseum Mainz, 1990, S. 34

GLAS DER MODERNE

GLAS DER MODERNE GLAS DER MODERNE GLAS DER MODERNE
GLAS DER MODERNE GLAS DER MODERNE GLAS DER MODERNE GLAS DER MODERNE
GLAS DER MODERNE GLAS DER MODERNE GLAS DER MODERNE GLAS DER MODERNE
GLAS DER MODERNE GLAS DER MODERNE GLAS DER MODERNE GLAS DER MODERNE
GLAS DER MODERNE GLAS DER MODERNE GLAS DER MODERNE GLAS DER MODERNE
GLAS DER MODERNE GLAS DER MODERNE GLAS DER MODERNE GLAS DER MODERNE
GLAS DER MODERNE GLAS DER MODERNE GLAS DER MODERNE GLAS DER MODERNE